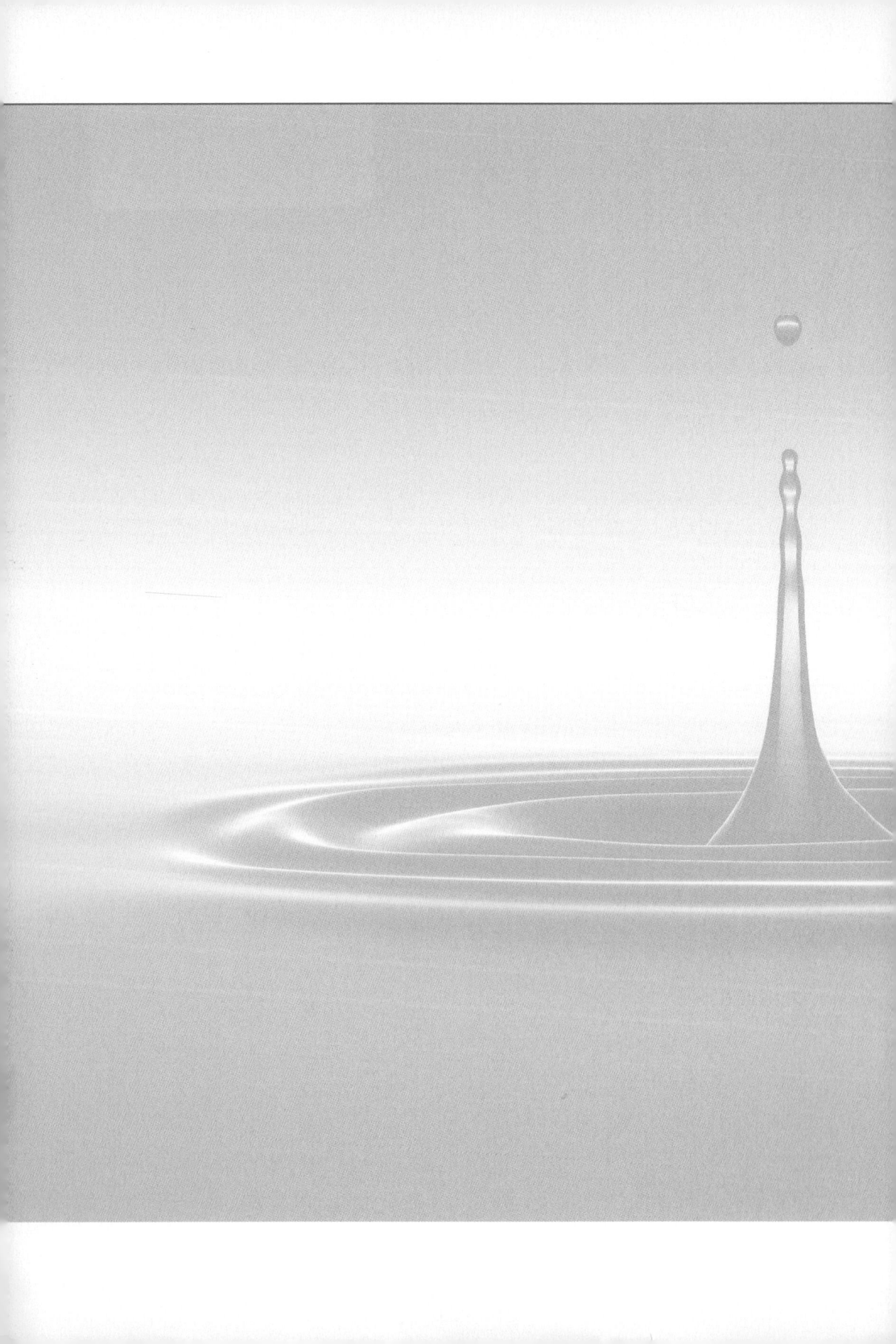

Frank Meyer

BESSER LEBEN
DURCH SELBSTREGULATION

Ein heilsamer Begleiter
durch Gesundheit und Krankheit

2. Auflage November 2008

info3-Verlagsgesellschaft Brüll & Heisterkamp KG, Frankfurt am Main
Satz und Gestaltung: Frank Schubert, Frankfurt am Main
Bildnachweise: Fotolia (Umschlag, Seite 2-3; Simon Jung, Fotolia, Seite 8-9; Dash, Fotolia, Seite 60-61; Elvira Gerecht, Fotolia, Seite 72-73; Nicole Böttcher, Fotolia, Seite 80-81; hanafos.com, Seiten 152-153; BAO-RF - Fotolia , Seiten200-201; Frank Schubert, www.knarfswelt.de, Seiten 97, 98-99, 163, 164-165, 175, 176-177, 220-221
Druck: Linden-Druck, Hannover
Printed in Germany

ISBN: 978-3-924391-38-6

www.info3.de

Dieses Buch enthält eine Auswahl der Artikel über Gesundheitsthemen, die ich in den zurückliegenden Jahren für die Zeitschrift *info3* verfasst habe. Sie erscheinen hier in weitgehend unveränderter Form, von kleineren Korrekturen abgesehen. Hinter allen Aufsätzen stand die Absicht, einen weiteren Aspekt des bedeutsamen Beitrags darzustellen, den jeder Mensch selbst zu seiner eigenen Gesundheit zu leisten vermag. Meine in vielen Jahren gewachsene ärztliche Überzeugung ist es, dass jeder Mensch in sich selbst die Quelle der Gesundheit trägt und über Kräfte zur Selbstheilung verfügt, die nur geweckt werden müssen.

Diese Artikel sind in lockerer Folge entstanden. Erst mein Freund Jens Heisterkamp, Redakteur von *info3*, hat einen roten Faden gesehen, an den ich als Verfasser zunächst gar nicht gedacht hatte und die hier vorliegende Broschüre zusammengestellt. Für diese Achtsamkeit und die mit der Herausgabe verbundene Arbeit möchte ich ihm ganz herzlich danken! Besonderer Dank gebührt auch dem Grafiker Frank Schubert, der seit Jahren meine Aufsätze – und auch diese Publikation – sehr wertvoll und perfekt angemessen künstlerisch begleitet.

Seit 1980 schreibe ich regelmäßig für *info3* – zunächst über kulturelle und literarische Themen. In den Jahren meiner Berufstätigkeit als Arzt nutze ich dieses Medium aber zunehmend, um Zusammenhänge darzustellen, deren Erörterung in der täglichen Sprechstunde mit meinen Patienten nicht möglich ist. Gerade wegen dieser Doppelrolle als Arzt und Autor möchte ich hervorheben, dass diese Darstellungen keine ärztliche Beratung, Untersuchung oder Behandlung ersetzen. Sie können allerdings ein Hinweis auf Möglichkeiten sein, die über das, was Medizin und Ärzte für Sie tun können, hinausgehen. Ob meine Vorstellung und Konzepte für Sie passen, müssen Sie selbst prüfen. Sollten Sie sich entschließen, die in einigen Artikeln beschriebenen Übungen machen, so tun Sie das ebenfalls auf eigene Verantwortung und Gefahr. Wenn dieses Büchlein eine Botschaft hat, dann ist es diese:

Was Ihnen gut tut, müssen Sie selbst herausfinden.

Frank Meyer
24. Februar 2008

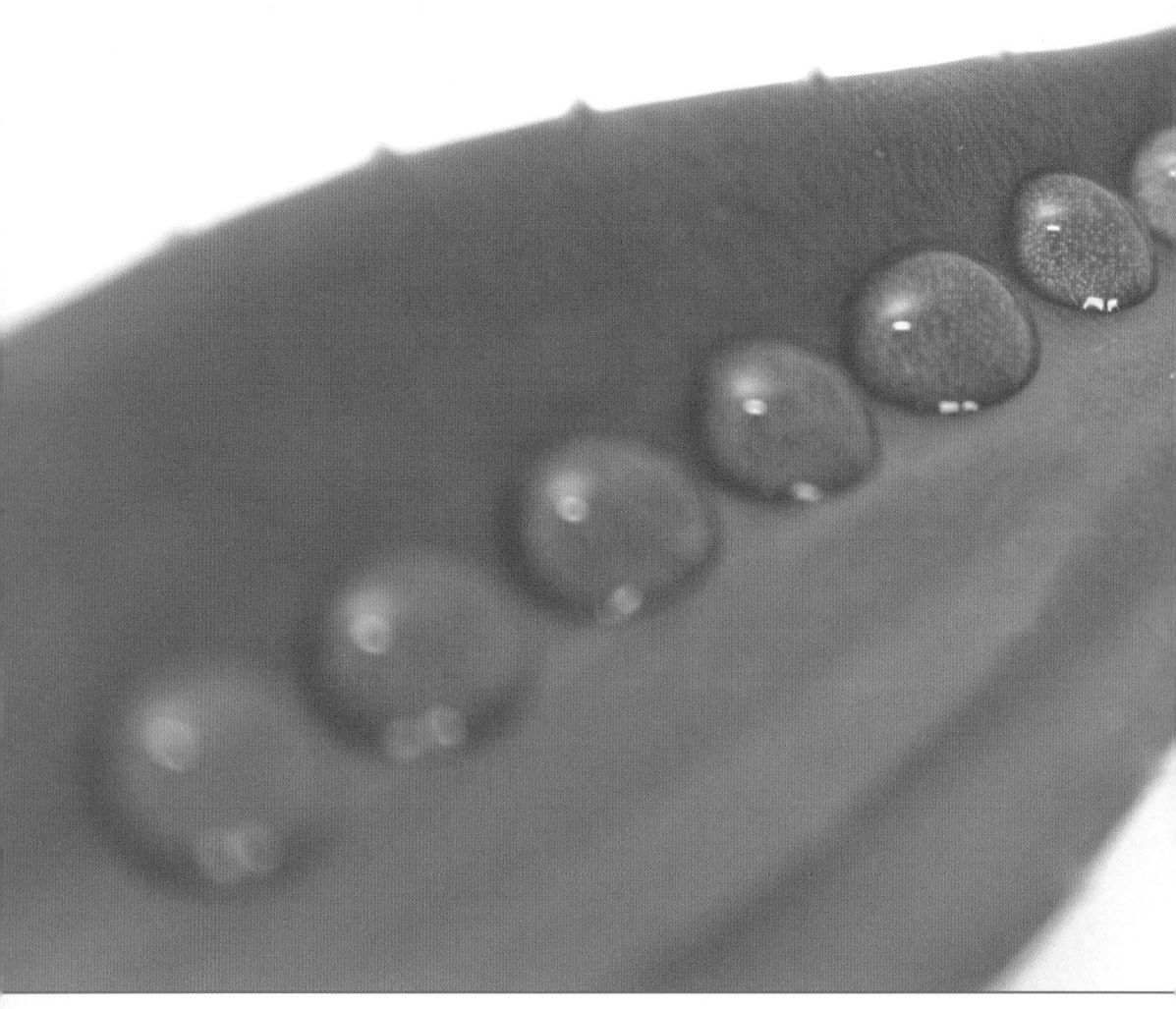

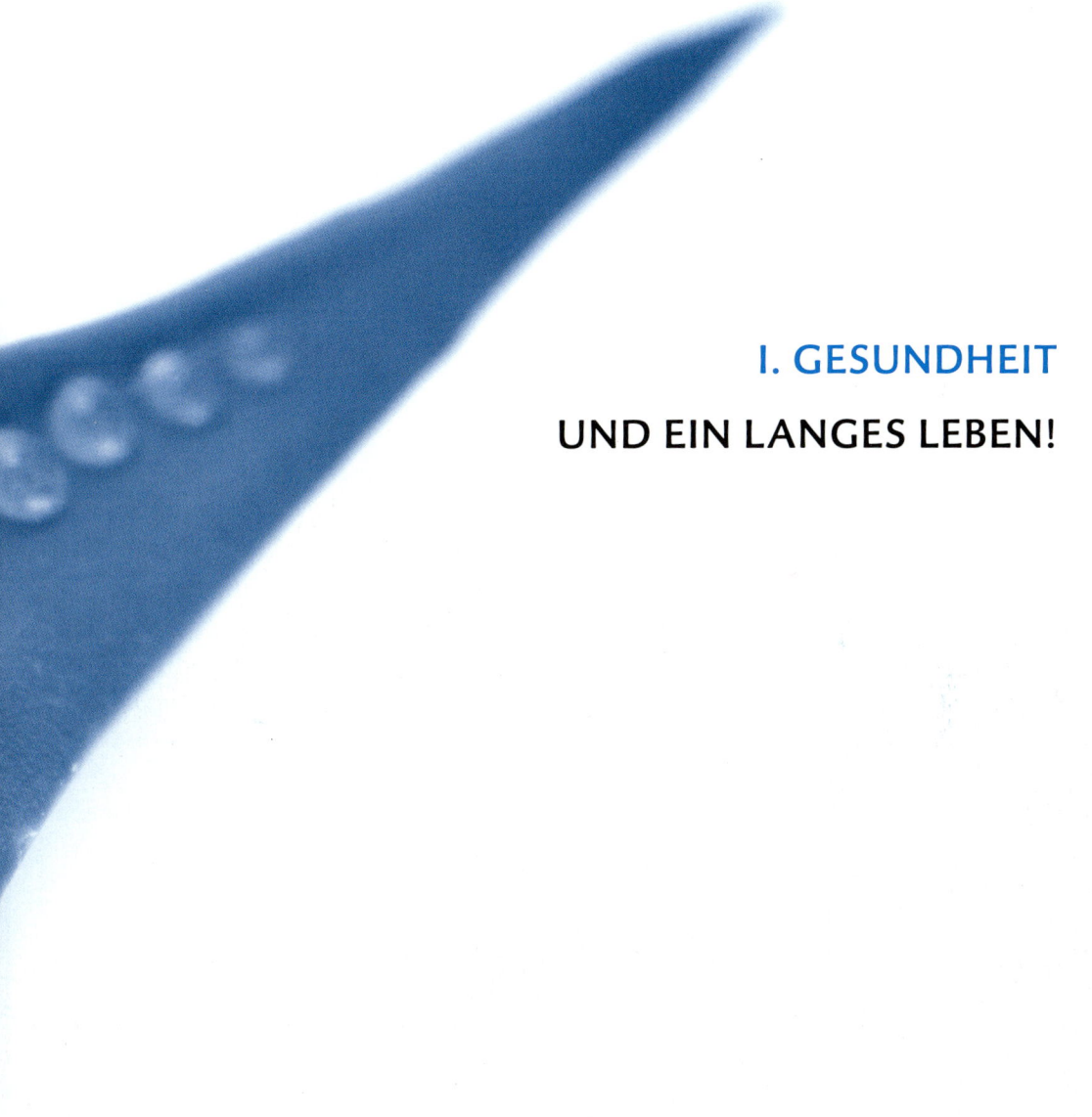

I. GESUNDHEIT

UND EIN LANGES LEBEN!

1. Jeder Mensch kann sich selbst regulieren

Jeder Mensch verfügt über Kräfte, mit deren Hilfe er seine Gesundheit erhalten und Krankheiten überwinden kann. Der Grad seiner körperlichen und seelischen Gesundheit, seine Heilungschancen im Krankheitsfall und seine Aussichten, ein aktives Leben bis ins hohe Alter zu führen, hängen davon ab, in welchen Maße er sich dieser Kräfte bewusst wird, inwieweit er sie ausbilden und zur Wirksamkeit bringen kann.

Die Kräfte, von denen hier die Rede ist, sind seelischer Art. Sie werden auch als die Fähigkeit zur Selbstregulation bezeichnet. Natürlich sind unsere Möglichkeiten, ein langes, gesundes und aktives Leben zu führen, auch von einer ganzen Reihe anderer Faktoren bestimmt, deren Zusammenhang mit der seelischen Innenwelt zunächst nicht erkennbar ist. Umwelteinflüsse, physische Risikofaktoren, Gifte und Mikroorganismen, gesellschaftliche Verhältnisse, Erziehung und individuelle Erbanlagen, die untereinander vielfältige Wechselwirkungsbeziehungen eingehen, stellen unseren Organismus immer wieder vor neue Herausforderungen. Wenn wir diesen Herausforderungen nicht gewachsen sind, werden wir krank. Den krankheitsauslösenden Faktoren gegenüber macht sich aber immer wieder unsere Fähigkeit zur Selbstregulierung geltend.

Mensch, reguliere dich selbst!

Dieses System wird nicht erst im Erkrankungsfalle aktiv, indem wir uns z.B. zurückziehen, ins Bett legen, uns warm zudecken und damit auf unser Immunsystem, den Blutkreislauf und die Temperaturregulation so einwirken, dass wir optimale Heilungschancen haben. Schon im Gesunden sind wir als aktive Wesen immer bestrebt, unser Verhalten so einzurichten, dass wir uns möglichst gut und in der rechten Weise angeregt fühlen. Durch die Beziehungen, die wir mit unserer Umwelt, unseren Mitmenschen und uns selbst eingehen, versuchen wir, Wohlbefinden, Lust, Freude, Sinnerfüllung und Sicherheit zu realisieren.

Unablässig sind wir bemüht, optimale Voraussetzungen für unsere Gesundheit zu schaffen: Wir meiden Risikofaktoren und -situationen, die über kurz oder lang eine Bedrohung für unsere Gesundheit darstellen; wir suchen Umstände auf und stellen Bedingungen her, die sich positiv auf unser Wohlbefinden und unsere Produktivität auswirken oder wir versuchen, unvermeidbare oder zunächst unangenehme Aspekte des Lebens zu integrieren, indem wir nach deren langfristigen Sinn und möglichen Nutzen für uns und andere fragen.

„Durch die Beziehungen, die wir mit unserer Umwelt, unseren Mitmenschen und uns selbst eingehen, versuchen wir, Wohlbefinden, Lust, Freude, Sinnerfüllung und Sicherheit zu realisieren."

Viele dieser Vorgänge laufen instinktiv, unbewusst ab. Und weil wir uns über unsere nicht bewussten Motive und Triebkräfte zu selten Rechenschaft ablegen, stehen unbewusste Potentiale und Abläufe häufig im Widerspruch zu unseren bewussten Absichten und Handlungen. Wir meinen, uns etwas Gutes zu tun und schaden uns dabei selbst. Das kommt daher, dass wir uns über unsere wirklichen Bedürfnisse oft nicht im Klaren sind. Nicht selten geben wir uns Illusionen hin, die im Widerspruch zu unseren tatsächlichen Möglichkeiten und Bedürfnissen stehen.

Wer sich z.B. zu einem großen Künstler oder Eingeweihten und Menschheitsretter bestimmt sieht, wird kläglich scheitern, wenn hinter dieser abgehobenen Wunschvorstellung nur das Bedürfnis steht, mehr Liebe und Anerkennung durch seine Mitmenschen zu erfahren. Sein Eigendünkel wird die Distanz zu den anderen nur noch vergrößern. Oder aber wir orientieren uns an kurzfristigen positiven Effekten, etwa dem Lustgewinn beim Essen und Trinken, verlieren dabei aber langfristige Ziele, in diesem Falle z.B. den Wunsch, attraktiv und leistungsfähig zu bleiben, aus dem Auge. Auf diese Art und Weise kommt es zu schlechten Angewohnheiten, Essstörungen und Substanzabhängigkeiten. Vielfältigen krankhaften Entwicklungen wird so Vorschub geleistet.

Wenn es nicht gelingt, ein Leben im Einklang mit grundlegenden emotionalen Bedürfnissen zu führen, wenn diese Bedürfnisse gar unklar sind oder nicht geäußert werden können, dann entstehen Depression und Lethargie auf der einen, hilflose Erregtheit und Aggressivität auf der anderen Seite. Es kann passieren, dass Bedürfnisse verdrängt, abgespalten und auf eine Weise befriedigt werden, die mit den eigenen moralischen Überzeugungen oder sozialen Spielregeln in krassem Widerspruch steht.

Dadurch werden innere und äußere Konflikte verstärkt und neurotischen Entwicklungen Vorschub geleistet. Ein solches Verhalten kann aber auch direkte gesundheitsschädigende Wirkungen haben, z.B. im Rahmen von Drogenmissbrauch oder Risikosexualität. Derartige Entwicklungen sprechen jedoch nicht gegen die grundlegende Fähigkeit zur Selbstregulierung. Wenn wir die zugrunde liegenden Fehler erkennen und analysieren lernen, dann können wir neue und erfolgreichere Strategien der Bedürfnisbefriedigung, die im Einklang mit unseren Persönlichkeitsstrukturen und unseren sozialen Beziehungen stehen, entwerfen und erfolgreich in die Tat umsetzen.

Gesundheit und spirituelle Entwicklung

Eine Gegenüberstellung mit Pflanzen kann deutlich machen, auf welche Kräfte und Fähigkeiten es für die menschliche Gesundheit ankommt. Im Vergleich mit den meisten Pflanzen verfügen wir über eine deutlich herabgesetzte Vitalität und Regenerationsfähigkeit. Wenn wir eine Pflanze zurückschneiden, können wir darauf warten, dass sie in absehbarer Zeit wieder neue Triebe entwickelt und sich regeneriert. Menschen haben im Gegensatz zu den Pflanzen ein Bewusstsein. Diesem Bewusstsein verdanken wir nicht nur alle Errungenschaften der Kultur mit ihren vielfältigen Möglichkeiten der individuellen Selbstverwirklichung und unseren materiellen Lebensstandard, sondern auch eine leistungs- und erfolgsorientierte innere und äußere Lebensweise. Diese bringt uns regelmäßig in Situationen, in denen wir mit unseren Lebenskräften tatsächlich am Ende sind. Es kann zu Erschöpfungszuständen kommen, in denen die biologische Matrix, unsere materiellen Strukturen und die funktionellen Abläufe in unserem Organismus nicht mehr zur Regeneration und Erholung in der Lage sind. Weder durch Schlaf, noch durch Ernährung, noch mit Hilfe von Medikamenten, die allenfalls kurzfristig aufputschen können, vermögen wir das Defizit auszugleichen. Chronischer Stress etwa, dem wir nicht gewachsen sind, führt so auf Dauer zu schweren seelischen und körperlichen Erkrankungen wie Depressionen, Herz- und Kreislaufkrankheiten und Krebs.

In vielen alten Kulturen hat man das Prinzip der Selbstregulierung gekannt und nach Möglichkeiten gesucht, gesundheitsfördernde seelische Kräfte zu aktivieren, um jene Defizite auszugleichen, denen wir unser Bewusstsein und unsere Kultur verdanken. Dies geschah in der Regel durch die Hinwendung zu geistigen Inhalten, etwa in der Meditation oder im Gebet. Heute werden solche Möglichkeiten der geistigen Stimulierung von Selbstheilungskräften wieder aufgegriffen. Die positiven Effekte von Entspannungsübungen, Meditation und Gebet auf das Immunsystem, das Nervensystem und den Organismus als ganzen sind mittlerweile in vielen experimentellen Untersuchungen und Therapiestudien wissenschaftlich dokumentiert.

Die Wege, die beschritten wurden, um die Lebensvorgänge im Organismus zu stärken, auszugleichen und in den Einklang mit einer höheren Ordnung zu bringen, sind sehr vielgestaltig. Durch Körperübungen, Atemtechniken, Ernährungsvorschriften, Reglementierung der sexuellen Aktivitäten, Askese, geistige Schulungswege und religiöse Rituale wurde häufig versucht, neben den religiösen Zielen auch dem Ideal einer stabilen Gesundheit bis ins hohe Alter näher zu kommen.

Das religiöse Leben war gleichzeitig Ordnungstherapie. Die dabei verwendeten Techniken und Methoden waren in der Regel in einen Kontext religiöser und weltlicher Machtausübung eingebunden. Nicht der Einzelne, sein Glück und seine individuelle Gesundheit standen im Mittelpunkt, sondern das soziales System, das als Abbild einer göttlichen Ordnung angesehen wurde. Dieses galt es zu stärken und vor Fremdeinwirkungen zu schützen.

„Aktuelle Forschungsergebnisse zeigen, dass innere Unabhängigkeit die beste Voraussetzung für eine gute Selbstregulation und eine stabile Gesundheit ist."

Im alten China stellte man sich den sozialen und den menschlichen Organismus nach denselben göttlichen Gesetzmäßigkeiten aufgebaut vor. Als gesund wurde es angesehen, wenn man sein persönliches Leben den Regeln und Normen des Kollektivs unterordnete. Oder aber, die Bedürfnisse der Menschen wurden auf ein jenseitiges, göttliches Reich ausgerichtet, so dass aus der Hoffnung auf Erfüllung in einem nachtodlichen Leben neue Zuversicht und Lebenskraft geschöpft werden konnte.

Wer heute krank ist, will hingegen im Hier und Jetzt und um seiner selbst willen wieder gesund sein. Damit erst schafft er sich die Voraussetzungen, nach seinen besten Kräften und Möglichkeiten auch für andere da zu sein. Wer sich einer religiösen Gemeinschaft anschließt oder sich einen Guru sucht, kann Gefahr laufen, durch blinde Anhängerschaft seine Autonomie einzuschränken. Neuere Forschungen zur Entstehung chronischer Krankheiten haben gezeigt, dass die innere Unabhängigkeit von Institutionen und Personen, d.h. eine möglichst ausgeprägte Autonomie die beste Voraussetzung für eine gute Selbstregulation und damit für eine stabile Gesundheit ist.

Ein normenangepasster, konformistischer, Harmonie suchender Altruismus, wie wir ihn häufig im Vorfeld von chronischen Erkrankungen antreffen, geht hingegen häufig mit unbefriedigten Sehnsüchten und Frustration einher. Die idealisierten Ziele werden nicht erreicht; persönliche Bedürfnisse wurden zurückgestellt.

Die Rolle der Religiosität wandelt sich heute grundlegend. An die Stelle der traditionsgebundenen Verehrung von Göttern und ihren Repräsentanten aus Anpassung an kulturelle Normen und Pflichtgefühl heraus ist heute vielfach das gesunde Selbstbewusstsein des freien Menschen getreten. Dieser strebt nach Lust und Sinn, nach Wohlbefinden und Sicherheit. Die Hinwendung zu religiösen und geistigen Inhalten und Symbolen erfolgt selbst bestimmt und freiwillig. Ein höheres Wesen oder ein Ideal wird nicht mehr nur um seiner selbst willen verehrt, sondern auch, weil mich eine solche Tätigkeit seelisch und körperlich stärkt.

Damit erweitere ich meine Möglichkeiten, Freude und Sinnerfüllung im Leben zu finden, produktiv und schöpferisch zu sein. Der Psychologe Abraham Maslow fand heraus, dass bei Menschen die sich durch eine besonders stabile Gesundheit auszeichnen, seelisch-geistige Gipfelerlebnisse wie außerkörperliche Erfahrungen, Gottesbegegnungen und andere mystische Erfahrungen besonders häufig anzutreffen sind. Ronald Grossarth-Maticek konnte nachweisen, dass eine spontane, emotional und lustvoll erlebte Gottesbeziehung vor chronischen Krankheiten schützt und lebensverlängernd wirkt - im Gegensatz zur fanatischen, neurotisch verstrickten Religiosität oder zum Atheismus, wo die Lebenserwartung am geringsten war.

Die gemeinsame Quelle von spirituellen beziehungsweise religiösen Erfahrungen und Gesundheit erschließt sich auf der Grundlage von Autonomie und innerer Unabhängigkeit. Wer meditieren will, um seine seelische und körperliche Gesundheit zu verbessern, braucht sich um die Erleuchtung keine Sorgen zu machen. Entscheidend ist, dass er ein Bedürfnis nach innerer Ruhe oder in Richtung einer geistigen Entwicklung verspürt. Jeder darf sich hier so frei als nur möglich fühlen.

Auch müssen keine einschränkenden Regeln oder besondere moralische Anforderungen beachtet werden, die über das hinausgehen, was auch sonst gilt. Jeglicher Leistungsdruck ist unangebracht, denn es geht nicht darum, etwas ganz Besonderes zu erleben, übersinnliche Wahrnehmungen oder ähnliches zu haben. Es kommt darauf an sich auf die Kräfte zu besinnen, die sowieso in einem sind. Wer sich in Konzentration, Aufmerksamkeit und innerer Ruhe üben will, kann das zunächst aus ganz egoistischen Motiven heraus tun. Es kann aber z.B. auch dazu kommen, dass die meditativ erlebte Verbundenheit mit einem geistigen oder göttlichen Wesen bislang unbekannte Bedürfnisse danach weckt, sich immer mehr auch für andere Menschen und positive langfristige Ziele einzusetzen, die über den täglichen Lustgewinn hinausgehen. Eine meditativ erweiterte Einsicht in Ursache-Wirkungsbeziehungen unter Berücksichtigung von Systemzusammenhängen kann auch zu der Erkenntnis führen, dass Aktionen, die ausschließlich dem persönlichen Wohlergehen dienen sollen, in einer nahen oder ferneren Zukunft unerwünschte Folgen für einen selbst haben können.

„Es kommt darauf an sich auf die Kräfte zu besinnen, die sowieso in einem sind."

ÜBUNGEN

TESTEN SIE IHRE SELBSTREGULATION

Übung 1:

Füllen sie den Fragebogen zur Messung der Selbstregulation von Professor Grossarth-Maticek* aus. Lesen sie sich die Fragen vorher aufmerksam durch, und nehmen Sie sich die Zeit, sie wirklich zu verstehen. Wenn Sie sich nicht sicher sind, wie Sie die Fragen beantworten sollten, denken Sie zur Einstimmung an einige besonders unangenehme und besonders angenehme Ereignisse aus Ihrem Leben oder sprechen Sie mit jemandem darüber.

VERÄNDERN UNERWÜNSCHTER VERHALTENSWEISEN

Übung 2:

Wenn Sie Verhaltensweisen verändern wollen, die immer wieder zu Misserfolg, Unlustgefühlen, Depression und ähnlichen unerwünschten und Sie belastenden Erlebnissen führen, kann die folgende Übung hilfreich sein. Sie enthält Elemente des von Professor Grossarth-Maticek entwickelten Autonomietrainings und des Neurolinguistischen Programmierens, einer anderen systemischen Kurzzeit-Therapie.

1. Bestimmen Sie die Verhaltensweise, die Sie verändern wollen. Erinnern Sie sich z.B. daran, wie es Ihnen das erste oder das letzte Mal ergangen ist, als sie das problematische Verhalten bei sich selbst beobachtet haben. Machen Sie sich die positiven und die negativen Folgen Ihrer unerwünschten Verhaltensweise klar, und versuchen sie, die Umstände, die zum Scheitern geführt haben, zu analysieren.

2. Fragen Sie sich, welche Bedürfnisse Sie mit Ihrer Verhaltensweise befriedigen wollten, versuchen Sie herauszufinden, welche positive Absicht Sie verfolgt haben. Besinnen Sie sich auf andere Situationen, in denen es Ihnen gelungen ist, diese oder ähnliche Absichten zu verwirklichen, und suchen Sie in

* s. Seite 232
oder als Download unter
www.selbstregulation.de

17

Ihren Erinnerungen nach Erfahrungen, die Ihnen dabei hilfreich sein können, Ihr Verhalten zu verändern. Finden Sie heraus, wie andere Personen, die in einer ähnlichen Situation wie Sie waren, ihre Probleme gelöst haben.

3. Entwerfen Sie in Ihrer Vorstellung ein neues, alternatives Verhalten, das die gewohnten Verhaltensstrukturen ergänzen oder auch völlig gegensätzlich sein kann. Seien Sie dabei so kreativ und experimentierfreudig wie Sie nur können. Phantasieren Sie zunächst einfach drauf los. Wenn Sie über ein gutes bildhaftes Vorstellungsvermögen verfügen, können Sie die neue Verhaltensweise ausprobieren, indem Sie sie wie auf einer Filmleinwand vor Ihrem inneren Auge ablaufen lassen. Achten Sie dabei soweit möglich auch auf Einzelheiten wie Ihre Körperhaltung, Ihren Gesichtsausdruck und ggf. Ihre Stimme. Sie können sie sich aber auch rein gedanklich darstellen oder aufschreiben.

Gehen Sie die Verwirklichungsschritte so exakt wie möglich durch und beobachten Sie dabei Ihre Gedanken und Gefühle. Wenn sich in Ihnen Widerstand oder ein ungutes Gefühl bemerkbar macht, wenn Ihnen etwas nicht stimmig erscheint, dann fragen Sie sich warum und wandeln Ihr Verhalten so lange ab, bis Sie mit dem Ergebnis zufrieden sind. Wenn Sie die neue Verhaltensweise auch gefühlsmäßig annehmen können und keine inneren Einwände mehr bestehen, erproben Sie sie in Ihrem Alltag.

BEISPIELE

1. Eine Person, die immer wieder Prüfungsangst in einem Maße entwickelt, dass sie darunter leidet, stellt fest, dass sie dies unbewusst tut, um sich für die Prüfungsvorbereitung zu motivieren. Hier kann die alternative Verhaltensweise so aussehen, dass sie die Motivation für die Prüfung verstärkt, indem sie sich vornimmt, sich für das Bestehen zu belohnen, sich z.B. einen lang gehegten Wunsch zu erfüllen. Die Vorfreude auf die Belohnung und die im Vorhinein phantasierte Lust können während der Vorbereitungs- und Prüfungszeit ungeheuer motivierend sein.

2. Jemand fühlt sich von einem anderen Menschen, den er aufgrund bestimmter Fähigkeiten und Leistungen sehr schätzt und bewundert, immer wieder enttäuscht, weil diese Person in manchen Dingen grundlegend andere Ansichten vertritt als er selbst. Er fühlt sich zurückgewiesen, was bei ihm zu lang anhaltenden Depressionen und Muskelverspannungen fühlt.

Hier kann es z.B. hilfreich sein einzusehen, dass es gerade bei bedeutenden und mit besonderen Fähigkeiten begabten Menschen häufig so ist, dass sie sich von ihren Ansichten nicht abbringen lassen, auch wenn sie objektiv im Unrecht sind. Deshalb wird er sich in Zukunft vermehrt auf die ihn bereichernden, positiven Aspekte dieser verehrten Person besinnen und ihr mit Wertschätzung begegnen.

2. Heilsame Abwehr –
Bewusstsein für unser Immunsystem

„Pathos aktiviert die Augen und Ohren, um zu sehen und zu hören.
In Zeiten des Pathos öffnet die Krankheit Türen zu einer Realität,
die einer gesunden Anschauung verschlossen bleibt."

Jean Houston

Von Professor Dr. Gerhard A. Nagel, dem bekannten Krebs-spezialisten und Direktor der Klinik für Tumorbiologie in Freiburg, stammt das sogenannte „Zwei-Ärzte-Modell". Ich lernte es auf gemeinsamen Fortbildungskongressen und in der Fachpublikation „Patientenkompetenz", herausgegeben von der Weleda kennen. Der eine Arzt, so Nagel, auf den sich die Patienten verlassen, sei der äußere Arzt, der Mediziner, ein Fachmann, der zur Gesundheit mit den ihm zur Verfügung stehenden Mitteln der Medizin beiträgt. Dass dessen professioneller Beitrag bei vielen, insbesondere schweren Erkrankungen erforderlich ist, steht außer Zweifel. Die medizinische Behandlung wird von vielen Patienten als notwendig, jedoch, so Nagel, nicht als hinreichend angesehen, um wieder gesund zu werden. Kompetente Patienten, solche die mehr als Reparatur der körperlichen Defekte und fachliche Information anstreben, wollen nicht nur passiv aufgeklärt werden über ihre Krankheit und die medizinischen Behandlungsmöglichkeiten. Sie suchen nach Orientierung in einer neuen Lebenssituation. Sie verlassen sich dabei nicht ausschließlich darauf, was ihnen der äußere Arzt, der Spezialist, an Hilfestellungen gibt, sondern entwickeln Strategien der Selbsthilfe. Sie suchen nach Möglichkeiten der Selbstheilung und wenden sich dabei an den „zweiten Arzt", den Nagel auch den „inneren Arzt" nennt, von dem sie Stärkung und Gesundung erhoffen.

Der innere Arzt

Was hat es mit diesem Modell auf sich? Handelt es sich nur um
eine bildhafte Umschreibung der Grenzen der Medizin, die
den Patienten dort auf sich selbst zurückwirft, wo wir Ärzte
nicht mehr weiterhelfen können – aus Zeitnot, aus Mangel an
Einfühlungsvermögen und weil die medizinische Ordnung
uns immer wieder eine Haltung vorgibt, bei der die Krankheit,
und nicht der Mensch im Mittelpunkt steht? Ist das „Zwei-
Ärzte-Modell" vielleicht nur eine Erfindung überforderter
Ärzte, aus der Not geboren – oder entspricht es tatsächlich
dem Denken und Fühlen jener Patienten, die mehr wollen als
professionelle Behandlung und vertrauensvoll entgegenge-
nommene Aufklärung? Ist die Suche nach dem inneren Arzt
ein modernes Grundbedürfnis kranker Menschen? Ich wollte
es genau wissen. Obwohl ich selbst in meiner jahrelangen
ärztlichen Tätigkeit immer wieder auf erstaunliche Fälle von
Heilung aus eigener, innerer Kraft aufmerksam geworden bin,
hatte ich es doch stets als etwas Besonderes angesehen, wenn
Menschen diese Kräfte, die sich bei ungewöhnlichen oder gar
spontanen Heilungen geltend machen, für sich selbst einsetzen konnten. In den Konzepten, die der Anthroposophischen
Medizin und anderen ganzheitlichen Systemen zugrunde
liegen, spielen verborgene, innere Lebenskräfte, seelisch-geistige Heilkräfte und psychosoziale Gesundheitsfaktoren zwar
eine entscheidende Rolle, doch zumeist sah ich es als meine
Aufgabe als Arzt an, die Betroffenen auf diese Möglichkeiten
hinzuweisen und zu motivieren, an ihrer Gesundung mitzuwirken. Wenn Nagels „Zwei-Ärzte-Modell" der Wirklichkeit
entspricht, so sagte ich mir, dann müssten Betroffene auch
spontan etwas damit anzufangen wissen. Sie müssten sich
nicht nur von diesem Bild angesprochen fühlen, sondern es
auch mit konkretem Inhalt ausfüllen können.

In meinem Volkshochschulkurs für Krebserkrankte über
„komplementäre Strategien gegen den Krebs" nach dem Motto
„Mistel und mehr" erwartete ich, solche kompetenten Patienten anzutreffen, von denen in Professor Nagels Dossier die

Rede ist. Warum soll ich nicht einmal zur Abwechslung der Lernende sein und meine Kursteilnehmer die Lehrer? Nach einer kurzen Einleitung und ohne große Umschweife stellte ich ihnen die Aufgabe, sich vorzustellen, sie hätten neben ihrem Arzt, der die medizinische Behandlung übernommen hat einen zweiten, inneren Arzt, der für die Selbstheilungskräfte verantwortlich ist. Ich forderte die Teilnehmer auf, mir mitzuteilen, worum sie diesen zweiten Arzt bitten würden, in welchen Bereichen und für welche Funktionen – körperlich oder seelisch – sie seine Hilfe und Stärkung brauchen könnten.

Abwehr ist mehr als Immunstärkung

Die Antworten, die nach rund zehn Minuten zum Überlegen und Notieren kamen, waren bestimmt und überraschend einheitlich. Egal, ob es sich um Menschen mit fortgeschrittenen Erkrankungen handelte, die sich in meinem Kurs über notwendige ergänzende Maßnahmen wie die Iscador-Therapie informieren wollten, oder solche, die auch nach schulmedizinischen Kriterien einer Heilung entgegensehen konnten: Was die Betroffenen von ihrem „inneren Arzt", zu dem sie spontan Verbindung aufgenommen hatten, erwarteten, war eine Stärkung ihrer Abwehr. Abwehr allerdings in einem umfassenden Sinne – nicht reduziert auf Infekt- oder Krebsabwehr im Sinne einer Stärkung des Immunsystems, sondern Abwehr und Abgrenzung gegen vielfältige krankmachende Faktoren des Lebensumfeldes und Belastungen des Alltags. Eine Patientin mit Brustkrebs beispielsweise konnte sich nur ungenügend der Anforderungen und Erwartungen erwehren, die von ihren Verwandten seit Jahren, und auch jetzt während ihrer belastenden Krebsbehandlung, im Hinblick auf die Versorgung der pflegebedürftigen Mutter an sie herangetragen wurde. Eine andere Patientin hatte größte Schwierigkeiten damit, sich bei der Erfüllung ihrer vielfältigen Aufgaben nicht völlig zu erschöpfen und erwartete von ihrem inneren Arzt eine Stärkung der Fähigkeit, Grenzen zu ziehen und sich nicht immer wieder so weit zu verausgaben, dass ihr Organismus geschwächt würde. Andere erhofften sich vom inneren Arzt Hilfe, Forderungen anderer Menschen zurückzuweisen und bei Anliegen, die gegen die eigenen Bedürfnisse gerichtet sind, auch „Nein" sagen zu können, und verbesserte Fähigkeiten, sich gegenüber Fremdbedürfnissen abzugrenzen und etwas ausschließlich sich selbst zuliebe zu tun. Ein Patient mit Magenkrebs wünschte sich eine bessere Verbindung zu seinem Körper, damit er in Zukunft schneller darauf aufmerksam wird, wenn etwas mit ihm nicht stimmt und rechtzeitig gezielte Gegenmaßnahmen ergreifen kann.

Auf meine Frage, ob die geschilderten Defizite, für die man sich Hilfe vom „inneren Arzt" erwartete, denn nach dem eigenen Erleben zur Entstehung der Erkrankung beigetragen hatte, erfolgte in jedem einzelnen Fall unbedingte Zustimmung. Diese Zustimmung war stets verbunden mit der Überzeugung, dass eine Verbesserung der Abwehr in dem jeweiligen Lebensbereich zur Gesundung oder der Vorbeugung von Rückfällen der Krankheit beitragen würde.

„Abwehr ist ein Grundbedürfnis des Menschen, das uns häufig erst dann bewusst wird, wenn wir erkranken."

Abwehr, das habe ich an diesem Abend gelernt, ist ein Grundbedürfnis des Menschen, das allerdings häufig erst dann bewusst wird, wenn es vernachlässigt wurde. Oft kommt es erst zu einem Zusammenbruch oder einer chronischen Krankheit, bevor wir auf die negativen Folgen einer vernachlässigten Abwehr aufmerksam werden. Aus einer solchen Krise kann, wie es bei meinen Kursteilnehmern der Fall war, die Motivation hervorgehen, sich selbst mehr Aufmerksamkeit zu widmen, die eigenen Bedürfnisse deutlicher wahrzunehmen und zu verteidigen. Es kommt auch vor, dass schon die Krankheit selbst als Versuch zur Abgrenzung und Abwehr erlebt wird. Eine Betroffene mit einem fortgeschrittenen und metastasierten Krebsleiden, die nur noch kurze Zeit zu leben hatte, drückte es so aus, dass sie die Krankheitssituation genieße, weil ihr nur die Krankheit den Rückzug von familiären und beruflichen Verpflichtungen ermögliche. Sie war ein Harmonie suchender Mensch und diese Verpflichtungen aus altruistischer Anpassung an ihre Familie sowie ihren Ehemann und dessen Aufgaben eingegangen. Ihre Lebenssituation als Gesunde zu verändern, sah sie sich nicht mehr in der Lage. Jetzt aber, als Kranke, könne sie - in der Zeit, die ihr verbliebe – endlich etwas für sich selbst tun. Die Krankheit gestatte es ihr, sich zurückzuziehen, zu sich selbst zu finden und nach Jahrzehnten erstmals wieder ihren künstlerischen und geistigen Interessen nachzugehen. Selbst im Rückzug kann die Abgrenzung noch etwas Befreiendes haben, und sei es auch nur, dass wir soziale Verpflichtungen an andere abgeben und endlich für uns selbst da sein dürfen. Abwehr – ein Urmotiv von Krankheit und Heilung; Anlass genug für mich, um mich etwas tiefer damit auseinander zu setzen.

Abwehr oder Verdrängung?

In der herkömmlichen Psychologie hat sich seit Freud, weit über die akademischen Kreise hinaus und bis in populäre Denkweisen hinein, eine Sichtweise durchgesetzt, die dem Ansehen des Begriffes „Abwehr" sehr geschadet hat. In der psychoanalytischen Literatur wird Abwehr meist als ein Mechanismus dargestellt, der dazu dienen soll, psychische Inhalte, die nicht anders bewältigt werden können, zu verdrängen. Abwehr wird als Reaktion auf – zumeist frühkindliche – Traumata wie zu frühes Abstillen oder zu strenge Erziehung zur Reinlichkeit angesehen. Weil der zugrunde liegende Konflikt durch die Abwehr nicht bewältigt, sondern nur aus unserem Bewusstsein verdrängt würde, wirke er auch weiterhin auf unser Verhalten ein und mache sich als „Wiederkehr des Verdrängten" in allerlei neurotischen Symptomen, Ängsten, Alpträumen usw. bemerkbar. Abwehr durch Verdrängung, wie sie von Freud beschrieben wird, kann unser psychisches Gleichgewicht in unbewältigten, akuten Konfliktsituationen zu stabilisieren helfen – allerdings nur für eine begrenzte Zeit und nur als Kompromisslösung, welche den Konflikt erträglicher macht.

Von dieser Kompromisslösung unterschieden werden muss jedoch eine elementare Form der Abwehr, wie sie schon in den ältesten Mythen der Menschheit zu finden ist. In den so genannten „Totenbüchern" Ägyptens und Tibets, die auch als Anweisungen für eine geistige Entwicklung im Leben gelesen werden können, müssen schreckliche, meist tiergesichtige Dämonen und Ungeheuer besiegt oder überwunden werden, um zum „höheren Ich" oder zur Erkenntnis zu finden. Bei den tibetischen Dämonen handelt es sich in Wirklichkeit nur um verkappte Götter, die wiederum für bestimmte Seeleneigenschaften wie Gier und Hass oder ignorante Sichtweisen, wie eine dogmatisch materialistische Weltanschauung stehen, welche den Blick auf die Wirklichkeit einschränken.

Werden diese Zusammenhänge durchschaut und der Mut entwickelt, den „zornigen Gottheiten" entgegenzutreten, dann verlieren sie ihren furchterregenden Anblick und erscheinen als gütige Wesen oder Buddha-Gestalten. Im konventionellen Christentum mit seiner dualistischen Weltsicht hingegen sind die „Dämonen" in die „Hölle" verbannt und die göttlichen Wesen in den Himmel versetzt worden. Zwischen ihnen steht der Mensch, hilflos den Anfechtungen des Bösen ausgesetzt und auf göttliche Gnade hoffend. Die angsterfüllte „Abwehr" im Sinne von Verdrängung oder Abwendung wird hier als einzig mögliche Strategie nahegelegt, denn ein Kampf gegen die Übermacht der Höllenbewohner erscheint ebenso aussichtslos, wie deren Überwindung durch die Aneignung einer transzendenten Sichtweise im buddhistischen Sinne, weil Götter und Teufel als unvereinbare Gegensätze an den beiden von einander abgewandten Enden eines statischen Weltbildes angesiedelt werden.

Wehrhafte Helden

Die griechischen Mythen, die vom Kampfe der Helden gegen Ungeheuer berichten, sind Ausdruck jener elementaren Abwehr, die weitaus mehr ist als nur ein Mittel, um unser seelisches Gleichgewicht aufrechtzuerhalten und im Leben mit seinen Konflikten und Widersprüchen so halbwegs zurechtzukommen. Die griechischen Helden sind keine hilflosen, zwischen Himmel und Hölle geworfenen Geschöpfe, sondern mutige und erfindungsreiche Strategen im Kampf gegen ein scheinbar unausweichlich erscheinendes Schicksal, die selbst gegen Götter und Dämonen antreten. Das grauenerregende, schlangenumringelte Antlitz der Medusa – die Zähne wild gefletscht und die Augen in heilloser Wut weit aufgerissen – ließ jedermann auf der Stelle zu Stein erstarren, sobald er es erblickte. Perseus suchte dieses schlimme Wesen im Schlaf auf und schlug ihm mit einem Sichelschwert das Haupt ab, während er es im glänzenden Spiegelbild seines Schildes betrachtete. Das war reflektierte und wohl kalkulierte Abwehr, aber keine Verdrängung, sondern ein Sieg der höheren Fähigkeiten von List und Vernunft über ein niederes Wesen, das auch als Personifikation von schlechten oder unlauteren menschlichen seelischen Eigenschaften angesehen werden kann. Dass es sich um keine Verdrängung handelt, zeigt sich auch darin, dass Perseus das Medusenhaupt nicht zerstörte, sondern aufbewahrte, um es später selbst im Kampf gegen Feinde einzusetzen, aus dem Kampf also gestärkt und mit neuen Fähigkeiten ausgestattet hervorging.

„Der Held geht aus dem Kampf gestärkt und mit neuen Fähigkeiten ausgestattet hervor."

Ein weiterer Held und Prototyp der Abwehr ist Herakles, der neben vielen anderen Ungetümen die Hydra besiegte. Dieses Ungeheuer war mit neun Köpfen ausgestattet – einer davon sogar unsterblich – und aus jedem abgeschlagenen Haupt wuchsen sogleich zwei neue nach. Durch bloße Gewaltanwendung konnte Herakles dieses unkontrollierten Kopf-Wachstums niemals Herr werden. Manche von Krebs oder anderen Krankheiten mit der Gefahr des Fortschreitens oder des raschen Wiederauftretens Betroffenen werden ihren Kampf gegen die Krankheit in jenem von Herakles wiedererkennen, der zudem noch dadurch behindert wurde, dass der Hydra Cancer, der Krebs (sic!), zu Hilfe kam und Herakles kräftig ins Bein zwickte. Herakles erschlug den Krebs, und mit Hilfe des verbündeten Ioalos, der die Hals-Stümpfe sofort mit einem brennenden Holzscheit ausglühte, erlegte er schließlich auch die Hydra. Den unsterblichen Kopf vergrub er tief in der Erde, seine Pfeile tauchte er jedoch in ihre Galle, wodurch er sich eine tödliche Waffe erschuf.

Den Kampf des Helden mit vor- oder nichtmenschlichen Lebensformen finden wir in vielen Kulturen als Drachen-kampf wieder, sei es in der Siegfried-Sage oder der Legende von St. Georg. In der jüdisch-christlichen Mythologie wird der Drachenkämpfer St. Michael als Antlitz von Jahwe bzw. Christus betrachtet. Als christlicher Erzengel steht Michael mit seinem Schwert wie eine Wächtergestalt vor dem höchs-ten kosmischen Wesen. In Darstellungen von Rudolf Steiner wird aber auch auf einen irdischen Beitrag der sog. „Michael-Macht" aufmerksam gemacht: er hat den Menschen die Ver-nunft gebracht und die Fähigkeit, im Irdischen das Göttliche zu erkennen – eine Fähigkeit, von Steiner auch „kosmische Intelligenz" genannt, die den Menschen jetzt nicht mehr von oben als göttliche Weisheit offenbart wird, sondern die sich der Mensch durch „michaelisches", kämpferisches, selbstbe-wusstes, eigenständiges Denken aktiv erwerben muss.

Von den griechischen Heroen über die mittelalterlichen Dra-chentöter bis hin zum von Rudolf Steiner erneuerten Micha-els-Mythos stehen Kampf und Abwehr für innere Entwick-lungs- und Reifeprozesse. Alles wagend, ihre ganze Existenz und alle ihre Fähigkeiten einsetzend, sind diese Heldenge-stalten alles andere als Hüter eines diplomatischen, instabi-len und trügerischen psychischen Gleichgewichtes, wie der Verdrängungsmechanismus in der Theorie von Freud. Ihre dramatischen Kämpfe sind Ausdruck für seelisch-geistige Entwicklungsschritte, auf denen sich Menschen neue Fähig-keiten erwerben und alte, überkommene Eigenschaften und Verhaltensweisen ablegen. Diese Mythen bringen in sinn-bildlicher Form die immer wieder alles in Frage stellenden Lebenskämpfe und -krisen zum Ausdruck, die in Bezug auf Gesundheit und Krankheit, auf den Umgang mit uns selbst und das Zusammenleben mit anderen Menschen regelmä-ßig – und mit einer Entwicklungsnotwendigkeit – eintreten können.

ABWEHR WILL GELERNT SEIN!

ABGRENZUNG:

Ohne uns von der Welt und anderen Menschen abzugrenzen, könnten wir kein Selbstbewusstsein entwickeln. Die Grenzen ziehen wir entlang der Erfahrungen, aus denen wir wissen, was für uns gut und was für uns schlecht ist. Um das herauszufinden, erlauben wir uns, uns auf unsere eigenen Wahrnehmungen, Gedanken und Gefühle zu verlassen und gestatten uns, Fehler zu machen. Wir übernehmen selbst die Verantwortung für unsere Handlungen und bemühen uns um Verständnis für die Handlungen anderer, auch wenn diese unseren eigenen Absichten entgegen laufen.

VERTEIDIGUNG:

Wenn wir etwas für gut und richtig befunden haben, wollen wir es auch verteidigen: Ideale und Ideen, die uns wichtig und wertvoll geworden sind, Menschen, die uns nahe stehen, Gegenstände, die es uns ermöglichen, unsere Fähigkeiten zu entwickeln und unsere Vorstellungen umzusetzen. Ob etwas für uns wirklich wichtig und von Bedeutung ist, zeigt sich häufig erst daran, ob und in welchem Maße wir auch die Fähigkeit und Willenskraft besitzen, es zu verteidigen. Was wir nicht bereit sind, zu verteidigen, sollten wir besser aufgeben und uns statt dessen einer anderen Sache zuwenden, die es wert ist.

WETTKAMPF:

Wir haben uns Ziele gesetzt und möchten wissen, wie nahe wir ihnen schon gekommen sind, oder ob wir uns überhaupt auf dem richtigen Weg befinden. Um das herauszufinden, messen wir uns mit anderen im freien Kampf. Wenn wir bei einem Wettkampf unsere Motivation ausschließlich aus dem angestrebten Sieg über andere beziehen, haben wir schon von vornherein verloren. Denn wir verlieren damit die anderen aus den Augen. Diese können uns unter Umständen bessere und effektivere Wege und Methoden, das Ziel zu erreichen zeigen - oder aber sie wollen uns nacheifern, in uns ein Vorbild sehen und es bedarf nur unserer Aufmerksamkeit für die anderen, um unseren Selbstwert in sehr viel größerem Umfang zu erfahren, als durch einen bloßen Sieg.

ANGRIFF:

Hindernisse, die auf unserem selbst bestimmten Weg liegen, wollen wir wegräumen. Bei jedem Hindernis sollten wir uns, bevor wir zum Angriff übergehen, fragen, ob das hauptsächliche Hindernis nicht bei uns selbst liegt, und ob der gewählte Weg der richtige ist. Wenn wir uns existenziell bedroht fühlen, werden wir oft zornig und handeln dann aus der erlebten Not heraus, ohne solche Überlegungen anstellen zu können. Wenn das in der Verantwortung für Ziele, Menschen, Ideen, Zustände geschieht, die zu uns passen und über die wir uns vorher Klarheit verschafft haben, dann handeln wir mit innerer Stärke und Zuversicht. Wenn wir uns diese Klarheit und Sicherheit in Zeiten der Besonnenheit nicht verschafft haben, wird unser Handeln in der Not grob, unbestimmt und ineffektiv sein.

ÜBUNG ZUR STÄRKUNG DER SELBSTHEILUNGSKRÄFTE

Stellen Sie sich vor, Sie hätten neben dem Arzt, der Ihre medizinische Behandlung übernimmt, einen zweiten, inneren Arzt, der Ihre Kräfte zur Selbstheilung anregt, koordiniert und steuert.

Worum würden Sie ihn bitten, wobei sollte er Ihnen helfen, welche Eigenschaften und Funktionen in Ihrem Organismus oder Ihrer Psyche sollte er stärken?

Für diese Übung kann es hilfreich sein, wenn Sie sich die gewählten „Behandlungsziele" Ihres „inneren Arztes" stichwortartig notieren, und von Zeit zu Zeit überprüfen, ob sie dem gewünschten Zustand schon näher gekommen sind.

Wenn Sie wollen, versuchen Sie, sich den „inneren Arzt" immer wieder bildhaft vorzustellen. (Wie sieht er aus? Ist es eine Frau oder ein Mann? Was trägt er oder sie für Kleidung? Welcher Nationalität, welcher Kultur gehört er/sie an? Wie bewegt er/sie sich und wie spricht er/sie mit Ihnen? Vielleicht wollen Sie ihm/ihr einen Namen geben? - usw.) Wenn Ihnen diese Übung geläufig geworden ist, können Sie auch Fragen an den „inneren Arzt" stellen und einen Zeitraum einrichten, z.B. bis zum nächsten Tag oder innerhalb einer Woche, in dem Sie eine Antwort erwarten. Vielleicht haben Sie ein Problem, für das Sie noch keine Lösung gefunden haben, oder aber Sie können sich zwischen zwei Lösungsmöglichkeiten nicht entscheiden. Machen Sie sich für diesen Zeitpunkt eine Notiz in Ihren Kalender oder Terminplaner und prüfen Sie später nach, ob die Antwort eingetroffen ist.

3. Die heilende und krankmachende Kraft der Gefühle

Entwicklungen im Lebendigen verlaufen nur selten gleichmäßig und geradlinig, sondern zumeist mit Schüben und
Rückschlägen. So kommt es auch im menschlichen Leben
regelmäßig zu Situationen, in denen wir krank werden - angefangen bei den Kinderkrankheiten bis hin zu chronischen
Erkrankungen wie Krebs oder Arteriosklerose, die uns das
Leben häufig erst im späteren Alter schwer machen. Dialek-
tisch zu denken bedeutet, die Möglichkeit von unerwarteten
Rückschlägen von vornherein in seine Lebensplanung mit
einzubeziehen.

Wer mit dem Auf und Ab des Schicksals und der eigenen
Kräfte rechnet, kann solche Phasen leichter zur Sammlung
und Neuorientierung nutzen. Auch eine schwere Krankheit
muss dann nicht unbedingt als Niederlage erlebt werden.
Wer hingegen auf einen geradlinigen Erfolgskurs setzt, dem
fällt es mitunter schwer, Krankheiten anzunehmen. Vor
allem, wenn das Leben schon so eingerichtet war, dass alles
Mögliche getan und unternommen wurde, was der Gesundheit förderlich sein sollte, kann das Misserfolgserlebnis ganz
im Vordergrund stehen. Eine Krankheitssituation wird dann
so angesehen, als habe einem das Schicksal einen Strich
durch die Rechnung gemacht.

In einer solchen seelischen Krise können sich Wut und Ag-
gressionen geltend machen oder aber Depression und Lethargie vorherrschen. Aufregung und Depression können dann
in eine Hilflosigkeit münden, die mit einer seelischen und
körperlichen Todestendenz einhergeht. Sich auf diese Weise aufzugeben, kann wesentlich dazu beitragen, dass eine
Krankheit nicht mehr geheilt werden kann und deutlich hef-
tiger, schneller und bösartiger als üblich verläuft. Menschen
hingegen, die ein gesundheitliches Tief zum Anlass nehmen,

sich in einem nächsten Anlauf neue Anreize in Richtung Leben zu geben, können auch lebensbedrohliche Krankheiten überwinden, egal wie die statistischen Chancen stehen.

Lernen, krank zu sein?

Krankheiten, die vielleicht allen Bemühungen zum Trotz scheinbar unabwendbar eingetreten sind, insbesondere solche, bei denen die Medizin nur geringe statistische Heilungschancen zugesteht, werden häufig als „schicksalhaft" oder „karmisch" bezeichnet. Ihnen haftet zu Unrecht der Makel der „Unheilbarkeit" an. Jeder Mensch ist einmalig, und jenes oft mit einer gewissen Leichtfertigkeit so genannte „Karmische" ist eine Chance, deren Wozu und deren Sinn vom Einzelnen bestimmt wird. Deshalb besteht die Möglichkeit der Heilung immer, egal wie unwahrscheinlich sie auch gemessen an statistischen Durchschnittswerten ist.

Allerdings kann bereits der Hinweis auf schlechte oder nicht vorhandene Heilungschancen derart einengend und deprimierend wirken, dass der Krankheitsverlauf stark negativ beeinflusst wird. Untersuchungen an Krebspatienten haben gezeigt, dass die Überlebenszeit von Patienten in fortgeschrittenen Krankheitsstadien, die über in ihrem Falle niederschmetternden Statistiken aufgeklärt wurden, im Durchschnitt weniger als ein Drittel im Vergleich zu der Überlebenszeit derjenigen betrug, denen noch Möglichkeiten der Heilung und der Verbesserung ihrer Situation eingeräumt wurden. Aufklärung unter Einbeziehung von statistischen Wahrscheinlichkeiten kann in manchen Situationen erforderlich sein. Aber wir müssen zugleich mit jedem Menschen als einmaligem, individuellem und in unerwartete Richtung entwicklungsfähigem Wesen rechnen. Hoffnung ist immer berechtigt. Schon bei der Aufklärung macht sich so die krankmachende und die heilende Kraft der Emotionen als Schicksalsfaktor für den weiteren Verlauf einer Erkrankung geltend.

Krankheit und Schicksal

Können wir lernen, krank zu sein? Wer sich schon im Gesunden in Gleichmut und Gelassenheit geübt hat, und es verstanden hat, innere Ruhe in seinen Alltag hereinzutragen, verfügt mit Sicherheit über bessere Voraussetzungen für Gesundheit und Heilung als derjenige, der sich überhaupt nie um sein seelisches Gleichgewicht gekümmert hat. Vor allem aber kommt es darauf an, seine Bemühungen um seelische und körperliche Gesundheit mit einer gewissen Wunschlosigkeit in Bezug auf die zu erwartenden Ergebnisse zu verbinden. Keine, oder realistisch angemessene Erwartungen zu haben ist eine gute Voraussetzung, um auch in Krisensituationen einen festen Stand im Leben zu behaupten. Durch illusionäre Erwartungen und permanenten Erfolgsdruck kann man sich selbst in die Enttäuschung hineinmanipulieren. Mit anderen Worten: Das Wissen um die Krankheit, nächstgelegene Auslöser und die erforderlichen praktischen Schritte, welche die Heilung einleiten sollen, ist die eine, die Weisheit im Umgang mit ihr die andere Voraussetzung, um wieder gesund zu werden. Diese Weisheit kann erworben werden. Leider ist es häufig erst eine Gesundheitsstörung oder Krankheit, welche den Anlass dazu gibt. Ich spreche hier von „Weisheit" im Gegensatz zum Wissen, weil ich eine Form der Intelligenz meine, die über rationales Denken und Vorstellen hinausgeht. Sie schließt den bewussten Umgang mit Gefühlen ein.

Sich um diese Weisheit im Sinne des Karmagedankens zu bemühen, besteht gerade nicht darin, passiv die Schicksalsschläge einzustecken und in Fatalismus zu verfallen. Eine Krankheit ist keine Strafe. Krankheiten haben auch keinen anderen Sinn, als jenen, den wir ihnen zu geben vermögen. Wenn wir wollen, können wir sie jedoch als Regulativ für unsere Lebens- und Verhaltensweisen, für unsere Wertvorstellungen und Handlungen ansehen, indem wir uns selbst fragen, was wir falsch gemacht haben, um es in Zukunft besser zu machen. Beginnen wir, nach den seelischen Triebkräften zu fragen, die unser Schicksal in Gesundheit und Krankheit gestal-

„Weisheit schließt den bewussten Umgang mit Gefühlen mit ein."

ten und die zunächst nicht zu durchschauen sind, dann kann schon in einer solchen Wendung eine heilsame Kraft liegen.

Karma bedeutet nichts anderes, als dass zu einem bestimmten Zeitpunkt des Lebens eintretende Ereignisse ihre Ursache in länger zurückliegenden Eigenaktivitäten haben: in Handlungen, Verhaltensweisen, Gefühlen und Gedanken. Karma bedeutet aber auch, dass wir heute durch unser Handeln, Fühlen und Denken Ursachen für zukünftige Ereignisse schaffen. Karmaerkenntnis bedeutet zunächst Ursachenforschung. Wer damit beginnt, nach den inneren und äußeren Bedingtheiten seiner Krankheit zu fragen, stärkt dadurch seinen Heilungswillen und seine Kompetenz. Was können wir tun, um aktiv an unserer Gesundung mitzugestalten?

Am Ausgangspunkt kann die Einsicht stehen, dass man selbst es war, der bestimmte Bedingungen, die zur Entwicklung einer Krankheit geführt haben, mit hergestellt hat. Wer selbst an der Entstehung der Krankheit aktiv beteiligt war, weiß auch aktiv zu ihrer Überwindung beizutragen. Wenn einer Erkrankung z.B. bestimmte frustrierende Entwicklungen im Gefühlsleben und in den Beziehungen zu anderen Menschen vorausgegangen sind, dann verhilft uns diese Erkenntnis zum bewussteren Umgang mit den zugrundeliegenden emotional bedeutsamen Motiven und Wünschen. Auf dieser Grundlage können wir dann ein seelisches, geistiges Äquivalent für die Krankheit schaffen und nach alternativen, befriedigenden Handlungsweisen suchen. Eine solche Betrachtungsweise im Sinne des Karmagedankens, schränkt nicht die Bedeutung des freien Willens ein, sondern ermöglicht überhaupt erst freie Entscheidungen und Schicksalswendung aus eigener Kraft und Einsicht.

Harmonisierung der Gehirnfunktionen

Seit Jahrhunderten hat man Krankheiten so betrachtet, als hätten sie ihren Sitz im Körper und als sei die Ursache in jedem Falle ein materieller Krankheitserreger oder biologischer Vorgang. Heute wissen wir jedoch, dass physische Auslöser bei der Entstehung vieler Krankheiten nur eine untergeordnete Rolle spielen, und dass sie nur dann zur Entwicklung einer Krankheit führen, wenn sie in einem bestimmten Zusammenhang auftreten. Ihre Rolle ist kontextdefiniert. Das heißt, erst im Verein mit bestimmten Verhaltensweisen und seelischen Faktoren entfalten sie eine Wirkung, die krankmachend sein kann. Gleiches gilt für genetische, ererbte Krankheitsanlagen. Umso bedeutsamer ist die Rolle der seelischen und der sozialen, also der »psychosozialen« Schicksalsfaktoren. Physische Risikofaktoren, Mikroorganismen und Erbanlagen wirken nicht unabhängig von der seelischen Verfassung, sondern werden oft erst dann zu Krankheitserregern, wenn eine seelische Dekompensation eintritt.

Wo physische und seelische Faktoren zusammenwirken, kann sich deren krankmachende Wirkung vervielfachen. Im entsprechenden seelischen Kontext können sich Wirkungen physischer Substanzen auch in ihr Gegenteil umkehren. Wird z. B. Kaffee regelmäßig von Menschen getrunken, die ständig aufgeregt sind, fördert das die Entstehung von Herz- und Kreislauferkrankungen und damit die Sterblichkeit. Bei Menschen mit der Neigung zu Hemmung, Depression und niedrigem Blutdruck hingegen wirkt regelmäßiger Kaffeegenuss gesundheitsfördernd und lebensverlängernd, indem er u.a. die Krebsrate verringert. Auch für das Zigarettenrauchen und für den Alkohol in kleineren Mengen wird eine schädliche Wirkung erst im Kontext von Stress festgestellt, wo u.a. die Fähigkeit, Genussmittel tatsächlich zu genießen, eingeschränkt oder verloren gegangen ist.*

Im Zentrum der naturwissenschaftlichen Erklärungsversuche für diese Zusammenhänge steht heute die Aktivität des zentralen Nervensystems, also des Gehirns, das die Grundlage unseres Vorstellungslebens ist. Gehirnfunktionen beeinflussen nicht nur komplex interagierende Systeme wie das Immunsystem oder die hormonelle Steuerung im Orga-

* R. Grossarth-Maticek, »Systemische Epidemiologie und präventive Verhaltensmedizin chronischer Erkrankungen«, 1999.

„Wo physische und seelische Faktoren zusammenwirken, kann sich deren krankmachende Wirkung vervielfachen."

nismus, sondern wirken sich bis auf die zelluläre Ebene und die Aktivität der DNA, unserer Erbsubstanz aus, wodurch bösartige Entwicklungen im Sinne der Krebsentstehung gefördert oder Krebsgeschwülste aufgelöst werden können, indem z. B. der „programmierte Zelltod" der Krebszellen angeregt wird. Wegen dieser im Laufe der letzten Jahre gewonnenen Erkenntnisse kommt der Harmonisierung der Gehirnfunktionen auf der Grundlage seelischer Eigenaktivitäten und Übungen bei chronischen Erkrankungen eine zunehmende Bedeutung in der Medizin, etwa in der Krebsheilkunde in Form der Psychoonkologie, zu. Darüber hinaus wird in der Wissenschaft auch ein Zusammenhang zwischen Emotionen und Körperfunktionen diskutiert, der nicht gehirnvermittelt ist.

Untersucht man, welche seelischen Faktoren bei der Entstehung eines krankmachenden Kontextes beteiligt sind, stößt man auf die zentrale Rolle der Gefühle. Bestimmte emotionale Inhalte und Erlebnisweisen können sich bei zusätzlichem Vorliegen der physischen Voraussetzungen in schwere körperliche Krankheiten wie z.B. Krebs-, Herz- und Kreislauferkrankungen oder Erkrankungen des Nervensystems wie Alzheimer und Parkinson-Syndrom umsetzen. Das ist vor allem dann der Fall, wenn charakteristische emotionale Konstellationen über Jahre und Jahrzehnte wiederholt eintreten. Wenn sich z. B. ein Kind in Situationen, in denen es die elterliche Liebe sucht, wiederholt abgelehnt fühlt, ist es häufig so, dass sich solche Erlebnisse im Erwachsenenalter wiederholen – z. B. in der Ablehnung durch einen Ehepartner. Das kann zu dem Gefühl führen, als Mensch nichts wert zu sein. Im Zusammenhang mit entsprechender genetischer Veranlagung, Organschwächen und physischen Risikofaktoren kann dann z. B. eine Krebserkrankung eintreten. Eine Voraussetzung zur Heilung kann in einem solchen Fall darin bestehen, seelische Autonomie und ein stabiles Selbstwertgefühl zu entwickeln, das sich von der Zurückweisung durch geliebte Personen nicht erschüttern lässt.

Körper-Dharma

Warum solche negativ erlebten Zustände immer wieder eintreten und unser Schicksal bestimmen, hängt mit der Besonderheit der Gefühle zusammen. Unabhängig von unserem Vor-
stellungsgedächtnis verfügen wir über ein Gefühlsgedächtnis,
das seinen eigenen Hintergrund, seine eigene Logik und eine
eigene Funktionsweise besitzt. Wenn uns eine Situation an ein
emotionsgeladenes Ereignis aus der Vergangenheit erinnert,
dann löst das Gefühle aus, die sich mit einem längst vergangenen und dem bewussten Erinnern womöglich gar nicht mehr
zugänglichen Ereignis verbinden: z. B. mit dem erwähnten
Zurückweisungserlebnis. Mit unseren Gefühlen reagieren wir
auf gegenwärtige Situationen so, als wären sie die Vergangenheit, oder, wie es der Psychologe Daniel Goleman, Autor des
Buches: EQ – Emotionale Intelligenz (Carl Hanser Verlag 1996)
formuliert: „Die Vergangenheit wird der Gegenwart überge-
stülpt". Wir sind in unserem Gefühlsleben zunächst Gefangene
unserer Vergangenheit und unseres Schicksals. Unsere Gedanken und Reaktionen nehmen, wenn Gefühlserinnerungen auftauchen, den Charakter längst zurück-liegender Gedanken und
Reaktionen an, auch wenn es nach außen hin den Anschein
hat, wir würden auf die gegenwärtige Situation reagieren.

Wenn wir uns dieses Vorganges nicht bewusst werden, kann es
sogar passieren, dass wir rationale Erklärungen und Rechtfer-
tigungen für unsere Gefühle entwickeln, ohne uns über unsere
Emotionen Rechenschaft abzulegen. Wir „rationalisieren": Auf
diese Weise entstehen viele Lebenslügen. Auf der körperlichen
Ebene führen spontane Gefühle zu radikalen Veränderungen:
akut z. B. zu Veränderungen im Blutstrom, des Herzschlags,
des Hormonhaushaltes und der Immunabwehr. Führen solche
Gefühlserinnerungen zu anhaltenden Stimmungen, die oft
(wie z. B. Depressionen) als ganz unerwartet, „aus heiterem
Himmel" auftauchend erlebt werden, dann kommt es zu tief-
greifenderen Veränderungen im Organismus. Zu den krankmachenden Emotionen, deren gesundheitliche Auswirkungen
wissenschaftlich dokumentiert wurden, gehören: Aggressivi-

tät (Wut und Feindseligkeit), Depression, Aufgeregtheit und Stress. Aber auch für die Neigung, Emotionen abzuspalten und zu verdrängen, was mit einem Mangel an Selbstwahrnehmung zusammenhängt, ist eine krankheitsauslösende Wirkung nachgewiesen. Unter anderem führt die genannte rational-antiemotionale Einstellung, die mit der Abspaltung und Unterdrückung von Gefühlen einhergeht, zum vermehrten Auftreten von Gehirntumoren, dem wohl schwere Dysfunktionen im Zusammenwirken von höheren und niederen Funktionsebenen im Gehirn vorausgehen.*

„Krankmachende emotionale Faktoren sind: Aggressivität, Wut, Feindseligkeit, Traurigkeit, Aufgeregtheit und Stress"

Wenn wir sagen, schlechte Gefühle machen krank und gute Gefühle gesund, dann decken sich die medizinischen Kategorien weitgehend mit jenen, die seit Jahrtausenden in verschiedenen Religionen gelehrt werden. Daniel Goleman spricht in diesem Zusammenhang (in einem Gespräch mit dem Dalai Lama, abgedruckt in Die heilende Kraft der Gefühle, DTV 1998) auch von einem körpereigenen Ethik-System, dem »Körper-Dharma« (Dharma (Skrt.): Gesetzmäßigkeit, Karma und Wiedergeburt betreffend), das auch nicht religiös gebundene Menschen dazu anregt, im Einklang mit den seelischen Haltungen zu leben, wie sie im Buddhismus und im Christentum gepflegt werden. Krankheit und Gesundheit können somit als Lehrmeister und Regulativ im Sinne des Karma verstanden werden. Eine moderne Lebenseinstellung, die mit der krankmachenden und heilenden Kraft der Emotionen rechnet, orientiert sich nicht mehr zwangsläufig an religiösen oder göttlichen Gesetzen und Geboten, sondern geht aus vom Eigeninteresse, das auf die Gesundheit ausgerichtet ist. Auch Atheisten können so die heilende Kraft von Konzentration, Meditation und Achtsamkeitsübungen kennen und schätzen lernen.

Gefühlsgedächtnis und Reinkarnationserinnerungen

Ein erster Schritt zur Erkenntnis der Schicksalszusammenhänge, die zur Entstehung von Krankheiten führen, kann es also sein, uns Klarheit über die eigenen, immer wieder aus

*Grossarth-Maticek, a.a.O.

unbekannten Untergründen auftauchenden Gefühle abzulegen. Unbewusstes in Bewusstes aufzuarbeiten und den innerseelischen Zusammenhang von Gefühls- und Vorstellungsleben zu pflegen, ist aber auch ein wichtiger Beitrag zur Gesundheitsvorsorge. Wollen wir versuchen, unser Gefühlsgedächtnis bewusst und systematisch auszubauen, dann ist es erforderlich, sich zunächst einmal mit den Besonderheiten der Gefühlserinnerungen vertraut zu machen. Außerhalb der Anthroposophie gibt es erst seit einigen Jahren ein wissenschaftliches Modell der emotionalen Seele, das in Grundzügen in dem oben genannten Buch von Daniel Goleman (EQ - Emotionale Intelligenz) beschrieben ist.

Emotionen treten (soweit sie sich nicht über das bewusste Denken einstellen) schnell, spontan und unreflektiert, als unmittelbare Wahrnehmung in unser Bewusstsein. Mit ihrer Hilfe erfassen wir Situationen ganzheitlich – aber ungenau. Was zählt ist, wie die Dinge wahrgenommen werden, nicht, was sie in Wirklichkeit sind. Folgen wir der symbolischen, bildhaften Logik der Gefühle, dann ist – wie in einem Gemälde von Dalí – alles möglich. In unseren Gefühlen sind wir selbstbezogen und neigen dazu, zu kategorisieren: die Welt wird in dieser kindlichen Realität in Schwarz oder Weiß, richtig oder falsch, gut oder böse aufgeteilt. Lassen wir uns auf unsere Gefühle ein, eröffnen sich uns aber auch intuitive Zugänge zu übergeordneten Zusammenhängen: Wir verbinden Details mit Ganzheiten, so wie ein Hologramm in seinem kleinsten Teil noch das Ganze verkörpert. Vermögen wir auf der Grundlage dieses ganzheitlichen Bezuges unser Gefühlsleben zu einem Erkenntnisorgan umzubilden, mit dem wir mehr über uns selbst erfahren können?

Weil unsere Gefühlswelt extrem subjektiv ist, besteht eine wichtige Voraussetzung für eine Schulung des Gefühlsgedächtnisses zunächst einmal darin, von sich selbst und der gewohnten Vorstellungs- und Sichtweise loszukommen. Eine seelische Wendung um einhundertundachtzig Grad kann den notwendigen Ausgleich zur Selbstbezogenheit der Gefühle herstellen. Rudolf Steiner leitete dazu an, wirklichkeitsgemäße Gefühlserinnerungen dadurch zu entwickeln, dass man in seiner Erinnerung gerade diejenigen Dinge wachruft, die einem selbst am wenigsten gefallen und probeweise einen „künstlichen Gedankenmenschen" konstruiert, der die Erscheinungen und Ereignisse, denen man im Leben hätte ausweichen wollen, ganz energisch will und wünscht (siehe Übung 1).

„Wir werden durch Meditation keine besseren Menschen, wir bilden nur Seiten unseres Wesens aus, die sonst unbewusst bleiben."

Manch ein Leser hat sich vielleicht bereits gedanklich mit der Idee der wiederholten Erdenleben in der Anthroposophie vertraut gemacht. Wenn er die geisteswissenschaftliche Berechtigung einer solchen Idee einsehen kann, mag er keine Schwierigkeiten haben, Rudolf Steiner auch darin zu folgen, in den als Ergebnis dieser Übung auftauchenden Gefühlserinnerungen Bilder früherer Erdenleben zu erkennen. Das Charakteristische solcher Stimmungs- und Gefühlserinnerungen ist, dass sie im Gegensatz zu den üblichen Vorstellungserinnerungen keinen unmittelbaren gegenständlichen oder gedanklichen Inhalt haben, der sich auf das uns bekannte gegenwärtige und erinnerte Leben bezieht. Dazu kann, wenn man das so nennen will, das Gefühl kommen, einen „höheren Menschen" in sich erweckt zu haben. Ich halte es allerdings für sinnvoll, Begrifflichkeiten wie „höherer Mensch" rein technisch zu nehmen und alle mystischen oder religiösen Bedeutungsebenen zunächst einmal zu vermeiden. Unter anderem wäre es ein Missverständnis zu glauben, durch solche Übungen hätte man anderen Menschen in einem geistigen oder moralischen Sinne etwas voraus. In dieser Hinsicht sind sie völlig belanglos. Wir werden durch Meditation keine besseren Menschen, wir bilden nur Seiten unseres Wesens aus, die sonst unbewusst bleiben. Das geschieht im Übrigen ganz unabhängig davon, welche sonstigen Intentionen, zum Beispiel glaubensmäßiger Art, wir haben.

In jedem Falle aber ist es möglich, solche bewusst gepflegten Gefühlserinnerungen als Bereicherung und Erweiterung des eigenen Horizontes und von Möglichkeiten der Selbstwahrnehmung zu erleben. Wo meditative Erfahrungen über die Vorstellung von der Welt als einem zeitlichen Nach- und einem räumlichen Nebeneinander hinausgehen, sind, ganz individuell, vielleicht auch noch andere bereichernde Erlebnisweisen der systemischen Verbundenheit von Mensch, Menschheit und Kosmos möglich, als jene der wiederholten Erdenleben. Die Bedeutung solcher seelischer Erlebnisse für die Gesundheit liegt weniger in den unterschiedlichen Ansichten, die man über sie haben mag, als darin, dass sie dazu führen, mehr Verantwortung für das eigene Leben und das Leben anderer zu übernehmen. Sie geben innere Sicherheit und Standfestigkeit. Nicht in der Interpretation der Gefühlserinnerungen liegt ihr Wert. Gerade in der Frage nach vergangenen Erdenleben kann ein solcher Versuch leicht ins Illusionäre und Krankhafte führen.

Die erregte Geschwätzigkeit, mit der manche Menschen ihre „Reinkarnationserinnerungen" sogar in Buchform zum Besten geben, legt davon Zeugnis ab. Es geht nicht um „Rückführung" in abenteuerliche Erlebnissphären, sondern um eine Erweiterung der Wahrnehmungs- und Handlungsmöglichkeiten in der Gegenwart. Das Wesentliche an den Gefühlsbildern ist, dass sie ihrer eigenen Kraft und ihrer eigenen Logik folgen, die keiner Interpretation bedarf, um ihre heilsame Kraft zu entfalten. „Das Wichtigste an der Reinkarnation ist nicht, ob es sie gibt", sagte mir einmal ein meditationserfahrener Therapeut, „sondern dass sie ganz, ganz anders ist, als wir uns das vorstellen."

ÜBUNGEN

Übung 1:   ### ERWEITERUNG DES GEFÜHLSGEDÄCHTNISSES

Versuchen Sie, innere Ruhe, Gelassenheit und die Bereitschaft herzustellen, Ihr Leben aus einer erweiterten Perspektive zu betrachten. Zur Vorbereitung können Sie bedenken, dass es oft sinnvoll und notwendig ist, vorübergehende Opfer zu bringen und zeitweilige Einschränkungen oder sogar Rückschläge in Kauf zu nehmen, wenn Sie ein langfristiges Ziel verfolgen und in der Zukunft größeren Nutzen erlangen wollen. Wenn Sie nun auf Ihr Leben zurückblicken, und versuchen, sich ein Bild davon zu machen, was für ein Mensch Sie bisher gewesen sind, dann betrachten Sie vor allem diejenigen Eigenschaften und Verhaltensweisen, die Ihnen bislang besonders unangenehm oder unzulänglich erschienen waren. Rufen Sie sich Fehler, Mängel und Misserfolge ins Bewusstsein, oder aber auch solche Ereignisse, die Ihrem Leben scheinbar gegen Ihren Willen oder zufällig eine neue Richtung gegeben haben, die Ihnen gar nicht behagt und die Sie z. B. einzuschränken oder zu behindern scheinen. Stellen Sie sich jetzt probeweise einen zweiten Menschen vor, der mit einem größeren Überblick und aus einer höheren Weisheit heraus alles dasjenige gewollt und verursacht hat, was Ihnen an sich selbst nicht gefällt und was Ihnen scheinbar gegen Ihren Willen widerfahren ist. Richten Sie Ihre Aufmerksamkeit auf die Gefühle und Empfindungen, die sich diesem zweiten Menschen gegenüber entwickeln; versuchen Sie sich darüber klar zu werden, welchen Eindruck er auf Sie macht und wie Sie zu ihm stehen. Wenn Sie wollen, fragen Sie ihn, welches Ziel er mit den unerwünschten Eigenschaften, Verhaltensweisen und Ereignissen verfolgt hat.

Haben Sie Geduld, und drängen Sie nicht auf eine Antwort. Diese kann auch zu einem späteren, ganz unerwarteten Zeitpunkt und auf eine gänzlich unvermutete Weise gegeben werden. Erwarten Sie in aller Ruhe, welche Gefühle und Bilder in Ihnen entstehen und verzichten Sie darauf, diese zu bewerten oder mit Gewalt festzuhalten. Sie können diese Übung wiederholt und regelmäßig über eine längere Zeit durchführen, aber auch nach und nach zu einem Bestandteil Ihres Alltags machen, indem Sie die oben beschriebene Art des Denkens und Wahrnehmens immer dann zur Anwendung bringen, wenn Ihnen ein Misserfolg oder ein anderes unangenehmes Ereignis, wie z. B. eine Krankheit oder ein Unfall widerfährt.

Diese Übung basiert im Kern auf einer von Rudolf Steiner in Vorträgen vom Januar, Februar und März 1912 (GA 135) entwickelten, in der anthroposophischen Literatur so genannten „Karmaübung". Ich persönlich benutze sie in erster Linie nicht, um – wie von Steiner angeregt – etwas über meine vergangenen Erdenleben zu erfahren. Ich finde sie sehr hilfreich, um zu beginnen, Illusionen über sich selbst abzulegen und in einer realistischen und gesunden Weise mit seinen eigentlichen Motiven umgehen zu lernen.

BEWUSSTERER UMGANG MIT EMOTIONEN   Übung 2:

Wenn in Ihnen starke Emotionen oder Affekte, wie z. B. Zorn, Begehren, Widerwille und Ähnliches auftauchen, verzichten Sie in Zukunft das eine oder andere Mal einfach darauf, diesen Impulsen in der gewohnten Weise unmittelbar Folge zu leisten. Warten Sie ab und beobachten Sie genau, was in Ihnen vorgeht. Auch wenn das zunächst schwierig aussieht, wird Ihnen diese Übung leichter fallen, wenn Sie sie als Experiment ansehen, das Sie zu nichts verpflichtet und lediglich dazu dient, sich selbst besser kennen zu lernen und Ihre Erlebnis- und Handlungsmöglichkeiten zu erweitern. Versuchen Sie herauszufinden, wo die emotionalen Impulse herkommen.

Prüfen Sie dabei, ob sie der Situation angemessen sind und ob sie sich mit Ihrem Denken und Ihren Wertvorstellungen vereinbaren lassen. Stellen Sie auch Überlegungen darüber an, ob Ihre Kompetenz und Ihre Handlungsmöglichkeiten erweitert oder eingeengt werden, wenn Sie den emotionalen Impulsen nachgeben. Überprüfen Sie die Auswirkungen hinsichtlich Ihres

Selbstbewusstseins und fragen Sie sich, ob es Sie stärker oder schwächer macht, wenn Sie dem Gefühlsimpuls freien Lauf lassen. Beobachten Sie, ob Ihr Gefühlsleben reicher oder ärmer wird, während Sie in aller Gelassenheit die genannten Erwägungen anstellen. Werden Sie darauf aufmerksam, wie sich Ihre Wahrnehmung des Objektes, auf das sich Ihre Gefühle richten, verändert, wenn Sie den spontanen Emotionen zunächst nicht Folge leisten. Machen Sie sich auch bewusst, welche Ziele Sie verfolgen, und ob es Ihnen hilft, diese Ziele zu erreichen, wenn Sie den unmittelbaren Emotionen nachgeben.

BEISPIELE

• Wenn Sie z. B. etwas besitzen wollen, dann vergleichen Sie, wie Ihnen dieser Gegenstand, das erste Mal, als Sie ihm begegneten, erschien, wie er Ihnen nach einer gewissen Zeit und wie er Ihnen schließlich erscheint, sollten Sie ihn tatsächlich erworben haben.

• Neigen Sie dazu, von anderen Menschen Besitz zu ergreifen und Sie um jeden Preis von Ihren eigenen Ansichten überzeugen zu wollen? Überlegen Sie in aller Ruhe, ob sich ein solches Verhalten mit den von Ihnen vertretenen Anschauungen verträgt, oder ob es mit diesen im Widerspruch steht und dadurch Ihre Glaubwürdigkeit und Überzeugungskraft zusätzlich untergräbt.

• Bevor Sie einen Wutausbruch zulassen, können Sie sich fragen, ob Sie dadurch nicht Ihre Kompetenz und damit Ihre Position im Konflikt mit einem anderen Menschen eher schwächen als stärken. Beobachten Sie auch einmal, wie Wut Ihre Selbst- und Fremdwahrnehmung verändert!

• Bei allen feindseligen Emotionen lohnt es sich zu prüfen, ob es nicht den eigenen Organismus schwächt, wenn man ihnen freien Lauf lässt, und ob der Verzicht auf die Aufführung nicht mit spürbaren physiologischen Vorgängen einhergeht, die das eigene Wohlbefinden und damit die Gesundheit fördern.

Gegebenenfalls regulieren Sie sich selbst und suchen Sie nach alternativen Verhaltensweisen, die Ihnen gut tun!

Voraussetzung für diese Übung ist es natürlich, dass die äußeren Umstände zunächst ihre Durchführung erlauben und Sie nicht gehalten sind, schnell und spontan zu handeln, wie es z. B. in einer Notsituation angemessen sein kann. Sie kann Ihnen aber helfen, ihren Alltag emotional zu entladen, dadurch auch in kritischen Situationen mehr Überblick und Souveränität zu erlangen und somit krankmachenden Stress abzubauen.

4. Vier Schritte zu Gesundheit und Wohlbefinden

Immer mehr Menschen möchten selbst etwas zu ihrer Gesundheit beitragen. Die eigene Zuständigkeit wird vor allem im Bereich der Krankheitsvorbeugung wahrgenommen. Aber auch, wenn wir krank werden, können wir einen eigenen Beitrag für unsere Heilung leisten. Wenn wir die Hilfe von Fachleuten wie Medizinern oder Therapeuten in Anspruch nehmen müssen, können wir dennoch die Erfolgsaussichten einer Behandlung durch einen geeigneten Umgang mit uns selbst und unserer Umgebung verbessern. So schafft der Operateur bei einem chirurgischen Eingriff nur die Vorbedingungen für eine Heilung. Sein medizinisches Fachwissen und das angewandte technische Geschick müssen auf den fruchtbaren Boden fallen, den wir mit unserer Selbstheilungsfähigkeit schaffen. Diese Fähigkeit kann uns gegeben sein, ohne dass wir besondere Anstrengungen in dieser Richtung unternehmen. Vielfach müssen wir sie uns aber erst erwerben. Ob und in welchem Maße Schmerzen, Nachblutungen, Wundheilungsstörungen und andere Komplikationen auftreten, und ob sich nach einer Operation die Organfunktionen wieder in der gewünschten Weise einstellen, hängt nicht nur von »harten« Befunden und Fakten ab. Unsere seelische Befindlichkeit und unsere innere Einstellung zu dem Eingriff sind mit-entscheidend. Wissen wir, was auf uns zukommt? Sehen wir einer Behandlung ängstlich-gespannt oder gelassen entgegen? Haben wir uns über unsere Emotionen Rechenschaft abgelegt? Fühlen wir uns als passive Opfer, an denen „herumgeschnitten" wird? Oder wollen wir aktive Mitstreiter des Arztes sein, die vor, während und nach der Behandlung Mitverantwortung für den Erfolg und einen eigenen Beitrag übernehmen, der z. B. darin bestehen kann, unsere Lebensweise zu erwartenden Einschränkungen anzupassen?

Gesundheit kommt von innen

Patienten, die kompetente Mitarbeiter ihrer Ärzte werden wollen, haben sich in der Regel von deren fachlicher Expertise überzeugt. Mit der Einwilligung in eine vorgeschlagene Behandlung anerkennen sie die ärztliche Qualifikation und Erfahrung. Dennoch nehmen sie für sich das Recht in Anspruch, über die medizinischen Maßnahmen hinaus nach ihren besten Möglichkeiten, gemäß ihren Lebensumständen, Bedürfnissen, Überzeugungen und Wertvorstellungen an ihrer Gesundung mitzuwirken. Im öffentlichen Gesundheitswesen mit seiner zunehmend technischen Ausrichtung und der Vereinheitlichung von Behandlungsabläufen wird dieses Recht kaum umgesetzt. Ein großes Potential liegt hier brach. Das kommerzielle Interesse an der Patientenkompetenz hingegen ist längst erwacht und hat ein unüberschaubares Angebot zur Selbsthilfe hervorgebracht. Es reicht von Nahrungsergänzungs- mitteln über paramedizinische Designartikel bis hin zu Selbsthilfeliteratur und Gesundheitsportalen im Internet. Wer auf dem freien Gesundheitsmarkt Hilfe und Rat sucht, ist oft hilflos überfordert. Anlass genug, sich auf die alte Weisheit zu besinnen, nach der Gesundheit und Heilung von innen kommen. Was ist damit gemeint? Natürlich schließt »Heilung von innen« nicht aus, dass man z. B. mit Magnetarmbändern oder Vitaminpräparaten, am besten nach ärztlicher Rücksprache, nachhilft. Die eigentliche Domäne der Selbstheilung beginnt jedoch dort, wo Arzt oder Apotheker nur noch bedingt zuständig sind oder nicht mehr weiterkommen. Selbstheilung beginnt, wenn wir eine Erkrankung zum Anlass nehmen, für uns selbst etwas zu tun und versuchen, uns durch Eigenaktivität in Richtung eines körperlichen, emotionalen und mitmenschlichen Gleichgewichtes zu bewegen, das uns (und anderen) gut tut. Wenn wir dabei tiefste Wünsche, Bedürfnisse und Motive entdecken, die uns bisher nicht so bewusst waren, kann eine Krankheit oder Befindlichkeitsstörung zur Chance für Selbsterkenntnis und menschliches Wachstum werden.

„Selbstheilung beginnt oft, wo Ärzte und Apotheker nicht mehr weiterkommen."

Schritt für Schritt zum Wohlbefinden

Auf dem inneren Weg zur Gesundheit dürfen Sie Phantasie, Spieltrieb und Experimentierfreude entwickeln. Es gilt, Ungewohntes auszuprobieren und neue Wege zu beschreiten. Aber auch, wer neue Wege sucht, kommt schneller zum Ziel, wenn er eine Landkarte zur Verfügung hat. Eine solche Orientierungshilfe, die einen Überblick ermöglicht und hilft, die eigene Position zu bestimmen, möchte ich Ihnen in Form von vier systematischen und für jeden Menschen nachvollziehbaren Schritten geben. Diese Schritte legen keinen Weg fest, helfen aber beim Navigieren durch vier Ebenen des Menschen. Auf diesen Ebenen werden die Herausforderungen, die eine Krankheit an uns stellt, auf ganz unterschiedliche Weise bewältigt. Wenn wir keine dieser Schichten außer Acht lassen, dann haben wir auch gute Chancen, dass uns das Geheimnis unserer individuellen Gesundheit Schritt für Schritt enthüllt wird, und dass wir den roten Faden, der zur Heilung führt, wiederfinden. In die hier vorgeschlagene Systematik sind Erfahrungen aus der ärztlichen Gesprächsführung und meinem Umgang mit der Anthroposophie Rudolf Steiners eingeflossen. Sie beziehen die seelische und die geistige Dimension des Menschen mit ein. Dennoch können sie ganz „wertfrei" als praktisches Werkzeug genommen werden in dem Sinne, dass keine glaubensmäßigen oder sonstigen Voraussetzungen erforderlich sind. Wenn Sie nur den festen Wunsch haben, sich selbst zu helfen, dann dürfen Sie sich ganz und gar darauf verlassen, was an inneren Selbstheilungskräften in Ihnen sowieso schon veranlagt ist.

Im Einzelnen handelt es sich um folgende vier Schritte:

1. Ordnen Sie die Fakten
Auf der Sachebene können Sie Ihre Krankengeschichte und Befunde, aber auch Ihre Lebensumstände sichten.

2. Achten Sie auf Ihre Gefühle
Mit inneren Bildern können Sie Ihre emotionale Befind-

lichkeit beschreiben und auf die Lebensvorgänge in Ihrem Körper Einfluss nehmen.

3. Übernehmen Sie die innere Führung

Auf der Strategieebene suchen Sie nach Veränderungsmöglichkeiten und Lösungsansätzen.

4. Handeln Sie

Hier werden Sie tätig: Durch Aktion und Selbstveränderung nehmen Sie Einfluss auf die Wirklichkeit und stellen optimale Bedingungen für Ihre Gesundheit her.

1. ORDNEN SIE DIE FAKTEN!

Das Ordnen der Fakten auf der Sachebene sollte im Falle einer Erkrankung oder von Beschwerden zunächst immer in Zusammenarbeit mit einer Ärztin oder einem Arzt erfolgen. Es schafft den festen Grund, auf dem alles Weitere aufbaut. Hierher kehren Sie immer wieder zurück, wenn Sie den Erfolg Ihrer Bemühungen oder der Behandlung beurteilen wollen. Wenn sich eine Gesundheitsstörung bemerkbar macht, gilt es zuerst einmal, „auf dem Boden" zu bleiben und festzustellen: Was liegt eigentlich vor? Was haben Sie wann, wie lange, wie oft, unter welchen Umständen beobachtet? Alle mess-, zähl- und wägbaren Einzelheiten gehören dazu, aber auch beobachtete Zusammenhänge mit vorangegangenen Ereignissen oder besonderen Umständen. Je präziser Sie über diese Fakten Auskunft geben können, und je weniger Ihre Darstellung durch voreilige Interpretationen oder Befürchtungen getrübt ist, umso leichter ist es, eine exakte medizinische Diagnose zu stellen. Besonders hilfreich sind auch bereits erhobene medizinische Befunde. Haben früher schon andere, möglicherweise frustrane Behandlungen stattgefunden? Oftmals ergibt sich schon aus der Erhebung der Krankengeschichte eine Diagnose. Eventuell können so bereits schwere Erkrankungen ausgeschlossen, belastende Untersuchungen vermieden und erste Behandlungsschritte eingeleitet werden. Wenn Sie leicht den Überblick verlieren, sollten Sie über jeden Arztbesuch eine kurze Aufzeichnung anlegen und sich alle wichtigen Befunde in Kopie aushändigen lassen.

„Es gibt keine bessere Pflege für die seelische Gesundheit als das Denken."

Wenn Sie Ihr besonderes Augenmerk auf die Begleitumstände Ihrer Erkrankung oder Befindlichkeitsstörung richten, werden Sie vielleicht auf seelische oder soziale Belastungsfaktoren, z.B. im Rahmen von familiären oder beruflichen Konfliktsituationen aufmerksam. Auch hier empfiehlt sich zunächst eine nüchterne Bestandsaufnahme, ohne die Sachebene zu verlassen. Wesentliches von Unwesentlichem zu trennen, ist oft nicht einfach. Es lohnt sich dennoch, immer wieder den Versuch zu unternehmen, sich an die Tatsachen zu halten. Mitunter werden wir darauf aufmerksam, wie viele Vorstellungen wir ungeprüft von anderen Menschen übernommen haben. Häufig sind es solche ungeprüften Vorstellungen, die den Blick auf das Wesentliche verstellen.

Auf dem anthroposophischen Schulungsweg ist die auf der Sachebene geforderte Kontrolle der Gedanken eine Grundbedingung für die Erschließung höherer, rein seelischer Erlebnisbereiche. Es gibt, so Rudolf Steiner, keine bessere Pflege für die seelische Gesundheit als das Denken*! Wir können diese Fähigkeit verstärken, indem wir das Bewusstsein immer wieder auf einfache, leicht überschaubare Gedanken richten. Woraus besteht ein Bleistift? Wie funktioniert eine Glühbirne? Warum geht die Sonne im Osten auf? Wichtig ist, dass man für diese Meditation kein emotional gefärbtes oder spektakuläres Thema wählt. Man übt sich einfach darin, sachlich Gedanken an Gedanken zu reihen. Wenn wir uns dabei immer wieder von den Tatsachen korrigieren lassen, lernen wir nach und nach eigenständig zu denken. Eine Aufgabe, bei der ich nie auslernen werde! Auf der Sachebene bietet es sich an, gewisse Grundkenntnisse zu erwerben. Wie viel hängt von einer gelungenen Kommunikation zwischen Arzt und Patient ab! Anatomische Darstellungen in Büchern und auf CD-ROMs ermöglichen einen Einblick in den Aufbau des menschlichen Körpers, der oft ausreicht, um sich über

*. GA 9, S. 175

den Sitz und die Bedeutung einer lokalisierten Veränderung, z.B. eines Gallensteins oder eines Knochenbruches Klarheit zu verschaffen. Wer sich in medizinischen Fachbüchern oder im Internet orientiert, sollte sich immer selbstkritisch fragen, ob er die Darstellungen auch versteht. Das Internet ist eine großartige Informationsquelle, in der man fast alles findet – wenn man weiß wie. Allerdings ist hier auch die Gefahr von falschen oder einseitigen Informationen besonders groß. Versierte Netsurfer versuchen daher immer zuerst herauszufinden, wer sich für die Richtigkeit der Darstellungen auf einer Website verbürgt, und ob der Inhalt seriös, ausgewogen und aktuell ist.

In der Anthroposophie spricht man von der Erkenntnisart auf der Sachebene auch als der so genannten „materiellen" oder „gegenständlichen Erkenntnis". Sie ist erforderlich, um körperliche Störungen exakt zu bestimmen und diagnostisch einzuordnen. Bei einer rein schulmedizinischen, auf die Erkennung und Behebung von körperlichen Defekten ausgerichteten Vorgehensweise wird die Sachebene nicht verlassen. Auch wenn sich eine medizinische Behandlung ausschließlich an „trockenen Fakten" orientiert, kann sich eine Heilung einstellen, denn die über das Sachliche hinausgehenden menschlichen Wesensglieder sind an ihr immer mit beteiligt. Umgekehrt stellen ohne Sachkenntnis vorgenommene Behandlungen, vor denen nur gewarnt werden kann, oft ein sehr hohes Gesundheitsrisiko dar.

2. ACHTEN SIE AUF IHRE GEFÜHLE!

Eine Gesundheitsstörung zeigt sich im Gefühlsleben nicht in Form körperlicher Befunde, sondern in Gestalt seelischer Befindlichkeiten. Nicht was vorliegt, ist hier ausschlaggebend, sondern wie es erlebt wird. Das kann ganz entschieden subjektiv und irrational sein. Mit rationalem, analytischem Denken, wie wir es bei der Ordnung der Fakten entwickelt haben, kommen wir auf dieser Ebene nicht sehr weit. Wollen wir unsere Gefühle und emotionalen Befindlichkeiten beschreiben, müssen wir uns auf die Ebene von Bildern und Metaphern begeben. Auf dieser Ebene wird z. B. eine Erkrankung als Angriff von außen erlebt – oder wir haben das Gefühl, etwas auszubrüten. Wir fühlen uns infolge von Stress ausgelaugt und schlaff, oder aber überspannt - vielleicht auch beides zugleich. Der Kopf ist leer – der Kopf ist zum Platzen voll. Viele kennen das Gefühl, neben sich zu stehen. Ein anderer erlebt sich als bleiern schwer. Wir haben einen Knoten im Bauch, einen Kloß im Hals und das Gefühl, das Fleisch löse sich von den Knochen. Wenn es um Vergleiche für solche unmittelbaren Empfindungen geht, sind der Phantasie keine Grenzen gesetzt. Auch Befürchtungen und Erwartungen setzt der Künstler in uns in Bilder um: Wir erleben eine ernste Diagnose so, als zögen sich Gewitterwolken über uns zusammen, eine Hoffnung kündigt sich als Schimmer an. Dieselbe Therapie kann so erlebt werden, als würden wir vergiftet oder von innen heraus gereinigt.

„Ein und dieselbe Therapie kann so erlebt werden, als würden wir vergiftet oder von innen heraus gereinigt."

Vielleicht gehören Sie zu den Menschen, die sich scheuen, über ihre Gefühle zu reden. Ängste oder erlebte Enttäuschungen können dazu führen, dass wir unsere Emotionen immer tiefer in uns verschließen. Wenn Sie Probleme damit haben, anderen Ihr Herz zu öffnen, können Sie damit beginnen, Ihre Gefühle für sich selbst allein in Bilder zu fassen. Ein jeder war einmal unglücklich verliebt und hat erlebt, wie gut es tut, seine seelische Not in Verse oder Liebesbriefe zu gießen, selbst wenn sie nie abgeschickt werden. Viele Menschen führen über ihre Gefühle ein Tagebuch. Wenn man einmal damit beginnt, seine Gefühle zu notieren, dann stellen sich die richtigen Bilder ganz von selbst ein.

Sprechen Sie Ihre Gefühle ruhig auch beim Arzt aus. Wenn Ihnen eine Behandlung Unbehagen verursacht, sollten Sie das äußern. Sind Ihre Ärzte und Therapeuten bereit, Ihre Emotionen in das Behandlungskonzept mit einzubeziehen? Suchen sie gemeinsam gegebenenfalls mit Ihnen nach Alternativen, wenn Sie bei einer Therapie ein schlechtes Gefühl haben? Falls das nicht der Fall ist, sollten Sie an einen

Wechsel denken. Wie viele Menschen haben schwere Fehl-
entscheidungen getroffen, weil sie unangenehme Gefühle
nicht ernst genommen haben! Wenn auf der Sachebene keine
begründeten Bedenken dagegen stehen, dürfen wir uns ruhig
von unseren Gefühlen leiten lassen – vor allem, wenn es um
die Gesundheit geht! Gelernt zu haben, ihrer „Intuition" zu
trauen ist das Erfolgsgeheimnis von vielen Ärzten - „Schul-
medizinern" und „alternativen" Heilern gleichermaßen.

Wie stark innere Bilder unsere Körperfunktionen beeinflussen, können wir uns nicht oft genug vergegenwärtigen.
Dadurch stellen wir immer wieder ein Vertrauensverhältnis
zu unserem „inneren Arzt" her. Stellen Sie sich eine saftige,
frisch aufgeschnittene Zitrone vor, und beobachten Sie, wie
der Speichel in Ihrem Mund zusammenläuft. Rufen Sie sich
die schönsten Augenblicke in Ihrem Leben oder liebgewon-
nene Phantasievorstellungen vor Augen und werden Sie auf
die Wirkung schöner und dramatischer, beruhigender und
stimulierender, erhabener und erotischer Bilder aufmerksam.
Wer sich mit seinen inneren Bildern anfreundet und lernt,
mit ihnen zu leben, wird bald merken, dass er dem Auf-
und Abwogen der Gefühle nicht mehr so hilflos wie vorher
ausgeliefert ist. In den Organismus kehren innere Ruhe und
Gelassenheit ein. Damit ist nicht emotionale Kälte gemeint.
Im Gegenteil: Wie viel erregender ist es doch, auf den Wellen
zu reiten, statt von ihnen hin und her geworfen zu werden!

„Bilder folgen einer eigenen Logik, die dem inneren Zusammenhang unserer Gefühlswelt verwandt ist."

Die Beschäftigung mit den Werken alter und abstrakter
Kunst, mit phantastischer Literatur, Märchen, Mythen oder
religiösen Bildern tut vielen Menschen deshalb so gut, weil
auch Bilder nicht willkürlich entstehen und aneinander-
gereiht werden können. Bilder folgen einer inneren Logik,
die dem inneren Zusammenhang unserer Gefühlswelt sehr
verwandt ist. Das wird in einer ganzen Reihe von Therapieformen genutzt. In manchen Formen der Kunsttherapie, z.
B. im therapeutischen Märchenmalen, kann ein innerer Ent-
wicklungsprozess ganz allein auf der Ebene heilsamer Bilder
erfolgen, ohne dass schmerzhafte Gefühle und belastende

Fakten immer wieder direkt ausgesprochen werden müssen. Andere Möglichkeiten liegen im Bereich von Hypnotherapie, Meditations- und Entspannungsverfahren.

Wer sich mit der Anthroposophie auseinandersetzt, lernt im Werk Rudolf Steiners den Erkenntniswert innerer Bilder als „Imagination" kennen. Damit ist gemeint, durch bewusst gewählte Vorstellungsbilder wie z.B. dem Bild einer Pflanze den Sinn für die Wahrnehmung von nicht-lokalen Bild(e)kräften zu entwickeln, die auch den aufbauenden, belebenden und heilsamen Prozessen in unserem Organismus zugrunde liegen.

3. ÜBERNEHMEN SIE DIE INNERE FÜHRUNG!

Auf der Strategieebene, die wir auch Ebene der Möglichkeiten nennen können, hängt alles davon ab, ob wir bereit sind, die innere Führung zu übernehmen. Die Fähigkeiten dazu erwerben wir uns immer wieder auf der Sach- und Gefühlsebene. Auf der Sachebene stellen wir uns den Fakten und bemühen uns, unser Denken zu kontrollieren. Indem wir uns der Macht unserer Gefühle bewusst geworden sind, beginnen wir zu begreifen, was die heilende Kraft der Bilder für unsere Gesundheit bewirkt. Wenn wir uns und unsere gesundheitlichen Probleme aus neuen und ungewohnten Perspektiven kennen lernen, geht es uns vielleicht wie einem Wanderer im Gebirge, unter dem die Wolkendecke aufreißt: Er hat plötzlich einen ungeahnten Ausblick auf die Landschaft in ihrer ganzen Breite und Schönheit. Damit ist für ihn auch der Zeitpunkt gekommen, aus dem erweiterten Überblick heraus den besten Weg für seinen Abstieg zu suchen. Wir können unsere neuen Einblicke und Erkenntnisse nutzen, um nach Möglichkeiten zur Veränderung von unerwünschten oder gesundheitsschädlichen Verhaltensweisen zu suchen, zu überlegen, wie wir auf belastende äußere Bedingungen gemäß unseren Bedürfnissen Einfluss nehmen können, oder unsere eigenen Einstellungen kritisch hinterfragen und an der Wirklichkeit überprüfen.

Ein Beispiel: Wir haben festgestellt, dass unser gesundheitliches Problem im Zusammenhang mit emotionalen Belastungen entstanden ist, und möchten unsere Heilungschancen dadurch verbessern, dass wir diese Belastungen abstellen. Bestimmte äußere Umstände rufen z.B. regelmäßig das Gefühl, ein Versager zu sein oder hilflose Wut hervor. Vielleicht erleben wir uns am Arbeitsplatz von den Kollegen nicht anerkannt, vom Chef unterdrückt usw. Eine Analyse auf der Sachebene zeigt, dass die belastenden Konflikte in der Firma immer dann entstehen, wenn wir unkonventionelle Ideen oder Verbesserungsvorschläge einbringen. Diese werden regelmäßig zurückgewiesen, weil alle anderen überhaupt nicht an der Veränderung bestehender Strukturen und Abläufe interessiert sind. Eine nüchterne Betrachtung kommt zu dem Schluss, dass die Zurückweisung, die wir schmerzhaft erleben, überhaupt nichts mit unserer Person zu tun hat. Zugleich werden wir auf einen gesetzmäßigen Zusammenhang aufmerksam, der besagt, dass unser Bedürfnis, innovative Ideen zu entwickeln und der Wunsch nach Anerkennung innerhalb verkrusteter Strukturen nicht vereinbar sind. Vielmehr werden unsere Fähigkeiten dort als Bedrohung erlebt. Eine Möglichkeit der Veränderung könnte darin bestehen, dass wir in Zukunft darauf verzichten, unsere Kreativität in unserem Beruf anzuwenden, dadurch das Verhältnis zu Chef und Kollegen verbessern und uns Möglichkeiten der Selbstverwirklichung im Freizeitbereich suchen. Eine andere Möglichkeit wäre es, sich selbständig zu machen. Wichtig ist, dass diese strategischen Möglichkeiten mit den Ressourcen auf der Sach- und der Gefühlsebene abgeglichen werden. Auf der Sachebene wären z. B. die wirtschaftlichen Rahmenbedingungen für eine Existenzgründung zu klären.

Ich begebe mich immer wieder gerne auf diese Ebene der Möglichkeiten, denn es macht mir Spaß, die Summe meiner Vorstellungen fortlaufend zu vermehren, Gesichts- und Standpunkte immer wieder nach Belieben zu wechseln und mir so auf spielerische Weise ungewohnte und fremde Denkweisen zu erschließen. Im Alltag werden jedoch unsere

Möglichkeiten ständig durch eine Vielfalt von krankmachenden Vorurteilen eingeengt. Solche einschränkenden Glaubenssätze sind z. B.: „Mein Beruf frisst mich auf", „Wenn ich mich nicht zu Tode arbeite, tauge ich nichts", „Das Leben ist ungerecht", „Geld verdirbt den Charakter", „Alle wahren Künstler müssen leiden", „Sexuelle Phantasien sind schmutzig", „Ich bin ein Idiot" usw. Es ist eine Herausforderung, auf solche Einflüsterungen aufmerksam zu werden und Unbefangenheit in der Beurteilung des Lebens zu entwickeln. Gerade wenn eine vertretene Ansicht unseren gewohnten Denkmustern konträr entgegengesetzt ist, können wir dazulernen. Anderen Menschen zuzuhören, sich in sie hineinzuversetzen, um zu erfahren, wie sie ihre Probleme erfolgreich gelöst haben, kann ungeheuer hilfreich sein. Die Beschäftigung mit Biographien von Menschen, die unter schwierigen Umständen Außergewöhnliches geleistet haben oder das Gespräch mit solchen, die sich eine positive Lebenseinstellung bis in ein hohes Lebensalter in Gesundheit bewahrt haben, ist oft inspirierender als so manche »hochgeistige« Abhandlung. Positivität kann man immer wieder systematisch üben, wenn man unerwünschte, aber unvermeidliche Situationen dazu nutzt, auf die Vorteile von zunächst nur negativ erlebten Umständen aufmerksam zu werden. Wenn ich durch äußere Umstände an einem geplanten Vorhaben gehindert werde, dann tut es mir gut, wenn es mir gelingt, die Situation als willkommene Gelegenheit für etwas anderes zu begrüßen: etwa, mich auf meine ursprünglichen Ziele zu besinnen oder etwas ganz unerwartetes zu erleben.

„Im Alltag werden unsere wahren Möglichkeiten oft durch eine Vielfalt von krankmachenden Vorurteilen eingeengt."

Therapeutische Hilfestellungen auf der Strategieebene können vor allem in Form von Gesprächen gegeben werden, sei es in der Biographiearbeit, der Lebensberatung, der Psychotherapie oder im Rahmen von Trainingsmaßnahmen. In der Anthroposophie wird die „Inspiration" als höhere Erkenntnisstufe noch über die „Imagination" gestellt. Übungen, die darauf abzielen, nach der Verstärkung der Denkkraft und des bildhaften Erlebens einen Zustand der inneren Leere herzustellen, sind eine Voraussetzung dafür, noch tiefer in das

Wesen des Menschen einzudringen, so dass geistige Impulse direkt erfahrbar werden.

4. HANDELN SIE!

Auf der Aktionsebene können Sie Ihre Wünsche verwirklichen. Haben Sie sich für eine neue Strategie im Umgang mit sich selbst, Ihren Mitmenschen oder Ihrer Umgebung entschieden? Dann machen Sie zunächst einen Probelauf im Sinne eines erfahrungsorientierten Vorgehens:
Auch wenn Ihre neue Verhaltensweise einem inneren Test auf der Sach- und Gefühlsebene standgehalten hat, können bei der Umsetzung im wirklichen Leben unerwartete Schwierigkeiten auftauchen. Wenn das der Fall ist, begeben Sie sich wieder auf die Strategieebene und entwerfen eine neue Lösung, die mit den Fakten auf der Sachebene und Ihren Emotionen vereinbar ist. Diese Lösung wird wieder getestet, gegebenenfalls nochmals verändert – so lange, bis Sie mit dem gewünschten Ergebnis zufrieden sind. Auf diese Weise nehmen Sie nicht nur wirkungsvoller auf Ihre Umwelt Einfluss, sondern wachsen auch selbst und schaffen sich neue Kompetenzbereiche.

Verhaltensänderungen gelingen oft erst dann, wenn bereits negative Auswirkungen der bisherigen Verhaltensweise in den Vordergrund getreten sind oder aber wenn wir uns von positiven Auswirkungen des neuen Verhaltens überzeugt haben. Deshalb sollten Sie immer wieder versuchen, auf der Sachebene die positiven und gewünschten Auswirkungen Ihrer Handlungen festzustellen und bewusst die motivierenden inneren Bilder zu pflegen, die den emotionalen Ausschlag für Ihre Entscheidung gegeben haben. Wenn ich mir z. B. vorstelle, mit welchen Gefühlen ich mich am nächsten Morgen auf die Waage stelle, dann fällt es mir sofort viel leichter, mich beim Essen zu bremsen.

An einer einmal beschlossene Handlung festzuhalten, so lange sich nicht neue Gesichtspunkte ergeben haben, die

„Verhaltensänderungen gelingen oft erst dann, wenn bereits negative Auswirkungen der bisherigen Verhaltensweise in den Vordergrund getreten sind oder aber wenn wir uns von positiven Auswirkungen des neuen Verhaltens überzeugt haben."

eine Korrektur im Sinne des erfahrungsorientierten Vorgehens erfordern, wird in der Anthroposophie auch Kontrolle der Handlungen genannt. Wenn wir im Sinne der autonomen Selbstregulation eine Verhaltensänderung aus eigener Einsicht und gemäß unserer eigenen Bedürfnisse vornehmen, dann macht sich in unserer Aktion ein Wille zu Freiheit geltend, in dem unmittelbar zur Anwendung kommt, was auf der von Rudolf Steiner beschriebenen höchsten Erkenntnisstufe, der „Intuition" als eigentliches Wesen des Menschen erfahren werden kann.

Inneres Gleichgewicht

Viele Krankheiten entstehen oder werden in ihrer Entstehung und ihrem Verlauf begünstigt, weil es nicht gelingt, Verstand, Emotionen und Handlungen in ein Gleichgewicht zu bringen. Das seelische Gleichgewicht ist eine wichtige Voraussetzung für die Gesundheit. Wenn Gedanken und Gefühle, Wünsche und Tatsachen, Moralvorstellungen und Bedürfnisse so weit auseinander klaffen, dass Bestandteile des Seelenlebens (z.B. Bedürfnisse, die im Widerspruch zu Moralvorstellungen stehen) nicht mehr integriert werden können und abgespalten werden, dann entsteht Unordnung im Organismus. Heute beginnt man in der Medizin zu verstehen, wie ganze Systembereiche aus der Einbindung in übergreifende Regulationszusammenhänge z. B. in der Folge von gestörter zentraler Regulation im Gehirn herausfallen, Funktionsstörungen entwickeln und letztlich dekompensieren. Daraus resultieren u.a. Verspannungen, Abwehrschwächen, Kreislaufentgleisungen, hormonelle Störungen, Verhärtungen und unkontrolliertes Zellwachstum wie beim Krebs. Bei vielen chronischen Krankheiten, nicht nur bei den verschlossenen Herzkranzgefäßen, scheinen bildhafte Umsetzungen entgleister oder erstarrter seelischer Vorgänge vorzuliegen. Vor allem, wenn es sich nur um funktionelle Störungen handelt, also noch keine Organschädigung eingetreten ist, kann durch koordinierte Aktivitäten auf den geschilderten vier

„Wenn Sie rechtzeitig auf Ihren Körper hören, können Sie Organstörungen entgegenwirken, bevor Krankheiten entstehen. Sehen Sie dabei Ihren Körper nicht als Störfaktor an, sondern entdecken Sie ihn als Ihren Verbündeten."

Ebenen wieder ein Gleichgewicht der Körperfunktionen hergestellt werden.

Wenn Sie rechtzeitig auf Ihren Körper hören, können Sie Organstörungen entgegenwirken, bevor Krankheiten entstehen. Sehen Sie dabei Ihren Körper nicht als Störfaktor an, sondern entdecken Sie ihn als Ihren Verbündeten. Suchen Sie nach Möglichkeit schon im Vorfeld von Erkrankungen ärztlichen Rat und erkunden Sie die Möglichkeiten, mit sanfter Medizin leichte Dysfunktionen wieder auszugleichen. Trauen Sie sich aber vor allem, Ihren Bedürfnissen gemäße Strategien für mehr Wohlbefinden, Lust und Lebensfreude zu entwickeln. Denn Heilung von innen beruht auf einem Ausgleich von Verstand und Gefühl, von Wunsch und Wirklichkeit – Ihren Gedanken und Ihren Emotionen.

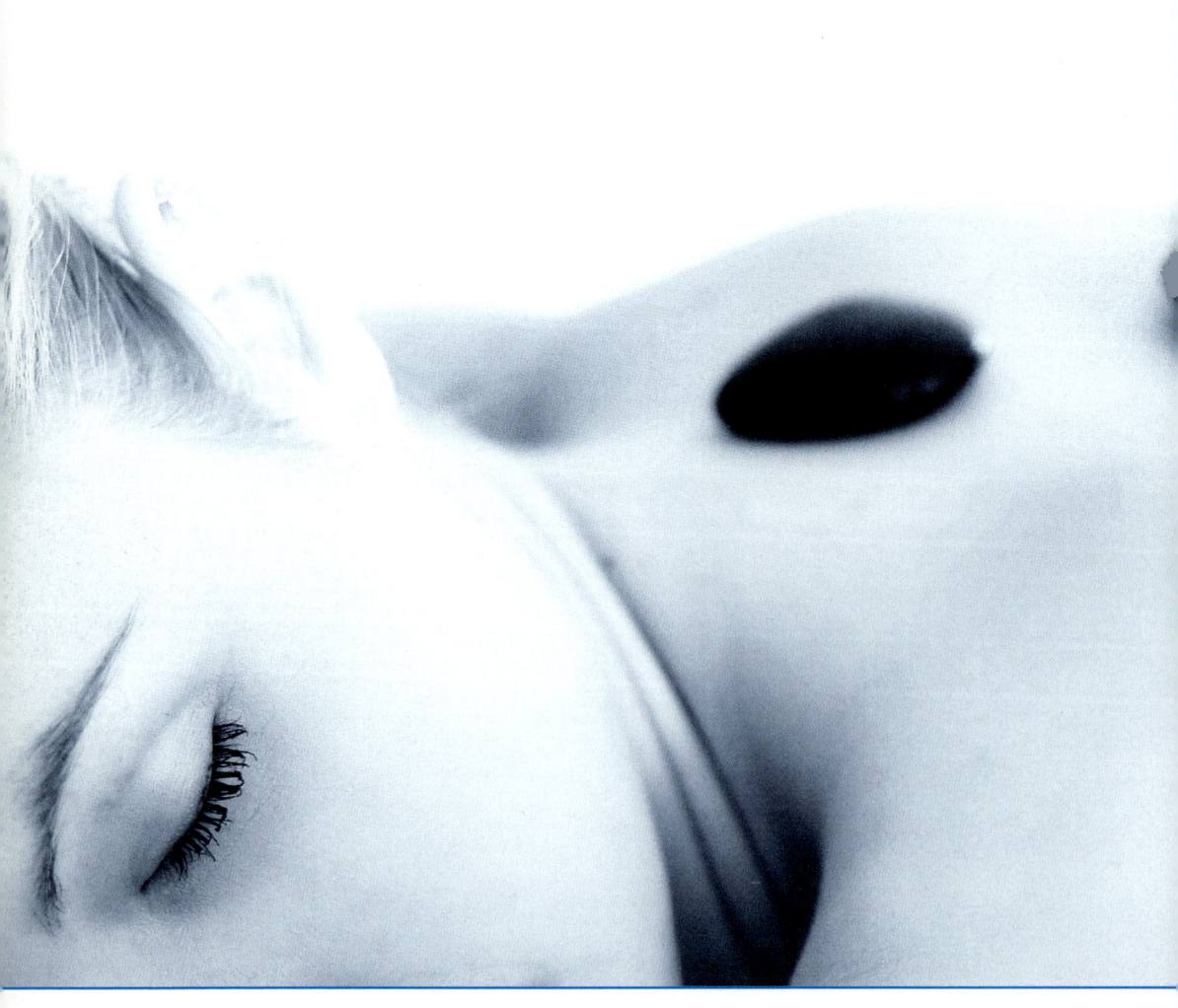

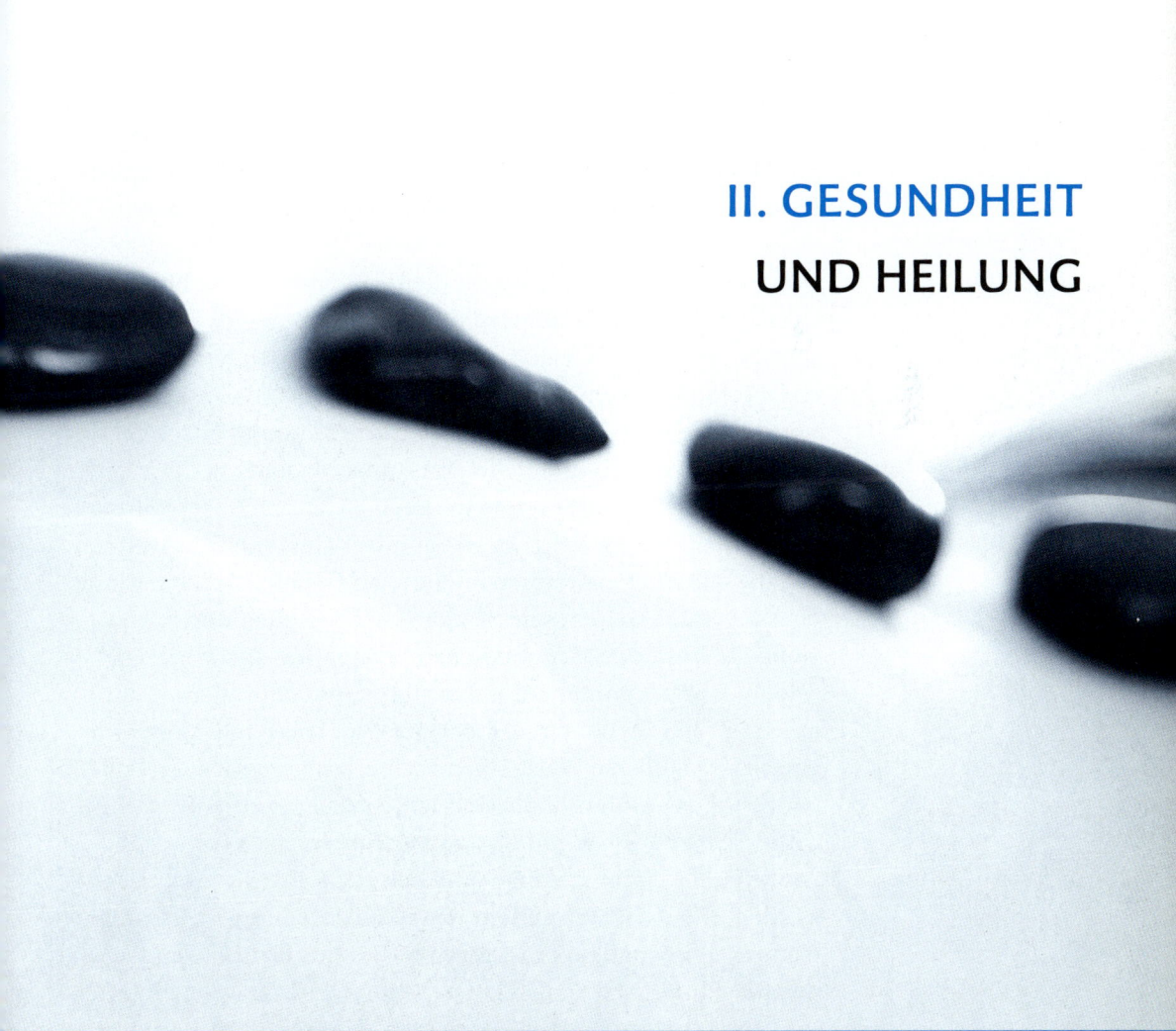

II. GESUNDHEIT
UND HEILUNG

Leben und Nehmen

Das richtige Verhältnis von Innen und Außen, von Offenheit und Abgrenzung immer wieder selbst bestimmen zu können hat große Bedeutung für unsere Gesundheit.

Eine tibetische Legende erzählt von einem Einsiedler, der eine Lammkeule erblickte. Erfüllt von Verlangen wollte er sie sogleich ergreifen, um sie sich zu braten. Sein Lehrer, der gerade anwesend war, hieß ihn jedoch innehalten und wies ihn an, die Keule vorher mit einem Kreuz zu markieren, das er dann auch mit einem Messer hineinschnitt. Später, nach dem leckeren Mahl und einem geruhsamen Schlaf, fand der Schüler das Kreuz wieder – es war auf seiner eigenen Brust eingegraben.

Diese kleine Geschichte macht deutlich, wie verschiebbar die Grenzen zwischen Innenwelt und Außenwelt, zwischen uns selbst und unserer Umgebung sind. Unser Verlangen und unsere Emotionen – Sympathien und Abneigungen, Wünsche und Ängste, sind nach außen gerichtet. Sie bestimmen unser Verhältnis zur Umwelt und helfen uns, unseren Platz in der Welt zu finden, sie vermitteln und grenzen ab. Durch unsere Sinne nehmen wir etwas wahr. Es erregt unser Gefallen. Wir wenden uns diesem Wahrnehmungsinhalt – ein Gegenstand, ein Klang, ein Bild - zu, möchten seine Gegenwart genießen und ihn vielleicht besitzen. Wir entwickeln Sympathie und Verlangen. Andere Dinge können uns dabei stören und behindern – wir möchten sie weg haben. Antipathie, Wut, Hass und Aggression entstehen auf diese Weise. Wenn wir erreichen, was wir wollen, entsteht Lust; anderenfalls sind wir frustriert und entwickeln Unlust. So bauen wir mit unseren Gefühlen, auch wenn sie zunächst durch Sinnesreize und äußere Eindrücke veranlasst werden und sich nach außen richten, unsere Innenwelt auf. Im Genuss, aber auch im Frust grenzen wir uns ab und wenden uns nach innen. Die dabei entstehende Grenze zwischen Innen und Außen ist individuell beschaffen. In ihrer Eigenart macht sie einen charakteristischen Teil unserer Persönlichkeit aus: Sie ist beispielsweise dünn oder dick, stabil oder verformbar, flexibel und durchlässig oder starr und brüchig.

Diese Grenze ist die Haut, von der in der Legende vom Einsiedler die Rede ist: eine seelische Haut, in die wir unverkennbar unser Zeichen eingeschrieben haben. Wie heißt es so schön? – „Erzähle mir deine Wünschen, und ich sage dir, wer du bist." Menschen, die eine „dicke Haut" haben, werden dafür oft beneidet. Wenn sie zudem über eine stabile und zugleich bewegliche innere Ordnung verfügen, haben solche Menschen in der Regel wenig Probleme damit, frustrierende und schmerzliche Erfahrungen zu verarbeiten. Sie harren im Falle eines Scheiterns aus und nehmen die unveränderlichen Aspekte ihrer Situation gelassen hin. Rasch finden sie neue Ziele und entwickeln neue Strategien, an denen sie sich orientieren, um Erlebnisse, die mit Freude und Lust, Glück und Zufriedenheit verbunden sind, anzustreben. Dabei folgen sie oft dem Lustprinzip. Weil sie gelernt haben, sich immer wieder neu auszurichten und neue Verhaltensweisen zu lernen, nutzen sie Niederlagen und Krisen als Chance und Möglichkeit zum persönlichen Wachstum - zur Erweiterung ihrer Grenzen.

„Nicht-Handeln ist ein wichtiges Konzept in der asiatischen Philosophie und Lebenskunst. Es setzt den Mut zur Selbstveränderung und die Bereitschaft voraus, alles zu geben."

Offenheit

Unvermeidbar und regelmäßig treten im Leben jedoch auch Situationen auf, in denen Ärger und Enttäuschung überwiegen, und in denen wir auf uns selbst zurückgeworfen werden: eine lebensbedrohliche Erkrankung, der Verlust eines Menschen, existenzbedrohende Konflikte, berufliche und soziale Rückschläge. Unsere Wut und unsere Enttäuschung wenden sich nach innen und werden selbstzerstörerisch. Die Wunde auf unserer Brust – das Kreuz aus der Legende – schmerzt, tut höllisch weh. Wir suchen den festen Boden unter unseren Füßen und stellen fest, dass es in Wirklichkeit gar keinen festen Grund gibt, auf dem wir stehen könnten. Wenn in uns dieses Gefühl von Hilflosigkeit auftaucht, dann gibt es kein Entrinnen.

Wir selbst sind unser Ärger, unsere Angst und unsere Trauer, und bei jedem Versuch, diesen Schattenwesen zu entkommen, treten wir doch nur auf der Stelle. Wir tragen keine rettende Antwort in uns und haben keinen Plan. In einer solchen Situation kann es richtig sein, loszulassen und sich der Offenheit zu stellen. Nicht um jeden Preis kämpfen und handeln zu wollen, sondern sich selbst das Nicht-Handeln gestatten.

Nicht-Handeln ist ein wichtiges Konzept in der asiatischen Philosophie und Lebenskunst. Es setzt den Mut zur Selbstveränderung und die Bereitschaft voraus, alles zu geben. Im Buddhismus wird es von Fudo Myôô verkörpert, „dem Unbeweglichen" – Schutzgott der Asketen und der Samurai.Nicht-Handeln ist etwas anderes als Aufgeben: Für die japanischen Krieger war es eine Quelle der Kraft. Für Kranke kann Nicht-Handeln eine Quelle der Gesundheit sein. Dr. Andrew Weil, einer der führenden Vertreter der Integrativen Medizin in den USA, hat in seinem Buch über „Spontanheilungen" eine wichtige Beobachtung aus seiner langjährigen wissenschaftlichen Beschäftigung mit schwer kranken Menschen, die aus eigener Kraft wieder gesund wurden, festgehalten: Die stärkste Korrelation zwischen Psyche und Heilung, die er bei Patienten mit chronischen Erkrankungen fand, war die vollständige Annahme der eigenen Lebensumstände – einschließlich der Krankheit. Aus dieser neu gewonnenen Einstellung resultierten eine tiefe innere Entspannung und eine Befreiung vom Zwang, dem Leben in einer ständigen Abwehrhaltung gegenüberzustehen. Daraus resultiert ein Kraftgewinn. Bei den von Andrew Weil beobachteten Verläufen war dieser Prozess oft mit einem spirituellen Erwachen, Ergebenheit und Überantwortung an eine höhere Macht verbunden.*

Wenn alles um uns herum zu zerbrechen droht, können wir versuchen, kleine Inseln der Ruhe zu schaffen und für einen Moment alles so zu lassen, wie es ist. Vielleicht machen wir einen Spaziergang in der Natur, eine Atemübung oder eine Meditation, in der wir bereits geübt sind. Störende Gedanken und Gefühle lassen wir einfach kommen und gehen. Sollten uns

* Andrew Weil, „Heilung aus eigener Kraft", München 1995, S. 147

die Vorgänge in unserem Inneren Angst machen, brauchen wir uns aber keinesfalls verpflichtet fühlen, uns dem aufgewühlten Innenleben auszusetzen. Statt in uns hineinzuhören, richten wir dann unsere Aufmerksamkeit besser auf einen äußeren Vorgang oder ein Objekt. Es kommt nicht darauf an, ob wir den Strom des Atems als einen Verbündeten in dem seelischen Aufruhr entdecken, ob wir durch den Wald laufen, oder ob es ein Gottesdienst, ein Gebet oder ein Musikstück ist, was uns hilft, innere Ruhe und Kraft zu finden. Es gibt unzählige Weisen, auf die wir lernen können, dass es im Leben keine Dauerhaftigkeit gibt. Wer einmal an diesen Punkt gekommen ist, stellt fest, dass es viel leichter ist und dass wir viel weiter kommen, wenn wir den Lauf der Dinge so akzeptieren, wie er ist – anstatt uns gegen den Strom zu stemmen.

„Wir verbringen einen großen Teil unseres Lebens damit, immer wieder die selben Fehler zu machen."

Wie viel Zeit und Kraft vergeuden wir oft mit unseren vergeblichen Versuchen, ein Gefühl der Stabilität aufzubauen, indem wir alten, uns einschränkenden Vorstellungen und Gewohnheiten nachhängen! Wenn wir krank sind, entdecken wir vielleicht sogar, dass es genau diese selbst auferlegten Zwänge und Verhaltensweisen waren, die zur Entstehung unserer Erkrankung beigetragen haben. Wir verbringen einen großen Teil unseres Lebens damit, immer wieder die selben Fehler zu machen. Gewohnheiten kitten unseren Alltag und geben uns ein Gefühl der Sicherheit. Eines Tages haben sie sich jedoch überlebt und stehen nicht mehr im Einklang mit unseren Bedürfnissen und Möglichkeiten. Oft muss das Alte erst zusammenbrechen, bis wir entdecken, wie viel Freude und Spannung doch darin liegt, sich der Offenheit anzuvertrauen - jener Offenheit, die bislang nur als Unsicherheit erlebt wurde und die uns Angst gemacht hat.

Aufbau und Abbau

Ich will versuchen, die Bedeutung von Krisen und Einbrüchen noch ein wenig zu verdeutlichen. Wenn wir unser eigenes Leben betrachten und einigermaßen zufrieden damit sind, können wir versucht sein zu glauben, alles entwickele sich kontinuierlich auf ein höheres Ziel hin. Nicht nur unser persönliches Leben, auch die Geschichte sind wir gewohnt, unter dem Gesichtspunkt einer permanenten, aufwärts gerichteten Weiterentwicklung und Evolution zu betrachten. In Wirklichkeit jedoch sind alle Lebensprozesse, im sozialen wie im menschlichen Organismus in Vorgänge des Werdens und Vergehens, des Aufbaus und des Abbaus eingebunden. Durch die Ernährung stellen wir die Erhaltung unserer physiologischen Grundlage, unseres Leibes, sicher. Durch unsere Aktivitäten jedoch bauen wir diese Grundlage ständig ab, verbrennen sie, stellen die freigewordene Energie unserem Gehirn zur Verfügung, wandeln sie um in Bewegung und in jene Stoffe, die wir ausscheiden, so dass sich unser Körper ständig erneuert. Dieser Vorgang kommt irgendwann an ein Ende - mit dem Tod ist ihm eine natürliche Grenze gesetzt. Vorher jedoch, während der Lebenszeit, stehen die Prozesse des Aufbaus und des Abbaus in einem Gleichgewicht, das sich in rhythmischen Vorgängen äußert: angefangen bei den rhythmischen Entladungen im Nervensystem, wenn wir beispielsweise etwas wahrnehmen oder denken, über die rhythmischen Verteilungs- und Transportvorgänge von Atmung, Kreislauf und Ernährung, Bewegung und Entspannung unserer Muskulatur, den Wechsel von Wachen und Schlafen, gesetzmäßigen Konditions- und Gewichtsschwankungen im Jahreslauf bis hin zu den großen, Jahre und Jahrzehnte übergreifenden Rhythmen im Umbau des physischen Leibes wie Zahnwechsel, Geschlechtsreife, Wechseljahre usw. Alles ist im Fluss, in ständigem Wechsel und Umbau begriffen. Das rhythmische Zusammenspiel von Aufbau und Abbau stellt die Grundlage unseres Lebens dar, in dem alles einen Anfang und ein Ende hat, gefolgt von einem Wandel. Solange diese Prozesse im Gleichgewicht sind, sind wir uns der polarischen Gegensätze von Aufbau- und Abbauvorgängen in unserem Organismus oft gar nicht bewusst. Die rhythmische Funktionsordnung unseres Leibes wird vor allem von Vorgängen in unserem vegetativen Nervensystem aufrecht erhalten, die sich der bewussten Wahrnehmung und Steuerung entziehen. Dasselbe gilt beispielsweise für unser Immunsystem, aber

„Alles, was einen Anfang hat, hat auch ein Ende – gefolgt von einem Wandel."

auch für eingefahrene Denkstrukturen, die unser Verhalten im Alltag bestimmen.

Die Integration der übergeordneten Gegensätze von Ab- und Aufbau, Aktivität und Ruhe, Ein- und Ausatmung, Wachen und Schlafen usw. ist die autonome Eigenleistung unseres rhythmischen Systems. Die rhythmischen Funktionen werden häufig erst dann bewusst wahrgenommen, wenn sie gestört sind. Dann bilden sich Ungleichgewichte heraus. Es kommt zu Entgleisungen und Ausfällen, die sich als psychosomatische Beschwerden, Schlafstörungen, Angst u.ä. äußern können. Wenn Ungleichgewichte im Organismus nicht mehr ausgeglichen werden können und solche Symptome auftreten, kann das ein Hinweis darauf sein, dass ein Wandel bevorsteht und eine grundlegende Änderung auf einer anderen Ebene als der, wo die Beschwerden auftreten, erforderlich wird. Wo schrittweise Anpassungen nicht mehr ausreichen, um die Gesundheit und das Leben aufrecht zu erhalten, muss eine grundsätzliche Neuausrichtung des Systems, eine Transformation stattfinden. Ein solcher Wandel wird in der Regel als befremdlich und schmerzlich erlebt, weil er mit einer Umorganisation einher geht. Schmerzlich vermissen wir alte Möglichkeiten und Ressourcen, die aufgebraucht sind, und sehen uns vor neue Aufgaben und Herausforderungen gestellt. Wir müssen lieb gewordene Einstellungen und Lebensweisen ändern, Gewohnheiten ablegen, Einschränkungen hinnehmen und neue Fähigkeiten erwerben. Medikamente und medizinische Behandlungen können dabei helfen, die Selbstregulation der Rhythmen und Organfunktionen wieder anzuregen und die Symptome zu lindern. Wer zu hohen Blutdruck, ein Magengeschwür oder Krebs entwickelt, braucht in der Regel medizinische und vielleicht auch psychologische Hilfe, die ihm erst einmal über das Gröbste hinweg helfen. Was Ärzte und Therapeuten uns nicht abnehmen können, ist die Selbstveränderung. Wie das Kind, das sich gerade aufzurichten beginnt, müssen wir selbst gehen lernen. Selbstveränderung kann wehtun, wir haben das Gefühl, vor dem Nichts zu stehen und das Chaos macht uns Angst. Jede Entwicklung im Lebendigen geht immer wieder durch diesen

„Selbstveränderung kann weh tun."

Nullpunkt. Diesen Knotenpunkten verdanken wir unsere größten Schmerzen und finstersten Erfahrungen, aber auch die freudigsten und lustvollsten Erlebnisse. Vor allem jedoch bringen sie uns immer wieder in Berührung mit dem unerschöpflichen Potential, das uns die Kraft zum Weitermachen gibt und das von den einen als „göttlich" bezeichnet und von den anderen als „menschlich" erlebt wird.

Verlangen, Kampf und Abgrenzung

Am Anfang steht das Verlangen. Während des Vorspiels wartet eine Eizelle, die vor ein paar Stunden noch von Nährstoffzellen umgeben war, reif und bereit auf das Zusammentreffen mit den Spermien. Beim Orgasmus des Mannes zieht sich der Beckenboden zusammen, und einige hundert Millionen Spermien werden mit der Samenflüssigkeit in die Scheide ausgestoßen. Der Wettkampf beginnt. Nur wenigen Spermien gelingt es, durch den geöffneten Muttermund zu schlüpfen. Wild schlagen sie mit ihren Schwänzen um sich, aber nur die kräftigsten, einige hundert schaffen es, die Gebärmutterhöhle zu passieren und nach einigen Stunden in den Eileiter zu gelangen. Dort begegnen sie der Eizelle, wo der Schnellste und Kräftigste deren Hülle durchdringt, seinen Schwanz abstößt und sich in das Ei hineinbohrt, um sich aufzulösen und sein Erbmaterial mit dem der Eizelle zu verschmelzen. Die Gegensätze, die sich mit solcher Kraft angezogen haben, sind vereint. Der Keim für einen neuen Menschen ist gesetzt. Jetzt geschieht etwas ganz Bemerkenswertes: Augenblicklich entleert die befruchtete Zelle aus kleinen Bläschen Enzyme und Botenstoffe, wodurch sie ihre chemische Zusammensetzung verändert, die Membran abdichtet und an ihrer Oberfläche eine elektrische Spannung aufbaut. Mit diesen drastischen Vorkehrungen, man spricht auch vom „Polyspermieblock", verhindert der Menschenkeim schon im ersten Moment seiner Existenz, dass weitere Spermien eindringen und die Erbinformation verfälschen könnten. Wir sehen: Abwehr ist eine Urgeste des menschlichen Lebens. Kaum sind wir da - schon grenzen wir uns ab. Verlangen, Kampf und Abwehr stehen am Anfang unserer Existenz – sind unsere Grundfesten, auf denen alles Weitere aufbaut: Die Zellen teilen sich, wandern in die Gebärmutter, wachsen in deren Wand ein und nehmen Verbindung zum mütterlichen Blutkreislauf auf, um ihren Bedarf an Energie und Stoffen zu decken. Am Keim stülpen sich manche Bereiche ein, andere wachsen aus, die Organe werden ausgestaltet und parallel dazu entstehen neue Abgrenzungen und Hüllen: der Dottersack, die Fruchtblase, die Plazenta. Nach 26 Wochen im Mutterleib ist der Mensch mit ärztlicher Hilfe überlebensfähig. In der Regel zerreißt er aber erst nach 30 bis 38 Wochen während des Geburtsvorganges die letzte embryonale Hülle – die Fruchtblase –, wird abgenabelt und verlässt die schützende Gebärmutter. An die Stelle der physischen Hüllen treten menschliche und soziale Hüllen: Die Liebe und Fürsorge der Eltern und der Gemeinschaft, in der das Kind nun aufwächst. Die Geburt ist vielleicht das dramatischste und anschaulichste Beispiel dafür, wie sehr wir des Schutzes durch Grenzen und Hüllen bedürfen, und wie wichtig es für unsere Entwicklung ist, sie zum richtigen Zeitpunkt aufzugeben und neue zu bilden. Als Kind werden uns diese Hüllen noch geschenkt – später dürfen und müssen wir selbst an ihnen mitgestalten. Die Entwicklung des Menschen ist eine Entwicklung zur Freiheit.

„Kinderkrankheiten treten oft in einer typischen Weise in Erscheinung. Im Erwachsenenleben haben Krankheiten einen mehr und mehr individuellen Charakter."

In der Kindheit treten Entwicklungsschritte, Krisen und Krankheiten noch weitgehend gesetzmäßig auf. In den ersten zwei, drei Jahren ist das Kind selbst noch fast vollständig eingebettet in übergreifende Zusammenhänge, die man, ähnlich wie die Gestaltungsvorgänge während der Embryonalzeit, als „kosmisch" bezeichnen kann in dem Sinne, dass die Entwicklung zielgerichtet und gesetzmäßig ist, aber weder mechanistisch darstellbaren Naturgesetzen folgt, noch menschlichem Eigenwillen und individuellen Eigenarten. Auch Kinderkrankheiten treten, soweit nicht dagegen geimpft wird, meist in einer typischen Weise in Erscheinung. Im weiteren Leben nehmen die Verläufe einen stärker individuell geprägten Charakter an.

Die Welt nehmen lernen

Jede Persönlichkeit drückt sich in einem charakter-istischen Wechselspiel von Gesundheit und Krankheit im Lebenslauf aus, in einer individuell typischen Konstellation von gesundenden und krankmachenden Faktoren (Konstitution, Temperament, Charakter, Erlebnis- und Verhaltensweisen). Spezifische Möglichkeiten krank zu werden ergeben sich je nach dem, in welcher Weise das Gleichgewicht der aufbauenden oder der abbauenden Kräfte gestört ist und ob wir über gesunde und sozialverträgliche Strategien der Abwehr und der Öffnung verfügen. Ein Beispiel: Menschen mit einer überwiegend altruistischen Grundeinstellung haben oft starke Bedürfnisse, die auf für sie unerreichbare Ideale und Zielvorstellungen, beispielsweise religiöser oder romantischer Art, ausgerichtet sind. Im Alltagsleben grenzen sie sich zu wenig ab, stellen sie ihre eigenen Bedürfnisse zurück und richten sich an denen anderer Menschen aus. Sie leiden an der Unerreichbarkeit ihrer idealistischen Ziele. Der damit verbundene Rückzug führt zur Hemmung und zur Schwächung der Abwehr. So kommt es, dass Menschen, die immer für andere ihr Bestes geben, sich zugleich als leidende Opfer in einer ungerechten Welt erleben. Ihr freundlicher Rückzug geht oft mit äußerem Aktionismus im sozialen, beruflichen oder familiären Umfeld bis zur Selbstaufgabe einher. Die dadurch eintretende Erschöpfung wird zum Dauerzustand und kann chronischen Erkrankungen bis hin zur Entwicklung von Krebs Vorschub leisten. Im Arbeitsleben treffen wir diese Idealisten und „Romantiker" häufig in sozialen und therapeutischen Berufen an. Es sind jene Menschen, die oft Bestürzung im sozialen Umfeld auslösen, wenn sie krank werden: Sie waren doch immer für alle anderen da, wie soll es jetzt bloß ohne sie weitergehen...

Altruisten leiden oft an der unerreichten Ferne ihrer Ideale. Umgekehrt leiden, um ein zweites Beispiel zu bringen, misanthropisch ausgerichtete Charaktere nicht an der Ferne, sondern an der Nähe einer Welt, die sie als unerträgliche Zumutung erleben. In dieser als feindselig erlebten Welt mit ihren unvollkommenen Bewohnern gibt alles und jeder Anlass zum Ärger und zum aggressiven „Genervt-Sein". Im Extremfall wird die Welt so erlebt, als hätte sie sich gegen einen selbst verschworen. Wird eine Zeitung aufgeschlagen, fällt der Blick als erstes auf eine Schlagzeile, die Gelegenheit zu Ärger, Wut und Entrüstung bietet. Solche Menschen fühlen sich ständig herausgefordert, ihre Grenzen zu verteidigen, und erschöpfen sich oft in hilfloser Aufregung. Dadurch sind sie in einem permanenten Erregungszustand, welcher der Entwicklung von Herz-Kreislauferkrankungen bis hin zum Herzinfarkt Vorschub leistet. Wenn sich solche seelischen Vorgänge, wie ich sie anhand des Altruismus mit seiner Tendenz zur freundlichen Anpassung und bei der feindseligen, starren und zugleich hilflosen Abwehrhaltung des Cholerikers beschrieben habe, körperlich umsetzen und Funktionsstörungen und Krankheiten auftreten, dann kann man sich nicht mehr, wie in der Kindheit und Jugend, darauf verlassen, dass die Selbstregulation automatisch greift. Die mit dem Aufrichten, Gehen und Sprechen, dem Zahnwechsel oder der Pubertät verbundenen körperlichen und seelischen Vorgänge laufen eingebettet in biologische Gesetzmäßigkeiten und soziale Hüllen – Familie, Gesellschaft usw. – ab. Für unsere Gesundheit und Persönlichkeitsentwicklung im späteren Leben müssen wir immer wieder selbst sorgen: Sei es, dass wir uns, wenn wir seelisch zu sehr in Richtung Altruismus auslenken, um eine wirklichkeitsgerechtere Lebenseinstellung bemühen und uns von Ideologien, die unsere Möglichkeiten überfordern, abgrenzen, sei es, dass wir uns von feindseligen und negativen Grundeinstellungen frei machen, und die Welt so nehmen lernen, wie sie ist. Gewiss: Sorgen für sich selbst schließt die Sorge für die Welt mit ein. Zuerst aber müssen wir sie annehmen: Sie ist unser eigenes Spiegelbild.

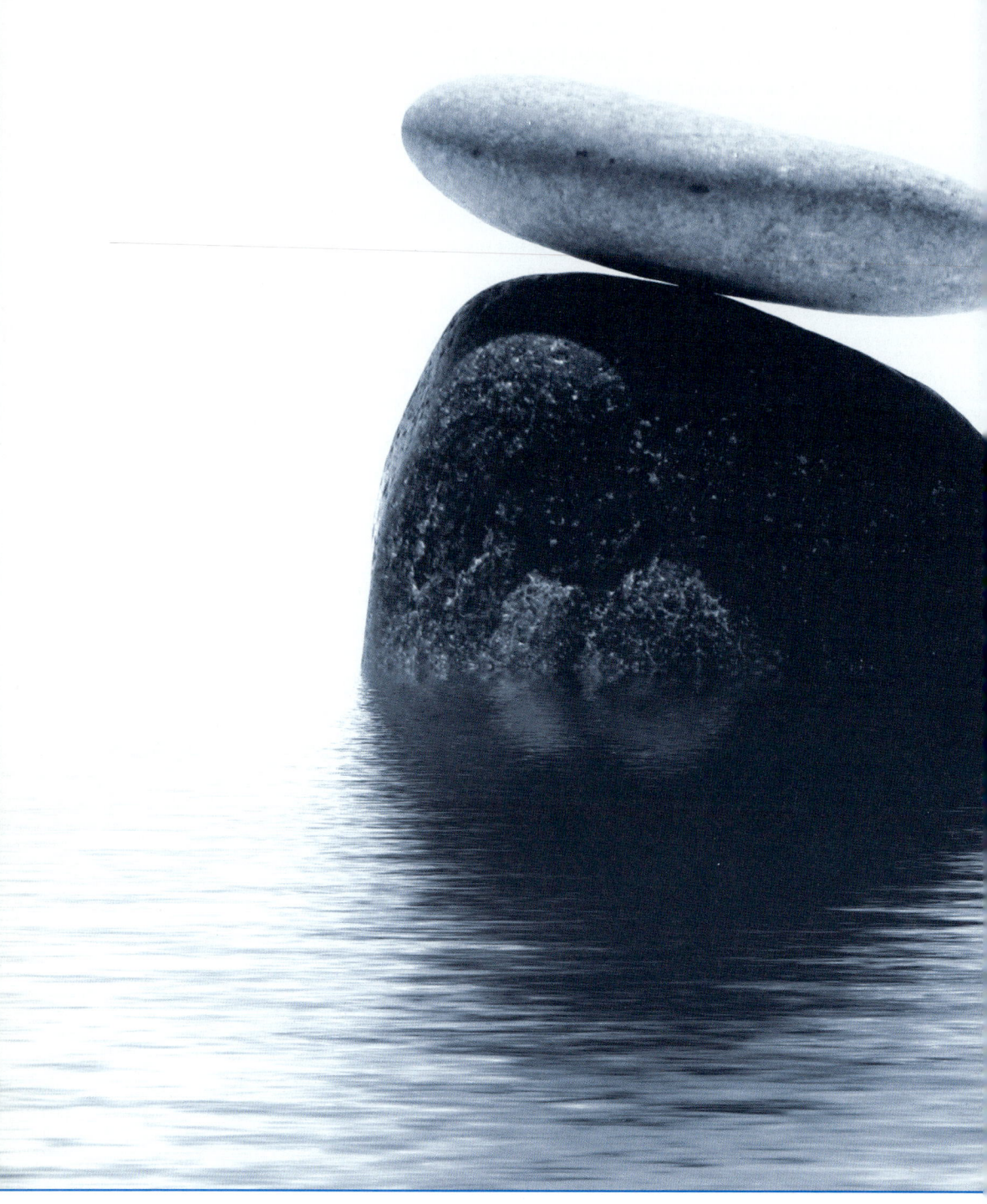

III. GESUNDHEIT
UND GLAUBE

Wer glaubt hat mehr vom Leben

Religion und Wissenschaft sind seit vielen Jahrhunderten getrennte Wege gegangen. Auch die Medizin, die sich auf einer naturwissenschaftlichen Unterlage entwickelt hat, löste sich komplett aus den religiösen Zusammenhängen, in die sie einst eingebunden war. In der Medizin wurde jedoch über den naturwissenschaftlichen Fortschritt vergessen, dass die meisten Menschen nach wie vor religiöse Bedürfnisse und Aktivitäten entwickelten. Wie ein Mensch mit seiner Gesundheit und seinen Krankheiten umgeht, wird oft maßgeblich von seiner religiösen Haltung bestimmt. Viele Religionen haben einen Heilsaspekt, der, zumindest seinem Wesen nach, auch das körperliche Heil mit einschließt – und sei es nur, dass man für die eigene Gesundheit oder die anderer Menschen betet. Mittlerweile gibt es viele Studien, die sich einzelnen Aspekten der Beziehung von Religion und Gesundheit widmen und unter anderem zu dem Schluss kommen, dass religiöse Menschen nach Operationen oder bei Krebserkrankungen weniger Schmerzen empfinden als nichtreligiöse. Bei Krebs wirkt eine religiöse Einstellung sogar lebensverlängernd, was man übrigens von Opium oder seinen synthetischen Derivaten nicht behaupten kann. Religion als Heilmittel?

Viele Einzelbefunde sprechen dafür, dass Religion durchaus nicht zwangsläufig jene mit Schuldgefühlen, verdrängter Sexualität und unterdrückten Emotionen einhergehende „universelle Zwangsneurose" sein muss, gegen die einst Sigmund Freud wetterte. Natürlich gibt es auch eine neurotische Religiosität, die mit Schuld- und Minderwertigkeitsgefühlen, Angst und Gewissensnöten bei gleichzeitiger altruistischer Überanpassung an unerreichbar hochgestellte Ideale einher geht. Dem kann aber ein krankhafter neurotischer Atheismus gegenüber gestellt werden, wie er zum Beispiel in marxistischen Ideologien und Bewegungen anzutreffen ist. Während religiöse Neurotiker die Lösung und Bewältigung von Problemen ausschließlich durch die vollständige Unterwerfung unter religiöse Normen und Gebote anstreben, setzen neurotische Atheisten alles daran, sich selbst und ihren Mitmenschen mit Gewalt den Glauben an Gott auszutreiben, weil nur ein „wissenschaftliches" Denken, das sich auf die „objektiven" Befunde des Materialismus stützt, echte Freiheit begründen könne. Positive, autonom gesteuerte emotionale Aktivitäten und Energien wie Liebe, Mitgefühl, Begeisterung, Kreativität sind beiden fanatisierten Fraktionen gleichermaßen fremd.

Von der neurotischen Religionsausübung müssen jedoch die Möglichkeiten einer selbstwertunterstützenden, konstruktiven Religiosität deutlich unterschieden werden. Hier werden spontan anregende, beglückende und bereichernde Aspekte des Göttlichen erlebt. Angestrebt wird nicht die passive Unterwerfung unter die göttliche Kontrolle, sondern eine partnerschaftliche Kooperation mit dem Göttlichen bei eigenen Lösungsversuchen in Lebenskrisen oder Krankheiten.

„Neurotische Religiosität und fanatischer Atheismus – beide machen gleichermaßen krank."

In den letzten Jahren setzt sich in der Psychologie die Ansicht durch, dass eine solche spontane Religiosität gesundheitsfördernde Verhaltensweisen und Regulierungsvorgänge im Organismus anregen kann. Es wird daher nach neuen Möglichkeiten gesucht, Religiosität als bereicherndes und die vorhandenen seelischen Möglichkeiten erweiterndes Element möglichst vielen Menschen erlebbar zu machen. Bei allen Hürden, die hier noch zu überwinden sind, wird die unterstützende Wirkung von Gebet und Meditation, Ritual und liebevoller Berührung seit einigen Jahren zunehmend auch in der Medizin erkannt und eingesetzt. In Europa geschieht dies vorwiegend noch in der alternativmedizinischen Szene. In den USA, wo es weniger ausgeprägte ideologische Vorbehalte gegen eine Synthese von naturwissenschaftlichen und spirituellen Ansätzen gibt, wird die Beziehung von Religion und Gesundheit in wachsendem Maße auch in der Schulmedizin realisiert. Chirurgen, die vor einer Operation beten und Chefärzte, die gemeinsam mit ihren Patienten meditieren, kommen damit nicht nur den allgemein wachsenden religiösen und spirituellen Bedürfnissen nach. Sie können sich auf positive wissenschaftliche Studienergebnisse stützen, die an großen Kliniken gewonnen werden. Dabei werden zum Teil bislang unvereinbar erscheinende Gegensätze zwischen Schul- und Komplementärmedizin überbrückt: So werden in New York zum Beispiel Herztransplantierte routinemäßig mit großem Erfolg vor und nach der Operation mit Methoden der spirituellen Medizin behandelt, u.a. unter Einsatz von Meditation und liebevoller Berührung (therapeutic touch). Der Leiter dieses Projektes, Professor Mehmet Oz, ein angesehener Transplantationschirurg und Mitentwickler des Kunstherzens, ist nur einer aus einer wachsenden Zahl hochkarätiger Schulmediziner jenseits des Atlantiks, bei denen sich wissenschaftliche Neugier und der Wunsch zu helfen über ideologische Barrieren hinwegsetzen – oft getriggert durch eigene spirituelle Erlebnisse im Sinne einer spontanen Religiosität.

Frappierende Ergebnisse

Auch Rudolf Steiner hatte schon darauf hingewiesen, dass Religion gesund macht, - allerdings tat er dies unter umgekehrten Vorzeichen: Atheismus, so Steiner in einem Vortrag am 16. Oktober 1916, mache krank, und zwar in einem wirklichen, echten, physisch-leiblichen Sinne. Christus nicht zu finden, sieht Steiner lediglich als ein Unglück an, den Geist abzuleugnen, als Dummheit. Gott als solchen zu verleugnen, sei jedoch wesentlich schwerwiegender: Der Atheismus führe geradewegs in die physische Krankheit, weil der Mensch mit dem Göttlichen dasjenige ablehne, „was ihm ein gesundendes Gefühl des Leibes eingibt". Diese zunächst befremdlich klingende Feststellung ließe sich anthroposophisch vertiefen, wenn man sie im Zusammenhang mit den Schilderungen in dem genannten Vortrag (siehe Literatur) betrachten würde. Sie findet jedoch auch ihre Bestätigung in der ganz aktuellen epidemiologischen, d.h. die ursächlichen Bedingungen von Krankheiten aufdeckenden Forschung. Bei einer von Professor Ronald Grossarth-Maticek in Heidelberg durchgeführten Langzeituntersuchung wurden möglichst viele Positiv- und Risikofaktoren von mehr als 35.000 Personen, darunter körperliche, seelische, soziale und spirituell-religiöse Parameter erfasst. Anschließend wurde dieser Personenkreis über zwei Jahrzehnte beobachtet. Die im Zeitverlauf mehrfach erhobenen Daten wurden fortlaufend im Hinblick auf die gesundheitsfördernde oder krankheitsauslösende Bedeutung der einzelnen Faktoren ausgewertet. Dabei stellte sich heraus, dass eine spontane, emotional und körperlich wohltuend erfahrene Gottesbeziehung der stärkste einzelne Faktor für eine hohe Lebenserwartung und für Gesundheit bis ins hohe Alter war. Auch der Grad der Realisierung individueller Lebensziele und das Gefühl der Lebenserfüllung waren bei denjenigen Menschen stärker ausgeprägt, die sich zwanzig Jahre vor der Befragung als religiös eingeschätzt hatten, indem sie z.B. angaben, Gott als Quelle der absoluten Liebe, Intelligenz, Freiheit und Gerechtigkeit zu erleben. Die von Grossarth-Maticek erhobenen Zahlen sind ebenso eindeutig wie erstaunlich: 86,8 Prozent der von ihm erfassten spontan religiösen Deutschen mit dem ausgeprägten Gefühl, Gott zu lieben und von Gott geliebt zu werden, waren bis zum 75. Lebensjahr gesund. In der atheistischen Kontrollgruppe mit ausgeprägter „Gottesverachtung" hingegen erreichten ganze 6,9 Prozent gesund das 75. Lebensjahr! Diese Fakten sprechen eindeutig dafür, dass Atheismus physisch krank macht – so, wie das Steiner schon mehr als acht Jahrzehnte zuvor erkannt hatte. Die deutschen Ergebnisse werden von einer in Jugoslawien durchgeführten Studie bestätigt; sie scheinen also auf einen kultur- und gesellschaftsübergreifenden Zusammenhang hinzuweisen.

So richtig interessant werden Grossarth-Maticeks Forschungsergebnisse aber erst, wenn man nicht nur die Abhängigkeit von einzelnen Faktoren betrachtet, sondern das

„Eine spontane, tief erlebte Gottesbeziehung ist der stärkste positive Gesundheitsfaktor."

interaktive Zusammenwirken mehrerer Parameter in ihrer Auswirkung auf die Lebenszeit untersucht.

Dabei zeigt sich, dass synergistische, d.h. sich gegenseitig verstärkende Effekte vorhanden sein müssen, wenn Religiosität mit einer positiven diesseitsbetonten und lebensbejahenden Einstellung einher geht. Solche „gut selbstregulierten" Menschen streben autonom und hochmotiviert auch im Hier und Jetzt Wohlbefinden, Sinnerfüllung und Lust an:

• Spontan religiöse Personen, die das Leben nach dem Tod überaus hoch bewerten und dem Hier und Jetzt nur wenig Bedeutung beimaßen, erreichten nur ein Durchschnittsalter von 56 Jahren.
• Spontan religiöse Personen mit einer intensiven, wohltu end erlebten Gottesbeziehung, die auch im Hier und Jetzt hochmotiviert und sehr gerne lebten, erreichten hingegen ein Durchschnittsalter von 87 Jahren.
• Atheisten mit einer Verachtung für Gott, die sich im Hier und Jetzt schlecht regulierten und ungern lebten, erreichten ein Durchschnittsalter von 57 Jahren.
• Atheisten, die sich gut regulierten und gerne lebten, erreichten ein Durchschnittsalter von 76 Jahren.

Sowohl Atheisten als auch religiöse Menschen, die keine Freude am Leben entwickeln können, unterscheiden sich hinsichtlich ihrer Lebenserwartung also kaum. Die Angehörigen beider Gruppen steuern sich gleichermaßen in Richtung der Selbstzerstörung in Form eines überdurchschnittlich frühen Todes. Zwischen guter Selbstregulation, also der Fähigkeit, im Hier und Jetzt regelmäßig Wohlbefinden, Lust und Sinnerfüllung zu finden, einem hohen Lebensmotiv und spontaner Religiosität besteht hingegen eine deutliche Interaktion. Grossarth-Maticeks Studienergebnisse zeigen eindrücklich, dass Religion erst dann ihre Bedeutung als Positivfaktor für ein langes Leben in Gesundheit erhält, wenn sie in Wechselwirkung mit einem ausgeprägten Sinn für die lustvollen Aspekte des irdischen Lebens tritt.

LITERATUR:

• Ronald Grossarth-Maticek: Selbstregulation, Autonomie und Gesundheit. Krankheitsfaktoren und Gesundheitsressourcen im sozio-psycho-biologischen System, de Gruyter-Verlag, Berlin 2003
• Rudolf Steiner: Wie finde ich den Christus? GA 182 S. 161 ff.
Berhard Grom: Macht Religion krank? In Psychologie Heute, Juni 1997, S. 22

Gesundheit in Buddhismus und Christentum

Wenn heute von den gesundheitsfördernden und heilsamen Wirkungen der Religiosität gesprochen wird, dann geschieht das häufig unter Voraussetzung einer eindimensionalen, monokausalen Ursache-Wirkungsbeziehung, wie wir sie aus den Modellen der naturwissenschaftlichen Schulmedizin kennen. Die Wirklichkeit zeigt aber, dass wir die seelisch-geistigen Faktoren, die wir als religiös bezeichnen, nicht isoliert für sich nehmen dürfen, sondern in ihrem Zusammenwirken mit anderen Systemfaktoren betrachten müssen. Manche Religionen mit einem ausgeprägten Sinn für das Hier und Jetzt wie der Buddhismus, kennen diese Zusammenhänge schon seit langem. Sie haben daher über viele Jahrhunderte hinweg spezielle Sichtweisen und Übungswege entwickelt, um den dualistischen Gegensatz von Diesseits und Jenseits, von geistigen und körperlichen Bedürfnissen im Erleben zu integrieren. Deshalb stoßen viele östliche Richtungen heute auch auf ein so großes und zunehmendes Interesse im Westen. Aber auch mit dem christlichen Weg, wie ihn Rudolf Steiner u.a. in dem zitierten Vortrag *Wie finde ich den Christus?* andeutet, wird eine Möglichkeit der Integration vorgeschlagen. Dabei kommt es nicht darauf an, dass Gott nur in der Seele erlebt wird. Vielmehr kann ein Weg der Selbsterkenntnis dahin führen, dass man die Ohnmacht, sich zu Gott zu erheben, am eigenen Leibe erlebt, um gerade aus diesem Gefühl der Ohnmacht und der „Nichtigkeit des Daseins" heraus, die „Verherrlichung des Daseins aus uns selbst" vorzunehmen. Der Mensch, der auf diesem Wege zum „Mitarbeiter" Gottes an seiner eigenen Gesundheit wird, erlangt dadurch nicht nur einen Zuwachs an Selbstbewusstsein und Autonomie. Er erweitert auch seine sozialen Fähigkeiten, indem er lernt, seine Verhaltensziele aus eigenen Motiven und zu seiner eigenen Befriedigung, an religiöse Ideale und Tugenden wie Freiheit, Brüderlichkeit, Toleranz, Menschenverständnis und Friedfertigkeit anzunähern.

„Wer zum ‚Mitarbeiter Gottes' an seiner eigenen Gesundheit wird, erlangt nicht nur mehr Selbstbewusstsein und Autonomie. Er erweitert auch seine sozialen Fähigkeiten und Tugenden."

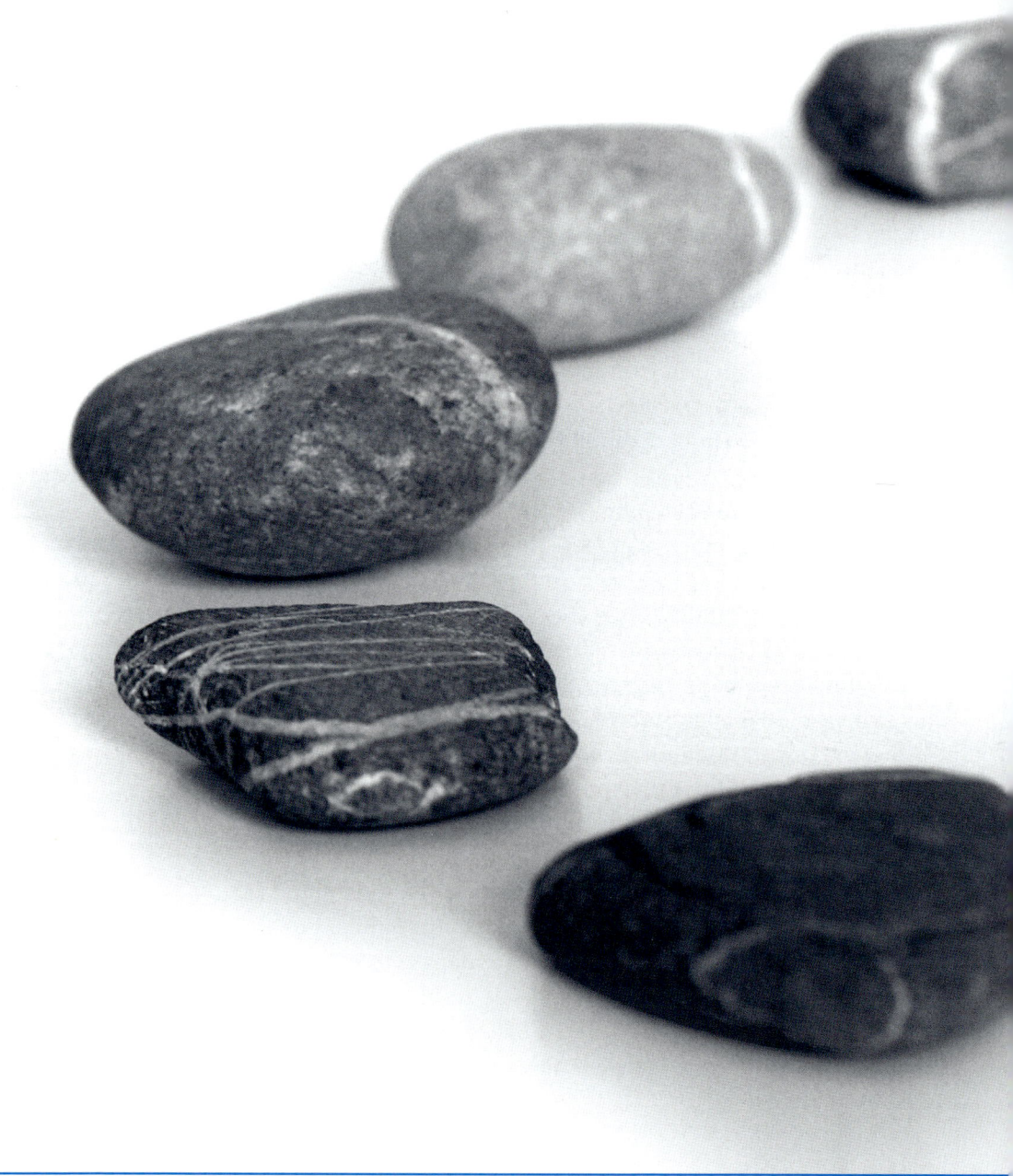

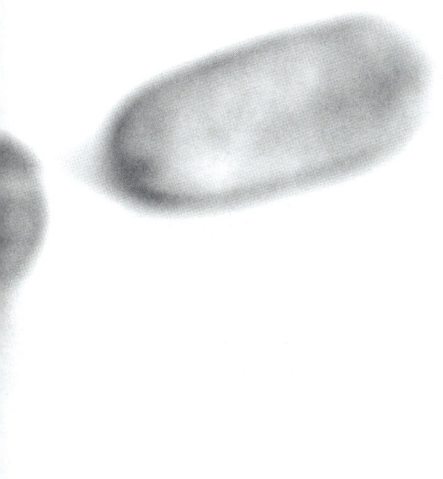

IV. PSYCHOSOZIALE GESUNDHEIT

»Das Gewahrwerden einer inneren Tätigkeit ist das Gesundende.«

Rudolf Steiner

Viele Menschen meinen, die naturwissenschaftlich orientierte Medizin, wie sie heute als „Schulmedizin" in den industrialisierten Ländern betrieben wird, sei so erfolgreich, weil es ihr gelungen sei, eine Vielzahl von Erkrankungen zu besiegen und die Lebensqualität zu verbessern. Tatsächlich gibt es viele Argumente dafür, dass die Geschichte der Medizin in den letzten zwei- bis dreihundert Jahren eine Erfolgsgeschichte war: bahnbrechende Fortschritte in der Behandlung von bestimmten Infektionskrankheiten, etwa der Lungenentzündung, die Einführung revolutionärer neuer Operationsmethoden bis hin zur Organtransplantation, die Verringerung der Säuglingssterblichkeit und die Zunahme der Lebenserwartung in den wohlhabenden Ländern – was ließe sich nicht alles noch anführen, um diese These zu stützen! Alle diese Errungenschaften gehören zu unserem vom Streben nach materieller Sicherheit und Vertrauen in die Technik geprägten Lebensstil. Die medizinische Fürsorge und Ausgestaltung aller Lebensschritte von der Empfängnis bis zum letzten Atemzug ist eine Selbstverständlichkeit geworden. Doch wir leben in einer Wendezeit, und unter Fachleuten ist es heute mehr denn je umstritten, wie diese zweifellos wichtigen Entwicklungen zu bewerten sind. Ist die Zurückdrängung der Tuberkulose medizinischen Maßnahmen zu verdanken – oder insgesamt veränderten Lebensweisen und -standards, etwa hinsichtlich Sauberkeit, Ernährung, Arbeitsbedingungen und Erholungsmöglichkeiten in der Freizeit? Gab es nicht auch in früheren Zeiten Epidemien (Pest u.a.), die seit einigen Jahrhunderten auch ohne spezifische medizinische Intervention oder Prophylaxe keine Bedrohung mehr darstellen? Haben nicht neue Herausforderungen in Gestalt von chronischen Krankheiten wie Krebs, Arteriosklerose und Alzheimer an Ausmaß und Bedeutung gewonnen, und ist die moderne Medizin diesen modernen Pestilenzen gegenüber nicht genauso machtlos, wie es die mittelalterliche Medizin gegenüber der Lungenschwindsucht war?

Von der materialistischen Weltanschauungsmedizin zur psychosozialen Gesundheit

Unser Leben ist durch und durch medikalisiert – aber verfügen wir deshalb über mehr Gesundheit? Nach einer aktuellen Definition der Weltgesundheitsorganisation (WHO) ist Gesundheit auch gekennzeichnet durch:

- Ein stabiles Selbstwertgefühl.
- Ein positives Verhältnis zum eigenen Körper.
- Die Fähigkeit zu Freundschaft und sozialen Beziehungen.
- Eine intakte Umwelt.
- Eine sinnvolle Arbeit und gute Arbeitsbedingungen.
- Eine lebenswerte Gegenwart und die begründete Hoffnung auf eine lebenswerte Zukunft.

Wenn man diese psychosozialen Kriterien zugrunde legt, ist Skepsis angebracht.

Angesichts all dieser offenen Fragen erscheinen die Erfolge der Medizin in einem anderen Licht. Könnte es nicht sein, dass die Zuversicht, das Vertrauen und die Hoffnungen, welche in die Medizin gesetzt werden, weniger sachlich begründet sind als darin wurzeln, dass immer noch große Bevölkerungsschichten das Wertesystem und die materialistische Weltanschauung des medizinischen Establishments teilen? Der Einfluss und die Vormachtstellung von pharmazeutischen Großkonzernen geraten zu Recht immer wieder ins Kreuzfeuer der Kritiker des „medizinisch-technischen Komplexes".

Wie aber sollte es in unserer pluralistischen Gesellschaft mit ihrer Vielfalt an Wahlmöglichkeiten, auch im Gesundheitswesen, einer Handvoll von Unternehmen gelingen, das Verhalten von Ärzten und die Anspruchshaltung von Patienten so umfassend zu bestimmen, wenn nicht für alle Beteiligten dasselbe mechanistische Menschenbild leitend wäre? So wird heute beispielsweise niemand dazu gezwungen, regelmäßig Medikamente einzunehmen, welche den Cholesterinspiegel, einen wichtigen, wenn auch längst nicht den wichtigsten, Risikofaktor für Herz- und Gefäßkrankheiten zu senken. Dennoch ziehen viele Menschen diese mit vielen Nebenwirkungen behaftete Möglichkeit der Manipulation ihres Stoffwechsels vor – obwohl es andere wirksame und völlig harmlose Möglichkeiten gibt, die außerdem Freude machen und das alltägliche Leben bereichern können. Durch Umstellung der Ernährungs- und Lebensweise ist es z.B. möglich, nicht nur den Cholesterinspiegel und weitere Risikofaktoren für Herzerkrankungen zu reduzieren, sondern zugleich einer Vielzahl anderer Leiden, darunter Krebs, vorzubeugen.

Letzten Endes ist auch die allgemeine Anerkennung, die bestimmte medizinische Maßnahmen finden, der Ausdruck von kollektiven Glaubenssätzen und Überzeugungen, die bestimmen, was in unserer Gesellschaft als „wissenschaftlich" und „gesichert" gilt.

Diese Überzeugungen befinden sich jedoch in einem dramatischen Wandel. Auch nach Erkenntnissen der WHO ist heute die Mehrzahl aller Erkrankungen durch einen falschen Lebensstil verursacht. Wie aber kann man hier Abhilfe schaffen? Mit Sicherheit nicht durch allgemeine Ratschläge und Patentrezepte von Gesundheitsaposteln, denn wir Menschen sind so verschieden, dass allgemeine Konzepte nur selten greifen.

Das Gesundheitswesen wird immer teurer, zugleich ineffektiver und dadurch zu einer extremen Belastung für die Volkswirtschaften. Politiker und Ärzteverbände wissen hier keine Abhilfe, zumal die demographische Entwicklung in Richtung auf immer mehr alte und kranke Menschen verläuft. Zusätzlich nehmen in vielen Bereichen die krankheitsbedingten Ausfallquoten am Arbeitsplatz zu. Darin, dass immer weniger Gesunde für immer mehr spontan Erkrankte und solche Menschen, die für ihre Krankheiten selbst verantwortlich sind.

Angesichts wachsender Krankheitsprobleme von sozialer Relevanz – Substanzabhängigkeiten, seelische Störungen und Vereinsamung, wachsende Kriminalität und Gewaltbereitschaft bis hin zum terroristischen Massenmord – gerät zunehmend ein Begriff in der Mittelpunkt, der die früher selbstverständlichen Bezüge von Gesundheit, Krankheit und Lebensweise wieder auf den Punkt bringt: die psychosoziale Gesundheit. Die Medizin steht bei der Entdeckung dieser Beziehungszusammenhänge – der Wechselwirkungen von geistigen Aktivitäten, seelischen Befindlichkeiten, sozialen Verhältnissen und Gesundheit – heute zwar noch ganz am Anfang, aber der Mensch rückt wieder in den Mittelpunkt. Mediziner, die sich der Erforschung dieser komplexen Phänomene widmen, müssen vielfach noch auf Prestige und finanzielle Zuwendungen verzichten.

Doch die Wirtschaft beginnt allmählich das gewaltige ökonomische Potential zu entdecken, das hier schlummert, denkt man z.B. an die vielfältigen positiven Effekte von gesundheitsfördernden Maßnahmen am Arbeitsplatz – von der Verringerung des Krankenstandes bis hin zur Förderung von Kreativität, Eigenaktivität und Teamgeist.

Liebe heilt - nicht nur kranke Herzen

Die Ineffektivität, mit der heute vielfach noch unter den Vorgaben eines eindimensionalen, monokausalen, mechanistischen Ansatzes, der die psychosoziale Wirklichkeit ausklammert, medizinische Problemlösungen angestrebt werden, ist mittlerweile in zahlreichen groß angelegten Studien in der ganzen Welt deutlich geworden. Das Paradigma der Schulmedizin, das darin besteht, dass eine Krankheit auf eine isolierte Ursache zurückzuführen und nach einer spezifischen Arznei oder einer sonstigen, für alle Menschen in der gleichen Weise geltenden Maßnahme zu suchen sei, welche diese Ursache ausschalten soll, muss in den Zeiten der Systemwissenschaft einer neuen Einsicht weichen: Krankheiten sind durch das Wechselwirken einer Vielzahl von mitursächlichen und sich gegenseitig beeinflussenden Faktoren bedingt. Einen eindimensionalen, spezifischen Ursachenzusammenhang gibt es ebenso wenig wie eine standardisierte, spezifische Therapie.

„Warum sollen ausgerechnet Standardrezepte, die am industriellen Laboratoriumstisch entworfen wurden, heilsamer sein als Lösungsansätze, die sich am Individuum, dessen Umfeld und dessen Beziehungen orientieren?"

Hinzu kommt, dass jeder Mensch ein einmaliges, individuelles Wesen ist, das sich zudem in fortwährender Entwicklung befindet und ständig eine Vielzahl neuer Verbindungen eingeht und neuen Einflüssen ausgesetzt ist. Für jedes Problem, mit dem er zu einem bestimmten Zeitpunkt konfrontiert wird, muss eine einmalige, individuelle Lösung kreiert werden - Krankheiten machen davon keine Ausnahme. Warum sollten ausgerechnet hier allgemeine, monokausal ausgerichtete Standardrezepturen, die am Laboratoriumstisch entworfen werden, eher greifen als Lösungen, die sich am Individuum, dessen Lebensumfeld und seinem Beziehungszusammenhang orientieren?

Seit Jahrzehnten weiß man um das Vorhandensein bestimmter physischer Risikofaktoren für die Entstehung von chronischen Krankheiten wie z.B. Herz- und Gefäßerkrankungen, Magengeschwüren und manchen Krebsarten. Männer, die rauchen, einen erhöhten Cholesterin- und Blutzuckerspiegel, Bluthochdruck und eine entsprechende genetische Veranlagung aufweisen, neigen bekanntlich vermehrt dazu, im Laufe ihres Lebens an Angina pectoris und Herzinfarkt zu erkranken. Zugleich konnte aber an Zehntausenden von Patienten nachgewiesen werden, dass psychosoziale Positivfaktoren wie das Gefühl, geliebt zu werden und seelische Unterstützung durch die Ehefrau zu erfahren, selbst bei Vorliegen mehrerer Risikofaktoren vor einer Erkrankung schützen

– wirkungsvoller als jede in der Apotheke erhältliche Arznei. Bei Männern mit Risikofaktoren, denen eine liebende Frau fehlt, war die Erkrankungsrate hingegen fast doppelt so hoch. Je höher der Cholesterinwert und der Blutdruck, je ausgeprägter Angst und Stress waren, umso bedeutungsvoller die ihnen entgegengebrachte Liebe und Unterstützung.

Dass erlebte Liebe und soziale Unterstützung vor Krankheiten schützen, belegen mittlerweile eine ganze Reihe von Untersuchungen bei einer Vielfalt von Erkrankungen vom Zwölffingerdarmgeschwür bis hin zu Krebserkrankungen wie dem Brustkrebs, wo z.B. die Teilnahme an unterstützenden Gruppenaktivitäten sehr viel wirksamer ist als jedes auf dem Markt befindliche, der Vorbeugung des Wiederauftretens der Geschwulst oder von Metastasen dienende konventionelle Medikament. Vieles deutet darauf hin, dass weniger das objektiv zu messende Ausmaß der sozialen Unterstützung (etwa in Form von praktischen und materiellen Hilfen im Krankheitsfalle) eine Rolle zu spielen scheint, als die individuell erlebte, menschliche Qualität der Nähe. In vielen Fällen können Medikamente hilfreich sein. Oft sind sie notwendig, manchmal lebensrettend. Jedoch werden sie, wie auch andere medizinische Maßnahmen, in ihrer Wirkung blockiert, wenn die seelischen Bedürfnisse, von den spirituellen ganz zu schweigen, unberücksichtigt bleiben.

Patienten mit schweren Erkrankungen, aber auch noch Gesunde mit Risikokonstellationen erleben heute die Notwendigkeit der Einbeziehung der psychosozialen Dimension der Gesundheit und versuchen zunächst, mit dem Arzt über ihre Lebensverhältnisse zu sprechen und ein persönliches Verhältnis aufzubauen. Häufig suchen sie Hilfe durch alternative Verfahren, auch weil dort die Bereitschaft, aufmerksam zuzuhören, eine Voraussetzung für die erfolgreiche Behandlung ist.

In den USA werden bereits mehr als die Hälfte des Geldes im Gesundheitswesen für alternative Verfahren ausgegeben. Während die Kassenmedizin immer mehr zu einem bürokratisch durchorganisierten, standardisierten Massenbetrieb wird, ist das Bedürfnis, mit einem Arzt über persönliche Probleme zu sprechen, häufig so groß, dass Patienten auch bereit sind, ihn dafür aus eigener Tasche zu bezahlen. In Deutschland wird diese Entwicklung freilich noch durch die weit verbreitete „Vollkasko-Mentalität" blockiert, die vielfach mit einem illusionären Anspruchsdenken einher geht: Alles Gewünschte soll „auf Versichertenkarte" verwirklicht werden. Zugleich zwingen die Krankenkassen die Ärzte dazu, immer mehr Patienten in immer kürzerer Zeit auf festgelegte und phantasielose Weise zu behandeln. Tatsächlich gibt es immer noch Menschen, die der von interessierten politischen Kreisen lancierten Illusion folgen, dass für alles, was der Gesundheit diene, die Gesellschaft aufzukommen und zu sorgen habe. Im Falle einer schweren Krankheit neigen sie eher dazu, zu leiden und eine verkürzte Lebenswartung in Kauf zu nehmen, als Selbstverantwortung und Eigenaktivität, auch in finanzieller Hinsicht, zu entwickeln. Hier haben auch engagierte Mediziner kaum Möglichkeiten für ein individuelles Vorgehen im Sinne des psychosozialen Ansatzes. Auf der anderen Seite wächst auch hierzulande in politischen Kreisen die Einsicht, dass die gezielte Stimulation von Eigenaktivitäten, nicht nur im medizinischen Bereich, systemische Effekte in Richtung auf mehr psychosoziale Gesundheit nach sich zieht.

Der Heidelberger Professsor Ronald Grossarth-Maticek konnte diese Systemeffekte in großen Studien belegen. Menschen, die es lernen, eine größere Selbstverantwortung und Risikobereitschaft in der Verfolgung wichtiger persönlicher Ziele von hoher emotionaler Bedeutung zu entwickeln, tragen nicht nur in höherem Maße zum Gemeinwohl bei, sondern neigen auch weniger zur Entwicklung von Krankheiten und haben im Erkrankungsfall die besseren Heilungschancen. Diese Menschen fordern weder die Gesundheit als Bringleistung von der Gesellschaft ein, noch streben sie nach ihr um des Gesundseins willen. Sie wollen gesund sein, weil sie kreativ und tätig sein wollen, und weil sie in ihrer Tätigkeit Lebenslust und Sinnerfüllung erfahren können, oder mit anderen Worten: von Begeisterung und Liebe geleitet sind.

Für solche heilsamen Eigenaktivitäten in Richtung auf mehr
Autonomie und Kreativität, mehr Lust und mehr Liebe gibt es
jedoch kein Standardrezept. Im Gegenteil kann die Abhängigkeit von professionellen Ratgebern und ihren gutgemein-
ten, aber schablonenhaften Anweisungen für eine „gesündere" Lebensweise dazu beitragen, den Sinn für die eigenen
Bedürfnisse, die eigene Lust und das eigene Wohlbefinden
als Maßstab für die Gesundheit gänzlich zu verlieren.

Dean Ornish – ein Pionier der neuen Ganzheitsmedizin
Ein Vorkämpfer der zeitgemäßen psychosozialen Ganzheitsmedizin ist der amerikanische Arzt Dean Ornish. Bereits
1977, als er noch im dritten Semester Medizin studierte,
begann er umfassende Forschungsarbeiten, mit dem Ziel festzustellen, wie sich das Fortschreiten von arteriosklerotischen
Blockierungen der Herzkranzgefäße – eine der häufigsten
Todesursachen – verlangsamen, aufhalten oder sogar rück-
gängig machen lässt. Mit modernsten diagnostischen Verfahren konnte er den sensationellen Nachweis erbringen, dass
auch ganz ohne Operationen und medikamentöse Maßnahmen selbst bei schweren Verschlüssen der Herzkranzgefäße
Heilungen schon nach wenigen Wochen möglich sind, wenn
Interventionen hinsichtlich der Ernährungsweise, verbunden
mit regelmäßiger Körperbewegung, der Teilnahme an Gruppenaktivitäten (support groups) und individuelle Methoden
der Stressreduktion eingesetzt wurden.

*„Koronare
Herzkrankheit:
Heilung ist möglich
– auch ohne Eingriffe
und ohne Medikation."*

Diese Aufsehen erregenden Resultate wurden in angese-
henen internationalen Fachzeitschriften publiziert und
auf kardiologischen Fachkongressen vorgestellt - mit dem
Ergebnis, dass heute in den USA Meditation und Stressmanagement zum therapeutischen Repertoire zahlreicher kardi-
ologischer Kliniken gehören. Ärzte, die ihr Geld mit Her-
zoperationen und anderen invasiven Eingriffen verdienen,
sehen die Behandlungsmethoden von Ornish hingegen eher
als wirtschaftliche Bedrohung an und bekämpfen sie seit-

her. Bei der Analyse der Studienergebnisse zeigte sich, dass bestimmte seelische Maßnahmen genauso wichtig waren wie z.B. das Einhalten der cholesterinarmen Diät. Aus Sicht der Studienteilnehmer hatten jene emotionalen Prozesse, die nur schwer zu messen und wissenschaftlich darzustellen waren, sogar die größte Bedeutung. Im Einzelnen handelte es sich um folgende Faktoren:

• Die Wiederentdeckung innerer Quellen von Wohlgefühl, Frieden und Glück.
• Das Erlernen von Kommunikationsfähigkeiten, die engere Beziehungen zu nahestehenden und geliebten Menschen ermöglichten.
• Die Schaffung enger vertrauensvoller Kontakte zu anderen Menschen.
• Die Entwicklung von Mitgefühl und Einfühlungsvermögen sich selbst und anderen gegenüber.
• Die direkte Erfahrung der transzendenten Verbundenheit allen Lebens.

Liebe, Verbundenheit und menschliche Nähe als echte Heilfaktoren für kranke Herzen – was lag näher, als von der „seelischen Öffnung" des Herzens zu sprechen, welche die chirurgische Öffnung des Brustkorbes und die mechanische Erweiterung oder Überbrückung der Herzkranzgefäße zu ersetzen oder zumindest wirksam zu ergänzen vermochte? Heute ist Dean Ornish Professor an der medizinischen Fakultät der Universität von Kalifornien und Gründungsdirektor des dortigen Instituts für Ganzheitsmedizin. In den USA ist er weit über Fachkreise hinaus ein gefragter Bestsellerautor und Arzt, der u.a. als persönlicher Arzt von Bill Clinton große Popularität erlangte. Sein Behandlungskonzept: das der seelischen Öffnung, emotionalem und geistigem Wachstum, eine weitaus größere Bedeutung als der physischen Organbehandlung zumisst, fußt auf einem komplexen, aber dennoch nachvollziehbaren Menschenbild, bei dem westliche und östliche Ansätze integriert werden mit dem Ziel, das mechanistische Modell zu erweitern – im Falle des Herzens um so-

ziale, emotionale und spirituelle Dimensionen, die weit über
die verächtliche Vorstellung vom Herzen als einer physischen
Pumpe hinaus gehen. Liebe – erfahren im menschlichen Umfeld oder in der Meditation im Sinne einer tiefen Verbundenheit – ist für Ornish die eigentliche Heilkraft, die unmittelbar
der Erfahrung unserer kosmischen Verbundenheit und des
tieferen Sinns unseres Daseins auf der Erde – dem Planeten
der Liebe – geschöpft wird.

Rudolf Steiner - ein Vorreiter des Bewusstseinswandels in der Medizin

Die von Dean Ornish in der Herztherapie entdeckte und
wissenschaftlich bewiesene Überlegenheit der gesundmachenden seelischen Kräfte beruht auf menschlichen Fähigkeiten, die sich in unserer Kultur seit vielen Jahrzehnten
vorbereiten. Rudolf Steiner nannte diese neue Fähigkeit der
psychischen Behandlung und Verhütung von Krankheiten
„die hygienisch okkulte Fähigkeit". Am 1. Dezember 1918
führte er in einem Vortrag in Dornach aus, dass voraus-
schauende Kreise bereits davon ausgehen würden, „dass in
Zukunft die materialistische Medizin keinen Boden haben
wird". Die Bezeichnung „okkult", die Steiner in diesem Vortrag auch für zukünftig in Erscheinung tretende Fähigkeiten
in der Beherrschung von technischen Zusammenhängen und
der Kontrolle des vorgeburtlichen Lebens („mechanischer
Okkultismus" und „eugenetischer Okkultismus") wählte,
deutet darauf hin, dass diese Fähigkeiten zunächst verborgen
in den Menschen angelegt sind und erst entwickelt werden
müssen. Das würde für den „hygienischen Okkultismus"
allerdings „sehr bald", so Steiner 1918, der Fall sein. Der
Entwicklung des „hygienischen Okkultismus" würde die
Erkenntnis zugrunde liegen, „dass das menschliche Leben,
indem es von der Geburt bis zum Tode verläuft, nach einem
Prozess verläuft, der ganz identisch ist mit einem Krankheits-
prozess". Diesen krankmachenden Kräften gegenüber, die
mit den Bedingtheiten unseres Lebens zusammenhängen,
müsse man die gesundmachenden seelischen Kräfte geltend

machen, welche dieselben Seelenkräfte seien, die auch übersinnliche Erlebnisse ermöglichen würden. Durch zahlreiche Untersuchungen, welche die Bedeutung von spirituellen Gipfelerlebnissen für die Gesundheit aufzeigen, wurden diese Ausführungen Steiners bestätigt, u.a. durch den bekannten Psychologen Abraham Maslow, der die Fähigkeit zu übersinnlichen Erlebnissen als eines der typisches Merkmale von Menschen beschrieb, die sich durch überdurchschnittliche Gesundheit auszeichnen.

Auch Dean Ornish hatte die Bedeutung von meditativ erlebten Transzendenz- und Verbundenheitserlebnissen für die Behandlung von Herzerkrankungen erkannt. Es ist für mich immer wieder faszinierend festzustellen, mit welcher Exaktheit Rudolf Steiner bereits am Anfang des letzten Jahrhunderts gegenwärtig sich vollziehende geistige Entwicklungen vorausbestimmen konnte.

Sex oder Askese – beides kann gesund sein

Warum die seelische Öffnung des Herzens so viel wirkungsvollere, nachhaltigere und systemisch wirkende Effekte nach sich zieht, als die chirurgische oder medikamentöse Freilegung der materiellen Strukturen, ist zunächst ein Rätsel, dem viele Ärzte bis heute mit Ablehnung begegnen, weil sie einfach nicht glauben können, was nicht sein darf, da es ihren Grundannahmen widerspricht. In der Anthroposophischen Medizin arbeiten wir hingegen mit Begriffen, die hier weiterhelfen können: dem Begriff des Ätherleibes als Träger der Lebenskräfte und dem Astral- oder Bewusstseinsleib als Organisation, die dem Seelenleben zugrunde liegt. In beiden Fällen handelt es sich weniger um „Leiber" im herkömmlichen Sinne als um Kraftsysteme, die in eine Vielfalt von geistigen und kosmischen Prozessen einbezogen sind. Der physische Leib und der Ätherleib (das System der kosmisch eingebundenen Lebenskräfte) entwickeln sich zunächst unabhängig voneinander. Die Anlage des physischen Leibes entsteht im Mutterleib durch die Befruchtung. Der Ätherleib hingegen ist kosmischen Ursprungs, er bildet sich um das seelisch-geistige Menschenwesen, Bewusstseinsleib und Ich, herum – den Wesenskern, der sich zu einer neuen physischen Inkarnation anschickt.

Während der Embryonalentwicklung und insbesondere bei der Geburt, in dem Moment, in dem die Atmung einsetzt, vereinigt sich der Ätherleib (und mit ihm der Bewusstseins-leib und das Ich) mit dem physischen Leib. Der kosmische und der irdische Mensch werden eins. In dem Maße, wie sich der Ätherleib nun an den physischen Leib anpasst, gibt er seine Verwandtschaft mit den kosmischen Kräften und damit einen Teil seiner Regenerations- und Heilkräfte an den Bewusst-seinsleib, den Träger des Seelenlebens, ab. Das hat zur Folge, dass die menschliche Gesundheit von jetzt an in dem Maße gefährdet ist, wie der Ätherleib nicht mehr den notwendigen Ausgleich herstellen kann, wenn etwa äußere Einflüsse oder innere Faktoren das Gleichgewicht der Lebenskräfte stören. Dieser Metamorphose von Lebenskräften in Seelenkräfte verdankt der Mensch seine Freiheit und Selbständigkeit, die er auf der Grundlage eines bewussten Seelenlebens entfalten kann. Es handelt sich dabei um jenen Prozess, von dem Stei-ner im Zusammenhang mit dem „hygienischen Okkultismus" sprach, der dem menschlichen Leben zwischen Geburt und Tod zugrunde liegt und die tiefere Ursache der Krankheit dar-stellt. Auch äußere Noxen (Krankheitsursachen) und Risiko-faktoren können so leichter die Lebenskräfte und damit auch die physische Organisation schwächen.

„Der Umwandlung von Lebenskräften in Seelenkräfte verdanken wir unser Selbstbewusstsein, unsere Freiheit und Selbständigkeit. Dadurch wird aber das Gleichgewicht unserer Lebenskräfte gestört."

Der Mensch verfügt durch das gewonnene Bewusstsein aber über wirksame seelische Möglichkeiten des Ausgleichs: Er vermag Ich-gesteuerte seelische Eigenaktivitäten zu entfal-ten, womit er die systemischen Heilfaktoren, die der Äther-leib an den Astralleib abgegeben hat, wieder freisetzt. Diese seelischen Heilkräfte können auf vielfältige Weise stimuliert werden: durch Herausforderungen des Schicksals und biogra-phische Einflüsse, anregende Beziehungen zu Mitmenschen, vielfältige schöpferische Tätigkeiten, praktizierte Religiosität und systematische Übungen, wie sie auch in der Anthroposophie entwickelt wurden mit dem Ziel, jenes Verbundenheitsgefühl wieder herzustellen, von dessen Wirksamkeit sich Dean Ornish in seinen Studien überzeugen konnte. So viele Menschen es gibt, so viele Möglichkeiten gibt es, die individuellen gesundheitsfördernden Seelenkräfte zu aktivieren. Wo das auf der Grundlage von Versuch und Irrtum geschieht, sind es häufig das Erleben von Sinnerfüllung, Sicherheit, Wohlbefinden und Lust, aber auch religiöse und mystische Erlebnisse, die anzeigen, dass der richtige Weg eingeschlagen wurde.

„So viele Menschen es gibt, so viele Wege gibt es, Selbstheilungskräfte zu wecken."

Zeitgemäße Therapieformen wie das von Ronald Grossarth-Maticek entwickelte Autonomietraining legen größten Wert darauf, das Individuum zur dieser Eigenaktivität anzuregen, ohne konkrete Anweisungen zu geben, weil schon in der autonomen Eigenaktivität ein gesundheitsfördernder Effekt an sich liegt. Abhängigkeiten von bestimmten Vorgaben, Erlebnissen, Personen oder Institutionen stellen hingegen gesundheitliche Risikofaktoren dar. Der Weg ist hier das Ziel! Ob ein Mensch z. B. durch die Entwicklung einer lustbetonten, kommunikativen Sexualität mit vielen Partnern oder durch die zeitweise Abkehrung von der Sexualität in der Durchführung bestimmter spiritueller Übungen jene Zustände erreicht, die er für sein Wohlgefühl und seine persönliche Sinnerfüllung braucht, ist sehr individuell und von einer ganzen Reihe von Faktoren abhängig. Dies zu beurteilen ist nur dem individuellen Erleben und Ermessen zugänglich. „Es gibt so viele Gesundheiten, wie es Menschen gibt: für jeden Menschen seine individuelle Gesundheit". (Rudolf Steiner) Ein fröhlicher, kontrollierter Hedonismus im Umgang mit vielfältigen Lustquellen kann ebenso gesundheitsfördernd sein wie die emotionale Sicherheit einer auf Vertrauen basierenden, lebenslangen Zweierbeziehung oder die Askese eines fröhlich-gelassenen Zen-Mönches, der in der Einsamkeit ein Gefühl der tiefsten Verbundenheit und Einheit mit allen Wesen erreicht.

In der Anthroposophischen Medizin hingegen spielen meditative Übungen für den Arzt eine große Rolle, um aus der erlebten seelischen Verbundenheit mit der Umwelt, den Mitmenschen und dem Kosmos auch konkrete Arzneimittel zu finden, die im individuellen Falle genau die Schwäche auszugleichen oder die Funktion anzuregen in der Lage sind, die der Organismus braucht, um einen Krankheitszustand zu überwinden oder ein Ungleichgewicht auszugleichen. Beide Möglichkeiten – seelische Heilung und Unterstützung durch Medikamente – ergänzen sich in diesem Konzept in idealer Weise, weil auch der Arzneimittelfindung ein aktiver seelischer Vorgang des Aufsuchens der heilsamen Kräfte zugrunde liegt, den der Arzt in diesem Falle für den Patienten vollbringt. In akuten Krankheitssituationen ist eine Hilfeleistung oft nicht anders möglich, als mit medikamentösen und anderen Maßnahmen die Lebenskräfte zu stärken und der physischen Organisation überbrückend zur Hilfe zu kommen. Nachhaltige, wirkliche Heilungen kommen jedoch immer durch seelische Eigenaktivitäten zustande. Nicht äußere Maßnahmen heilen, sondern, so Rudolf Steiner: »Das Gewahrwerden einer inneren Tätigkeit ist das Gesundende.« Es gibt allerdings auch Medikamente wie das vor allem bei Krebs eingesetzte anthroposophische Mistelpräparat Iscador, welche die seelische Selbstregulation stärken und damit die gesundende innere Aktivität stimulieren. Solchen Arzneien mit nachgewiesenen komplexen Positiveffekten auf das System Mensch gehört die Zukunft.

„Hygienischer Okkultismus" – eine anthroposophische Spezialität?

Tatsächlich ist der „hygienische Okkultismus", der sich nach Steiners Hinweisen zunächst in Mitteleuropa entwickeln sollte (der mechanische hingegen im Westen, und der eugenetische in Asien) zu Beginn des 21. Jahrhunderts ein globales Phänomen, das geeignet ist, die Medizin und das Gesundheitswesen zu revolutionieren. Dabei wurden nicht selten, neben Vorstellungen und Denkweisen aus der modernen Physik und der Systemtheorie, auch östliche Traditionen der Gesundheitsförderung und der seelischen Übung, z.B. durch Meditation und Yoga, weiterentwickelt und integriert. Dennoch – auch wenn Steiners Hinweise von seinen Schülern zunächst nicht direkt weiterverfolgt wurden, kann die Anthroposophie heute noch eine wichtige Hilfe dabei sein, die Wirksamkeit von seelischen gesundmachenden Kräften in der Behandlung von schweren und schwersten Erkrankungen sowie in der Gesundheitsvorsorge zu verstehen und diese Kräfte einzusetzen. Hervorzuheben ist die Initiative des anthroposophischen Arzneimittelherstellers Weleda, der als Weltneuheit ein auf den neuesten wissenschaftlichen Erkenntnissen basierendes Integratives Selbstregulations-Training (IST) zur seelischen Aktivierung von Krebskranken installiert hat.

LITERATUR:

• Dean Ornish et al.: Can lifestyle changes reverse coronary heart disease? Lancet 1990; 336: 129-33
Dean Ornish: Revolution in der Herztherapie, dt. Ausgabe, Kreuz Verlag Stuttgart, 1992
• Dean Ornish: Love and Survival. 8 Pathways to Intimacy and Health. Harper Collins, New York 1998. Deutsche Ausgabe: Die revolutionäre Therapie: Heilen mit Liebe, Schwere Krankheiten ohne Medikamente überwinden, dt. Ausgabe, Mosaik Verlag München 1999
• Ronald Grossarth-Maticek: Systemische Epidemiologie und präventive Verhaltensmedizin chronischer Erkrankungen, Walter de Gruyter Berlin, New York, 1999
• Ronald Grossarth-Maticek: Autonomietraining, Walter de Gruyter Berlin, New York, 2000
• H. Stierlin, R. Grossarth-Maticek: Krebsrisiken-Überlebenschancen Carl-Auer-Systeme Verlag, Heidelberg 1998
• Nefiodow, Leo A.: Der sechste Kondratieff: Wege zu Produktion und Vollbeschäftigung im Zeitalter der Information, 5. Aufl. Rhein-Sieg-Verlag Sankt Augustin 2001
• Rudolf Steiner: Meditative Betrachtungen und Anleitungen zur Heilkunst, GA 316; Das Gesundheitsfieber im Lichte der Geisteswissenschaft, Vorträge vom 3. und 5. Dezember 1907, GA 56, Vortrag von 1. Dezember 1918, GA 173.

Das Konzept der psychosozialen Gesundheit lädt die anthroposophische Szene geradezu ein, sich auf ihre geistigen Wurzeln und esoterischen Dimensionen zu beziehen und zugleich eine Chance für den Aufschluss zu aktuellen Entwicklungen wahrzunehmen. Diese finden heute weniger in den akademischen Institutionen statt, als im Lebensumfeld der Menschen, die nach neuen Wegen zu Sinnerfüllung, Gesundheit und Wohlbefinden suchen, und dabei nicht auf die vorgetretenen, standardisierten Wege des Industriezeitalters und seiner kollektivistischen Beglückungsstrategien vertrauen, sondern mit neuen sozialen Formen und Möglichkeiten des geistigen Wachstums und der Bewusstseinserweiterung, der Lebensführung und der Ernährung experimentieren. Wem es gelingt, den Begriff des „hygienischen Okkultismus" nicht nur als eine obskure anthroposophische Spezialität zu behandeln, sondern in ihm die schubkräftige globale Perspektive für ein zukünftiges Gesundheits-Wesen, das diesen Namen wirklich verdient, zu erkennen, kann man sich in der kulturell kreativen Szene des 21. Jahrhunderts mit dem erwachenden Bewusstsein für die neue Dimension des Heilens auch als Anthroposoph zuhause fühlen.

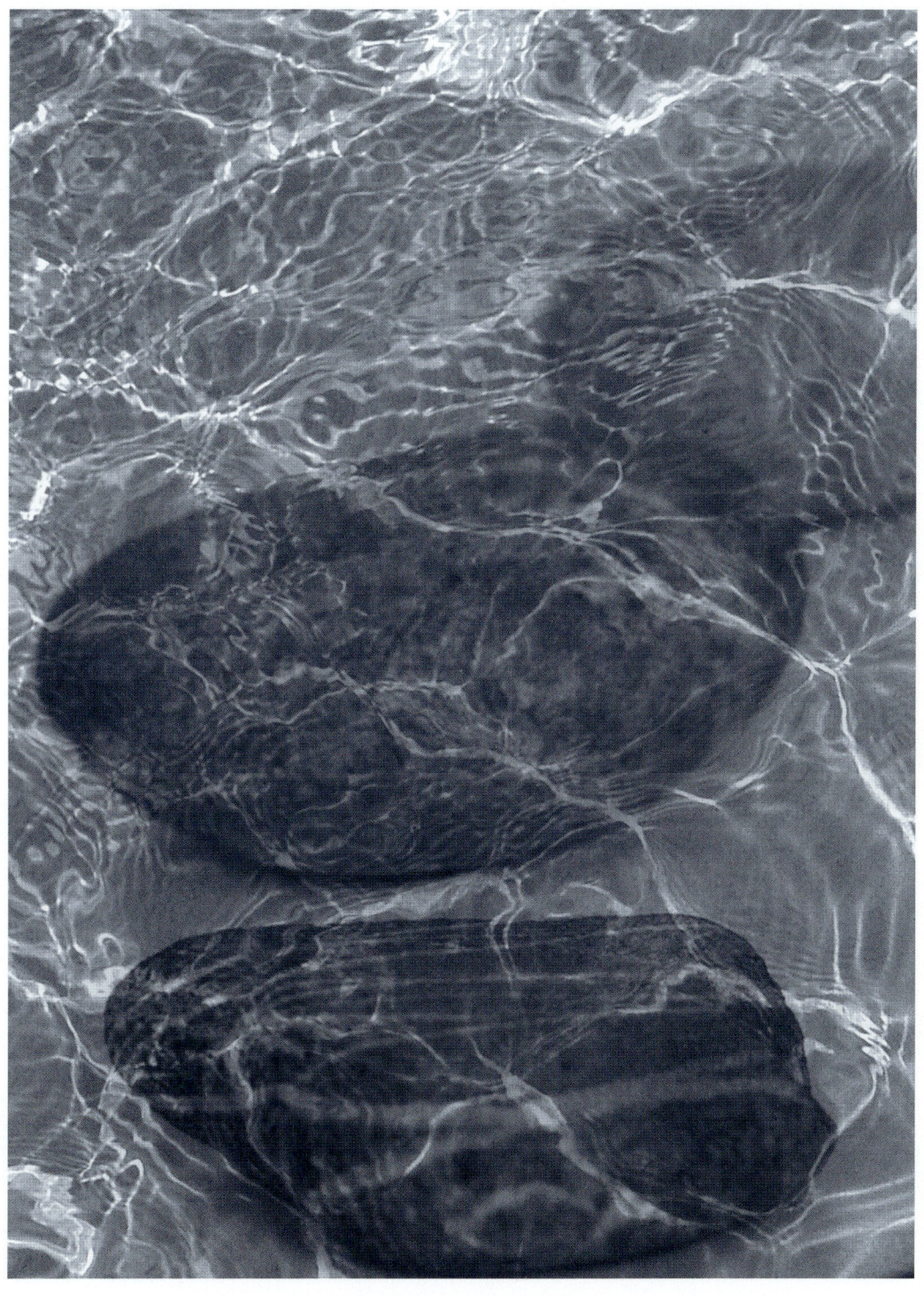

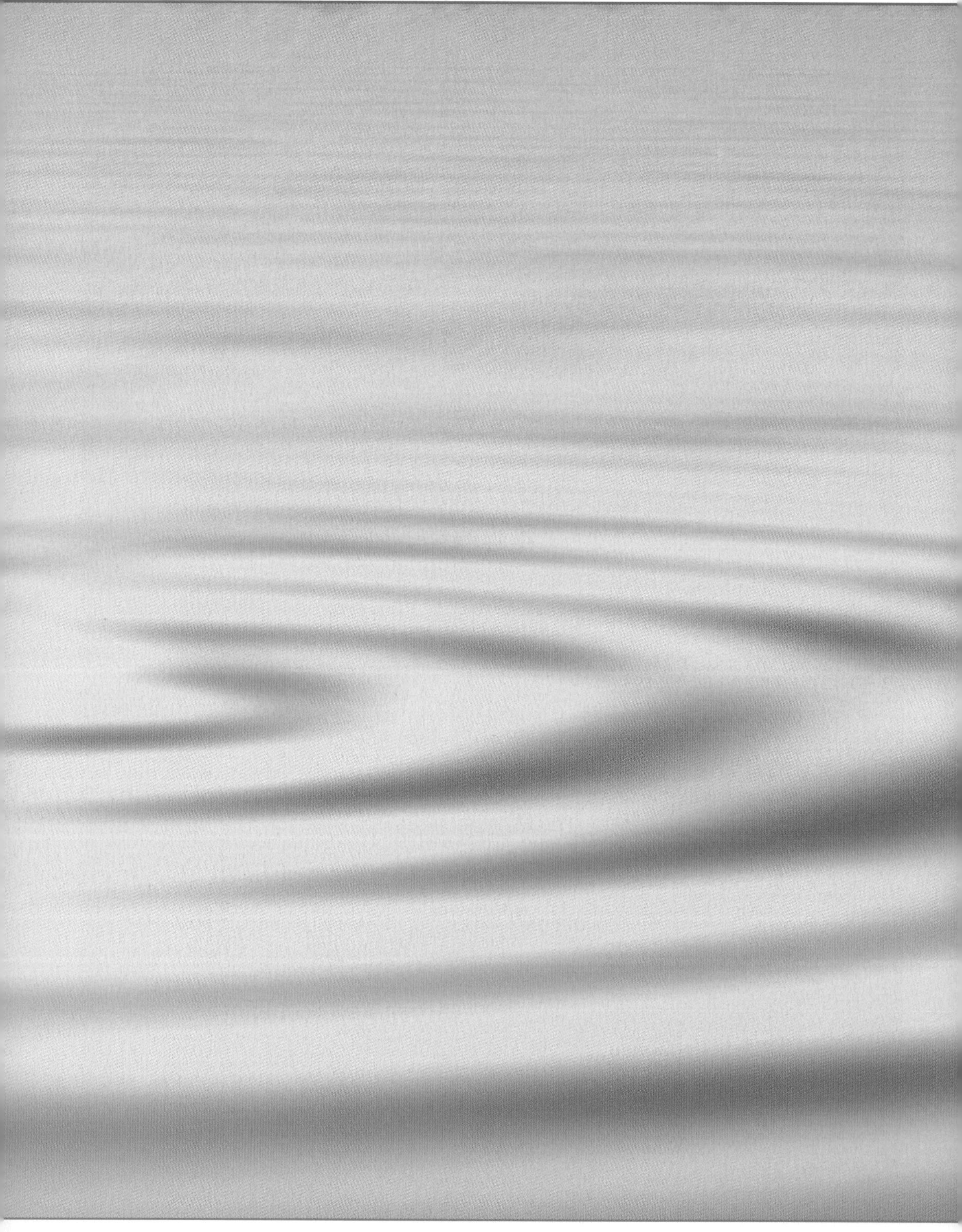

V. IM RHYTHMUS LIEGT DIE KRAFT
– GEHEIMNISSE DER CHRONO-MEDIZIN

1. Die Musik des Herzens

Die Erkundung des Mars ist ein spannendes Abenteuer, voller Überraschungen und mit vielen Querverweisen auf das Leben des Nachbarplaneten Erde. Eine besonders interessante Entdeckung wurde 1976 während der Viking-Mission zum roten Planeten gemacht. In einem Experiment wurde einer Probe Marsboden radioaktiv (14C) markierte Nährlösung hinzugefügt und anschließend die allmähliche Freisetzung von radioaktivem Gas gemessen. Das Gas wurde jedoch nicht, wie bei einer toten, rein mineralischen Bodenprobe ohne lebendige Bestandteile (z.B. Mikroorganismen) zu erwarten, kontinuierlich freigesetzt, sondern in rhythmisch wechselnden Konzentrationen. Die spätere Sichtung dieser Daten durch amerikanische Wissenschaftler hatte ergeben, dass diese Fluktuationen eine Periode von 24.66± 0,27 Stunden aufwiesen, was ziemlich genau der Tageslänge (einer Tag-Nacht-Periode) auf dem Mars entspricht. Joe Miller von der University of Southern California, der die Viking-Messergebnisse ausgewertet hat, ist überzeugt davon, dass es sich hierbei um eine Biosignatur handelt – d. h. um einen Hinweis für biologische Aktivität, für Leben.

„Die 24-stündige Periode ist die Einheit der Natur-Chronologie."

Miller hat seiner Interpretation eine Erkenntnis zugrunde gelegt und auf die Verhältnisse des Mars übertragen, die vor mehr als zweihundert Jahren schon der Weimarer Goethe-Arzt Christopf Wilhelm Hufeland in seiner populären Schrift *Makrobiotik* oder *Die Kunst das menschliche Leben zu verlängern* ausgesprochen hatte. Hufeland schrieb damals: „Die 24-stündige Periode, welche durch die regelmäßige Umdrehung unseres Erdkörpers auch allen seinen Bewohnern mitgeteilt wird, zeichnet sich besonders in der physischen Ökonomie des Menschen aus. In allen Krankheiten äußert sich diese regelmäßige Periode, und alle so wunderbar pünktlichen

Termine in unserer physischen Geschichte werden im Grunde durch diese einzelne 24-stündige Periode bestimmt. Sie ist gleichsam die Einheit der Natur-Chronologie."

Rhythmen, insbesondere 24-Stunden-Rhythmen, die mit dem Wechsel zwischen Tag und Nacht, zwischen Hell und Dunkel auf einem um die eigene Achse rotierenden Planeten korrelieren, sind eine universelle Signatur des Lebens. Der Gang der Sonne am Himmel ist so tief verankert in unserem Organismus, eingeprägt bis in genetische Strukturen, dass 24-Stunden-Rhythmen selbst noch bei Zellkulturen beobachtet wurden, die über 30 Jahre in völliger Dunkelheit aufbewahrt wurden. Biologische Rhythmen sind ubiquitär (überall vorkommend) und selbsterhaltend, d. h. sie finden sich bei allen Lebensformen und bleiben auch bei Abwesenheit äußerer Zeitgeber wie dem Hell-Dunkel-Wechsel von Tag und Nacht bestehen. Rhythmus ist die universelle Sprache des Lebens, von Mikroorganismen bis hin zum menschlichen Organismus und zu sozialen Organismen. Ihre Muster sind so charakteristisch, dass sie sogar bei der Suche nach außerirdischen Lebensformen als Indikator dienen. Unsere Stabilität, unsere Anpassungsfähigkeit und unsere Fähigkeit, uns in einer permanent sich verändernden Welt weiterzuentwickeln – all das verdanken wir den Rhythmen. Rhythmus ist die Quelle der Lebenskraft.

Leben ist Rhythmus

Was ist Leben? Diese Frage beschäftigt die Menschheit seit der Antike. Generationen von Biologen und Philosophen, Theologen und Weltraumforschern haben versucht, eine Antwort darauf zu finden. In der Naturwissenschaft wurden zunächst die physikalischen und chemischen Eigenschaften der Lebewesen untersucht. Der Aufbau, die Struktur und die Zusammensetzung der Organismen wurden erfasst und verzeichnet. In Anatomie und Biochemie konnten mit Hilfe von Elektronenmikroskopie und raffinierten Versuchsanordnungen kleinste Details dargestellt werden. Zuletzt wurde das menschliche Genom analysiert. Gegenüber der stofflich-morphologischen Seite gibt es aber noch einen wichtigen, komplementären Aspekt der Lebewesen, der lange vernachlässigt wurde: ihre zeitliche Ordnung.

Erst seit einigen Jahrzehnten wurde vermehrt wissenschaftliche Aufmerksamkeit darauf verwandt, dass Pflanzen, Tiere und Menschen nicht nur einen charakteristischen anatomischen Aufbau haben, sondern auch eine signifikante „Zeitgestalt", die sich in Form von biologischen Rhythmen darstellt. Diese Lebensrhythmen sind untereinander gekoppelt und bilden in ihrer Ganzheit beim Menschen ein autonomes „rhythmisches System". Alle Lebewesen weisen eine solche spezifische zeitliche Ordnung (Zeitgestalt) auf, die ebenso kennzeichnend ist, wie ihre Raumgestalt, d.h. ihre Morphologie. Weil diese zeitlichen Strukturen ganz charakteristische rhythmische Verläufe offenbaren, sind die neuen Forschungszweige Chronobiologie und Chronomedizin identisch mit Rhythmusforschung.

„Rhythmus ist ein durchgängiges Prinzip im Reich des Lebens."

Heute erst zeigt sich in großem Maßstab, wie zukunftsweisend bereits Rudolf Steiners paradigmatische Darstellung eines „rhythmischen Systems" vor nahezu 90 Jahren (in der Schrift *Von Seelenrätseln*, 1917, Gesamtausgabe Bd. 21) war. Dieser neue Ansatz, der mit einiger Verspätung nun in der Mainstream-Wissenschaft auftaucht, hat erstaunliche Einzelbefunde und Zusammenhänge zutage gefördert. Im Kontext der Weltraumforschung (vor allem der bemannten Raumfahrt im Ausnahmezustand des Wegfalls der terrestrischen Zeitordnung), der Hirnforschung (u. a. der Entdeckung des Schrittmacherzentrums im Gehirn) und der Genforschung hat die Chronobiologie in den letzten Jahren einen enormen Boom erlebt. Die Entdeckung von rhythmisch arbeitenden, so genannten „Uhren-Genen" bei Einzellern, Insekten, Säugetieren und beim Menschen hat auch den letzten Skeptiker davon überzeugt, dass Rhythmus ein durchgängiges Prinzip im Reich des Lebendigen ist. Mindestens zehn Prozent unserer Gene zeigen rhythmische Aktivität. Dadurch wird beispielsweise, im Einklang mit übergeordneten Rhythmen auf Organ- und Organismus-Ebene, der Auf- und Abbau von Eiweißen in Herz und Leber geregelt.

Zahllose Beobachtungen am Menschen und tierexperimentelle Studien haben gezeigt, wie gravierend Störungen dieses rhythmischen Systems für den ganzen Organismus sein können, bis hin zur Entwicklung von Krebs und anderen chronischen Erkrankungen. Ständig werden neue Erkenntnisse, etwa über die Bedeutung von gestörten Rhythmen für Psyche und Immunsystem oder die Diagnostik und Behandlung von Herz- und Kreislauferkrankungen gewonnen. Es gibt wohl keinen einzigen Parameter im menschlichen Organismus, der nicht schwingt, sich nicht im Rhythmus von Tag und Nacht und anderen Rhythmen fortwährend ändert und dabei eingebunden ist in ein größeres rhythmisches Ganzes.

Homöodynamik: Alles fließt, alles schwingt

Heute wissen wir, dass die meisten Laborwerte in der Medizin einer ausgeprägten Tagesrhythmik unterliegen, so dass der Zeitpunkt der Blutentnahme eine wichtige, leider immer noch unterschätzte Rolle spielt. Bei den Abweichungen, die beispielsweise die roten und weißen Blutkörperchen zu verschiedenen Abnahmezeitpunkten zeigen, handelt es sich nicht um zufällige Schwankungen um einen Mittelwert, sondern um den Ausdruck von rhythmischen Vorgängen im Körper. In Biologie und Medizin muss man daher heute Abstand von dem Modell der Homöostase (Lehre vom Fließgleichgewicht) nehmen. Die Theorie der Homöostase ging davon aus, dass Lebewesen bestrebt sind, chemische und physikalische Parameter, wie Blutzucker, Blutdruck oder Körpertemperatur konstant zu halten. Dieses kybernetische Modell stellte den Organismus als eine Art Thermostaten dar. Schwankungen wurden nur als lästige Normabweichungen erfasst. Das neue Paradigma wird Homöodynamik genannt. Homöodynamik bedeutet, dass die rhythmischen Schwingungen Ausdruck zielgerichteter Vorgänge im Organismus sind. Sie dienen entweder umfassenderen Funktionszielen (die ihrerseits wiederum in rhythmische Vorgänge eingebunden sind) oder gleichen zwischen gegenläufigen Tendenzen aus. Ein solches übergeordnetes Ziel wäre beispielsweise die Unabhängigkeit von der Nahrungsaufnahme oder Flüssigkeitszufuhr über bestimmte Zeiträume, wodurch sowohl Zeiten gesteigerter Wachheit und Leistungsbereitschaft, aber auch solche tiefer Ruhe und Entspannung, vor allem während des Nachtschlafes ermöglicht werden. Dieses Ziel ist nur durch eine rhythmische Organisation von Verdauung, Stoffwechsel und Nierenfunktion zu erreichen.

Im menschlichen Tageslauf unterscheidet man eine „ergotrope", leistungsorientierte Phase, die meist von 03.00 Uhr morgens bis 15.00 Uhr mit Höhepunkt am Vormittag reicht, von einer „trophotropen" Phase (15:00 - 03:00 Uhr), in welcher die Aufbau- und Erholungsvorgänge dominieren. Zwischen den gegensätzlichen Tendenzen und Zuständen von Aufbau und Abbau vermitteln unzählige körpereigene Rhythmen.

Die Bedeutung des Ausgleichs

Der ausgleichenden und vermittelnden Funktion der Rhythmen verdanken wir es, dass wir uns jeden Morgen erholt und ausgeruht den Aufgaben und Herausforderungen des Tages stellen können, was dieser auch bringen mag. Oft genug geraten wir mit unserem Organismus aber auch an scheinbar unüberwindliche Grenzen. Bei besonderen Belastungen, Krankheiten und Lebenskrisen können Anpassungsfähigkeit und Elastizität unseres rhythmischen Systems zunächst überfordert sein. Es kommt zu Regulationsstörungen und Entgleisungen. Die Selbstregulation kann dann darin bestehen, dass als Reaktion auf solche Einbrüche ein nächster Pendelschlag mit Extremauslenkung in die andere Richtung erfolgt. In typischer Weise sind solche reaktiven Rhythmen bei Fieberkurven oder während Rehabilitationskuren zu beobachten.

Hinter vielen landläufig als „krankhaft" betrachteten Vorgängen, wie fieberhaften Verläufen von Kinderkrankheiten oder geänderten Atmungsmustern bei Sauerstoffmangel, stecken zielgerichtete rhythmische Selbstregulationsversuche, welche zusätzliche Kräfte mobilisieren, „Notprogramme" aktivieren und die Selbstheilung ermöglichen und unterstützen. Wenn sich die Spontanrhythmen wieder einstellen, kann das auch mit übergeordneten Umstellungen wie einer Neuordnung des Tagesablaufes, neu gewonnenen Lebenseinstellungen oder Änderungen von Gewohnheiten einhergehen.

Die erneuernde Kraft der Rhythmen zeigt sich nicht nur im körperlichen Bereich, sondern auch in den vielfältigen körperlich-seelischen Wechselwirkungen. Eine gesunde, „rhythmische" Lebenseinstellung hält nicht am Alten fest, sondern stellt sich auf das Neue ein. Sie zeichnet sich durch Spontaneität und Offenheit aus und trägt ihre Früchte oft in Gestalt einer ausgeprägten Lern-, Wandlungs- und Entwicklungsfähigkeit bis ins hohe Alter. Umgekehrt entstehen viele typische Alterskrankheiten wie Alzheimer-Demenz, Mangeldurchblutung des Gehirns oder Altersdiabetes auf dem Boden gestörter rhythmischer Systemfunktionen (Störungen des Schlaf-Wach-Rhythmus, der Ernährungs- und Stoffwechselrhythmen, Bluthochdruck, Regulationsstarre des Herz-Kreislauf-Systems usw.)

„Eine gesunde, rhythmische' Lebenseinstellung hält nicht am Alten fest, sondern stellt sich auf das Neue ein."

Der Philosoph Ludwig Klages (1872 - 1956) wies auf die erneuernde Kraft des Rhythmus hin, indem er formulierte: „Der Takt wiederholt, der Rhythmus erneuert." Im Gegensatz zum maschinenhaften Takt, der eine ständige Wiederholung desselben darstellt, verändert der Rhythmus sich permanent in Anhängigkeit vom Ganzen. Der Takt ist starr und tot, der Rhythmus, die Melodie des Lebens, ist elastisch und entwicklungsfähig. Die rhythmische Wehentätigkeit bei einer Geburt, die vertiefte Atmung eines Sterbenden, die rhythmische Vereinigung beim Sex, das rhythmische, schallende Gelächter, in das wir ausbrechen, wenn uns der Kleinmut unserer Sorgen angesichts der Größe des Lebens bewusst wird – all diese Begleiterscheinungen von Ausnahmesituationen des Lebens, in denen wir über uns hinauswachsen oder uns

Neuem öffnen, sind äußerer Ausdruck der verwandelnden, erneuernden Kraft, von der hier die Rede ist.

Leben im Einklang

Allen uns bekannten Kulturen des Altertums und der Vorzeit lagen Vorstellungen und Erkenntnisse über eine rhythmische Weltordnung zugrunde. Sie bildeten sogar das Zentrum dieser Kulturen. Die Bedeutung der Astrologie in allen antiken Hochkulturen, aber auch in vergleichsweise einfachen Gesellschaften wie in der so genannten Steinzeit, zeigt, dass die Menschen sehr früh schon von den Rhythmen und Zyklen der Gestirne und Himmelskörper wussten. Kultstätten und Tempel waren zugleich Observatorien. Aber auch irdische Phänomene, wie Wasserstand, Wetter, Wolken und Vogelflug wurden in diesen Stätten systematisch beobachtet, um die zugrunde liegenden Gesetzmäßigkeiten zu erkennen und für das Leben nutzbar zu machen. Aussaat- und Erntetermine wurden auf ihrer Grundlage festgelegt. Kalender- und Orakelwesen prägten die Alltagskultur und die soziale Ordnung in den alten Gesellschaften, von China über Europa bis nach Mittel- und Südamerika. Meist war es die Priesterschaft, welche den Kalender verwaltete und dadurch über enorme Macht und Einflussmöglichkeiten verfügte - bis hin zur Festlegung von Zeiten für Arbeit und sexuelle Aktivitäten, für Kriegszüge und Tempelbau, für das Feiern und Fasten. Für die einfachen Menschen, die diese Regeln befolgten, waren die von oben gegebenen Zeitstrukturen ein Ausfluss göttlicher Weisheit und Macht. Sie waren eingebunden in eine alles umfassende natürliche und religiöse Ordnung, die bis hin zum Tagesablauf und zu den Körperfunktionen alles regelte.

Die Ursachen von gesundheitlichen Einschränkungen und Krankheiten wurden nicht, wie heute üblich, in körperlichen Strukturen gesucht, sondern im gestörten Zusammenhang mit der rhythmisch strukturierten Weltordnung. Insbesondere aus Asien ist heute eine sehr hoch entwickelte Chronomedizin (in Form der Traditionellen Chinesischen Medizin, des Ayurveda und der Tibetischen Medizin) überliefert. Die chinesische „Organuhr" beispielsweise gibt einen genauen Zeitplan an, nach dem die Lebensenergie durch die Organsysteme fließt, mit Maximalzeiten etwa für die Leber um etwa zwei Uhr nachts, für das Herz am Mittag und die Niere am Nachmittag, die sich zum Teil mit modernen chronobiologischen Erkenntnissen in Einklang bringen lassen. Therapiemaßnahmen wie Diätvorschriften, Regeln für die Lebensweise und die Einnahme von Arzneien waren zeitlich genau festgelegt. Akupunkturbehandlungen und spezielle Untersuchungen wie die Pulsdiagnostik fanden in Abhängigkeit von Tages- und Jahreszeit sowie astronomischen Konstellationen statt. In der modernen Zivilisation, die mit einer Emanzipation und Ablösung von natürlichen und religiösen Zeitordnungen einhergeht, erfreuen sich solche traditionellen Systeme wieder einer zunehmenden Beliebtheit. Die alten Weisheitslehren kommen einem zunehmenden Bedürfnis nach einer sinnvollen Chronohygiene, welche die Selbstheilungskräfte unterstützt, entgegen.

„Die in das Kalenderwesen und die Geheimnisse der Zeit Eingeweihten waren die geheimen Herrscher des Altertums."

Auch in der abendländischen Antike gab es verwandte Konzepte, vor allem in der aus Griechenland kommenden Vier-Säfte-Lehre, nach der die vier Elemente (Erde, Wasser, Luft, Feuer), die vier Körpersäfte (schwarze Galle, Schleim, Blut und gelbe Galle) den Temperamenten, Konstitutionen, aber auch den Jahreszeiten, Lebensaltern und Tageszeiten zugeordnet werden. Die vielen Querbezüge, die es zwischen den traditionellen asiatischen und den abendländisch antiken Lehren gibt, sind Ausdruck einer vergangenen, globalen Mysterienkultur, die in weit reichendem Austausch stand. Die in das Kalenderwesen und die Geheimnisse der Zeit Eingeweihten waren die geheimen Herrscher des Altertums.

Abendländische Umwege

Im christlichen Mittelalter hatte sich das alte Wissen um die Zeit und ihre Geheimnisse jedoch weitgehend verloren. Vereinzelte Hinweise auf chronobiologische Zusammenhänge, z.B. auf das rhythmische Öffnen und Schließen von Blättern und Blüten, wurden nicht systematisch verfolgt. Mephistos Worte aus Goethes Faust könnten gleichsam als Motto über der abendländischen Entwicklungslinie stehen, aus der schließlich die Naturwissenschaften mit ihrem Trend zur Spezialisierung hervorgegangen sind:

„Wer will was Lebendiges erkennen und beschreiben,
Sucht erst den Geist herauszutreiben,
Dann hat er die Teile in seiner Hand,
Fehlt leider! Nur das geistige Band!"

Erste moderne, systematische Darstellungen einer rhythmischen Naturordnung finden wir bei dem Naturforscher Carl von Linné. 1745 beschrieb Linné eine „Blumenuhr", ein rundes Beet, auf dem verschiedene Blütenpflanzen kreisförmig so angeordnet waren, dass man aus ihrem Öffnen und Schließen die Tageszeit ablesen konnte. Zu Zeiten der Aufklärung hatte man im öffentlichen Kulturleben Europas keinen Zugang mehr zu dem alten Wissen über die Rhythmen, das in den traditionellen asiatischen Medizinsystemen bis heute lebendig ist. Neue Erkenntnisse entstanden auf der Grundlage von naturwissenschaftlicher Beobachtung und Experimenten. Sie waren, wie Linnés Beschreibung der Blumenuhr, nachprüfbar und reproduzierbar.

Die Entdeckung von Tagesrhythmen (auch Zirkadianrhythmen genannt) beim Menschen ließ nicht lange auf sich warten. Im Jahre 1814 beschrieb der französische Arzt J. J. Virey in seiner Dissertation den Menschen als „lebende Uhr" (l'horloge vivante). 1845 stellte der amerikanische Mediziner J. Davy die 24-Stunden-Variationen der Körpertemperatur dar, den bis heute wichtigsten Zirkadianrhythmus. 1928 entdeckte der Schwede Erik Losgren den antizyklischen Rhythmus der Sekretion von Gallenflüssigkeit und der Speicherung von Energiebausteinen (Glykogen) in der Leber. Bis dahin war es schlicht unvorstellbar gewesen, dass die Leber diesen beiden völlig unterschiedlichen Aufgaben nicht gleichzeitig nachkommt. Seitdem wurden zahlreiche Rhythmen entdeckt und beschrieben: Rhythmen von Blutdruck und Puls, Organ-durchblutung und Organfunktionen, Leistungsbereitschaft, Aufmerksamkeit und Körperkraft, von Hormonen, Mineral-stoffen und Blutzellen, bis hin zu Rhythmen auf der Ebene von Biomolekülen, der Erbinformation und Signalübertra-gungsvorgängen zwischen den Zellen.

Die Chronobiologie im 20. Jahrhundert wurde entscheidend von zwei deutschen Forschern geprägt: Jürgen Aschoff (1913 - 1998) und Gunther Hildebrand (1924 - 1999). Aschoff hat vor allem die menschlichen Zirkadianrhythmen mit Isolations-experimenten in Bunkern unter so genannten Freilaufbe-dingungen, d.h. ohne äußere Zeitgeber (Tag-Nacht-Wechsel, Mahlzeiten, soziale Kontakte usw.) untersucht. Hildebrand, ein anthroposophischer Forscher und Arbeitsphysiologe an der Universität Marburg, studierte zahlreiche Einzelfunkti-onen in allen zeitlichen Bereichen und stellte ihren ganzheit-lichen Ordnungszusammenhang, der durch Synchronisation und gegenseitige Abstimmung der Rhythmen entsteht, dar. Meilensteine in der modernen Chronobiologie waren die Erforschung des Melatonins, einem Hormon der Zirbeldrüse, das bei der Koordination der zirkadianen Rhythmen eine wichtige Rolle spielt (s. S. 117) und die Entdeckung eines zen-tralen Schrittmacherzentrums in den suprachiasmatischen Kernen (oberhalb der Sehnervenkreuzung im Gehirn) in den 1970er Jahren. Die Vorstellung eines zentralen „Uhrwerks im Kopf" wurde jedoch korrigiert durch den Nachweis zahl-reicher „Uhren-Gene" in Organen und Körpergeweben, von Eigenrhythmen auf allen Ebenen, so dass sich mittlerweile ein Bild des Organismus als Zusammenklang zahlloser, aufeinander abgestimmter Rhythmen ergibt. Der Mensch schwingt –: im Ganzen wie in seinen kleinsten Bestandteilen, er ist ein schwingendes, klingendes Wesen.

Katastrophen in der „Zombie-Zone"

Trotz des überwältigenden Erkenntnisgewinns der Rhythmusforschung hat diese neue Grundlagenwissenschaft heute noch nicht den angemessenen Stellenwert in der Alltagskultur und in der praktischen Medizin erlangt. Wie hoch der Preis sein kann, wenn biologische Rhythmen unbeachtet bleiben, zeigt beispielsweise ein Blick auf die großen Umweltkatastrophen des 20. Jahrhunderts, die durchweg durch menschliches Versagen zur Unzeit, d.h. in der Nacht bzw. den frühen Morgenstunden verursacht wurden, wo Reaktionsgeschwindigkeit, Geschicklichkeit, Denkvermögen, Leistungs- und Konzentrationsfähigkeit besonders eingeschränkt sind. Spektakuläre Beispiele sind die Reaktorunfälle von „Three Miles Island" (Harrisburg 1979) und Tschernobyl 1986, die Tankerkatastrophen der Matzukaze bei Seattle 1988, der Exxon Valdez vor Alaska 1989 und der Erika vor der Küste der Bretagne 1999. In der Chronobiologie spricht man auch von der sogenannten „Zombie-Zone" in den frühen Morgenstunden. Ab 03:00 Uhr nachts, wenn die Körpertemperatur ihren Tiefpunkt durchläuft, ist die Einschlafbereitschaft am stärksten. Schichtarbeit, chronischer Jetlag bei Flugzeugpersonal, Horrorschichten und Schlafentzug bei Ärzten - die Zeitpläne in der modernen Arbeitswelt sind allenthalben inkompatibel mit der Zeitgestalt des Menschen und überfordern oft die Möglichkeiten der individuellen Anpassung und des Ausgleichs.

Die globale „24/7-Gesellschaft", mit ihrer 24 Stunden am Tag und 7 Tage in der Woche brummenden Arbeitswelt und den Konsumangeboten rund um die Uhr kann uns gefangen nehmen. Das fordert seinen Preis und ruft nach sinnvoller Begrenzung, nach einer biologischen Ökonomie der Zeit. Nicht nur die „Zeitordnung" des Arbeitslebens, auch medizinische Maßnahmen, wie etwa die Gabe von Medikamenten oder die Terminierung von Operationen ließen sich optimieren. Vielfach könnten Wirksamkeiten verbessert und Nebenwirkungen vermieden werden, wenn einfache, basale Erkennt-

nisse umgesetzt würden und z.B. die bessere Wirksamkeit
von lokalen Betäubungsmitteln beim Zahnarzt am Nachmittag oder optimale Zeitpunkte für Schmerz- und Chemotherapie auch in der Praxis mehr Berücksichtigung fänden.

Die chronobiologische Wende

Die gesellschaftliche Entwicklung eröffnet heute globale
Perspektiven für eine chronobiologische Optimierung. Im
Gegensatz zum Industriezeitalter im 19. und in den ersten
drei Vierteln des 20. Jahrhunderts, in denen das Leben der
meisten Menschen noch im Takt der Fließbandproduktion in
den Fabriken weitgehend gleichgeschaltet verlief, verfügen
heute immer mehr Menschen über Möglichkeiten der freien
und flexiblen Zeiteinteilung. Hier eröffnet sich bereits für
viele ein weites Feld individueller Ressourcen zur Optimierung des Tagesablaufs im Sinne einer verbesserten Selbstregulation mit positiven Auswirkungen auf Wohlbefinden,
Gesundheit, Lebenserwartung und Arbeitserfolg. Ein Gleit-
zeit-Angestellter, ein „Geistesarbeiter" oder selbständig Täti-
ger im Informationszeitalter kann beispielsweise Zeitpunkt
und Dauer des Schlafes besser den individuellen Bedürfnissen anpassen als ein Fabrikarbeiter. Monotone und zeitlich
festgelegte Tätigkeiten werden an Industrieroboter übertragen. Dadurch werden wir frei – auch in Bezug auf unsere
Zeitgestaltung. „Abendmenschen" können ihre Hauptarbeits-
zeit in die Nachmittagsstunden verlegen und umgekehrt. Der
über Jahrhunderte in vielen christlichen Kulturen verpönte
Mittagsschlaf wird in den westlichen Ländern zunehmend
populär, weil viele Menschen herausfinden, dass sie nach
einem „Nickerchen" besser und lustvoller arbeiten, leben und
lieben können.

„Mehr als jemals zuvor in der Geschichte sind wir heute frei – auch in Bezug auf unsere Zeitgestaltung."

Die Zeitgestalt des Menschen ist etwas sehr Individuelles.
Über die rein biologische Ebene hinaus finden hier seelische
Eigenschaften (Temperament) und biographische Besonder-
heiten ihren Ausdruck. Jeder Mensch ist – auch in zeitlicher

Hinsicht - eine einzigartige, unverwechselbare Ganzheit. Seit der Aufklärung ist das Recht auf körperliche Unversehrtheit weitgehend anerkannt und in vielen Verfassungen verankert. Ein Grundrecht auf „Unversehrtheit der Zeitgestalt" zu fordern, wäre sicher zu weit gegriffen und illusionär. Auch wenn Grundgedanken einer solchen Forderung etwa Arbeitsschutzgesetzen zugrunde gelegt werden, wird sich wohl niemals ein Mensch auf verbrieftes Recht berufen können, wenn er ständig Verabredungen verpasst oder notorisch zu spät zur Arbeit kommt. Die zeitliche Emanzipation des Menschen steht aber an einem entscheidenden Wendepunkt. Durch das Arbeitsleben der industrialisierten Gesellschaft, in der große Menschenmassen zu vorgegebenen Zeiten an den Produktionsstätten zusammengeführt werden mussten, wurden die Menschen vielfach aus biologischen Rhythmen ausgegliedert und in ein starres, unphysiologisches und krankmachendes Schema gezwungen. In der modernen Informationsgesellschaft hingegen mit ihren zunehmend flexiblen Zeitmustern sehen sich viele Menschen vor die Notwendigkeit und Möglichkeit gestellt, ihre individuellen Zeitpläne selber zu bestimmen und zu gestalten. Neue Modelle wie die „atmende Fabrik" mit einer großen Bandbreite für die Gestaltung der Arbeitszeiten stehen für die chronobiologische Wende in der Arbeitswelt und Alltagskultur. Von der voll entwickelten „euchronischen Gesellschaft", die ein Leben im Einklang mit unserer eigenen Zeitgestalt und in Harmonie mit den Rhythmen unserer Mitmenschen und unserer Umwelt ermöglicht, sind wir zwar noch weit entfernt. Wir können jedoch heute schon Grundzüge der neuen Ordnung erkennen. Wie in den alten Kulturen werden die Zeit und ihre Rhythmen im Mittelpunkt des sozialen Lebens stehen. Die neue Ordnung wird sich jedoch radikal von allen vergangenen unterscheiden: Wir werden weder in kollektiver Gleichschaltung wie in den alten Priesterkulturen, noch im Gleichschritt mit dem Fließbandtakt der Industriegesellschaft leben müssen, sondern die Ordnung wird sich organisch aus den individuellen Bedürfnissen der einzelnen Menschen ergeben. Jeder Mensch ist der Meister seiner Zeit. Noch nie in der Geschichte der Menschheit waren

„Jeder Mensch ist der Meister seiner Zeit."

112

die Möglichkeiten, seine Lebensverhältnisse, auch die zeitlichen, auf die eigenen individuellen Bedürfnisse abzustimmen so groß wie in den entwickelten Gesellschaften heute. Es besteht also kein Grund, in Kulturpessimismus zu verfallen.

Die Zeitgestalt des Menschen

Biologische Rhythmen finden sich in allen untersuchten zeitlichen Bereichen. Häufig sind wir uns unserer eigenen Rhythmen nur wenig bewusst. Langwellige Rhythmen schwingen zu langsam, um unmittelbar in unsere Anschauung zu treten, wie etwa jahresrhythmische oder über mehrere Jahre verlaufende Änderungen. Andere Rhythmen verlaufen zu schnell, um überhaupt ohne Zuhilfenahme technischer Instrumente wahrgenommen zu werden, wie beispielsweise die rhythmischen Nervenaktionen. Die im mittleren Bereich angesiedelten Rhythmen, wie Atem- und Herzrhythmus, die Rhythmen von Ernährung und Ausscheidung etwa, sind uns in unterschiedlichem Maße zugänglich und bewusst. Häufig ist unser Erleben dieser rhythmischen Vorgänge von so intensiv emotionaler Natur, dass wir uns ihm gar nicht entziehen können. Die Beklemmung, die wir bei einem unregelmäßigen oder beschleunigten Herzschlag erleben oder die befreiende Wirkung einer tiefen und ruhigen Atmung sind jedem Menschen vertraut. Erst einmal „tief durchzuatmen" ist eine allgemein verbreitete Sofortmaßnahme bei emotionalem Stress. Die zahlreichen Wechselwirkungen zwischen den Gefühlen und den rhythmischen Vorgängen, insbesondere im Brustkorb und im Bauch, haben seit Jahrtausenden vielfältige psychosomatische Zugangswege zum menschlichen Organismus eröffnet, von der Meditation bis hin zur Hypnotherapie und zur modernen Atemtherapie. Esoterische Schulungswege, Medizin und Kunst haben hier – in der Mitte des Menschen – ihren gemeinsamen Ursprung.

Ein unmittelbarer Ausdruck dieser Einheit ist die Musik. Musik spricht unsere Emotionen direkt an und zeigt unmittelbare Auswirkungen auf unsere Körperrhythmen, auf unsere Lebenskräfte und Gestimmtheit. Sie kann beispielsweise beruhigen (populärstes Beispiel wären die als Einschlafhilfe komponierten Goldberg-Variationen von Johann Sebastian Bach), anregen (in Form von Rock oder Hip Hop), als rhythmischer Worksong die Feldarbeit erleichtern oder als Blues den Katzenjammer vertreiben. Musik spiegelt häufig rhythmische Verhältnisse im Organismus wider, beispielsweise das Verhältnis 4 : 1, das dem seit der chinesischen Medizin bekannten Verhältnis von Herzschlag zu Atmung (Puls-Atem-Quotient) unter Ruhebedingungen im Gesunden entspricht (siehe Kasten „Zahlengeheimnisse"). Wo Musik als therapeutische Intervention eingesetzt wird, in der Musiktherapie oder der Heileurythmie beispielsweise, werden diese körperlich-seelischen Wechselwirkungen gezielt genutzt, um emotionale Balance zu schaffen, mentale Abläufe zu bahnen oder Organfunktionen anzuregen. Auch das Hören oder Rezitieren von klassischen Versmaßen und Mantren hat diese Wirkung.

„Musik ist Ausdruck der Einheit von Gesundheit und Kunst."

Eine Systematik der Rhythmen nach ihrer Periodendauer soll hier als Grundlage für ein Bild von der Zeitgestalt des menschlichen Organismus dienen:

• Kurzwellige Rhythmen haben eine Periodendauer von Millisekunden bis Sekunden. Sie betreffen einzelne Zellen und Gewebe (z. B. Nervengewebe, Flimmerhärchen). Die Wellen der elektrischen Aktivität des Gehirns, die Erholung der Zellmembranen und ihre elektrische Wiederaufladung gehören in den Bereich der kurzwelligen Rhythmen. An diesen Vorgängen sind in erster Linie Mineralstoffe, wie die Ionen von Kalium, Natrium oder Kalzium beteiligt. Kurzwellige Rhythmen finden sich auch bei Tieren, weniger bei Pflanzen. Sie sind die Grundlage des Nerven-Sinnessystems, der Wahrnehmungs- und Denktätigkeit, entziehen sich selbst aber der bewussten Wahrnehmung und Kontrolle.

• Mittelwellige Rhythmen, deren Perioden Minuten oder Stunden dauern, finden wir bei Organen und Organsystemen. Herzschlag und Atmung, aber auch die Vorgänge von Verdauung, Transport und rhythmischer Verteilung der Nahrungsstoffe im Körper sowie die rhythmische Freisetzung von Hormonen sind in diesem Bereich angesiedelt. Die Gewebeatmung und die lokale Gewebeerholung verlaufen in mittelwelligen Rhythmen. Herzschlag und Atmung, die genau aufeinander abgestimmt sind, stellen das Zentrum des rhythmischen Systems dar. Ein- und Ausatmung sind im Gesunden mit dem Herzschlag eng verwoben und mit zahlreichen seelischen und körperlichen Vorgängen im menschlichen Organismus gekoppelt. In Bezug auf diese mittelwelligen Rhythmen hat der Mensch bereits einen höheren Grad an Autonomie. Er kann sie teilweise wahrnehmen und beeinflussen.

• Rhythmen deren Periodendauer kürzer als ein Tag ist, werden auch als Ultradianrhythmen bezeichnet. Kurz- und mittelwellige Rhythmen gehören somit zu den Ultradianrhythmen.

• Langwellige Rhythmen finden wir überwiegend im Stoffwechsel. An ihren Zyklen sind häufig höhermolekulare, komplexe Stoffe wie Einweiße beteiligt. Spannung und Beweglichkeit der Darmmuskulatur unterliegen beispielsweise langwelligen Rhythmen. Eindrucksvolle Rhythmen, wie der Tag-Nacht-Rhythmus liegen in Gestalt des sog. Zirkadianrhythmus (Tagesrhythmus) vor. Klassische Beispiele für Zirkadianrhythmen sind die Rhythmen von Blutdruck und die Körpertemperatur. Die regenerierende Wirkung der zirkadianen Rhythmen wird vor allem als Schlaferholung erlebt. Andere Vorgänge, wie Entgiftung, Stoffwechselerholung und der Aufbau von Stoff- und Energiespeichern laufen im Unbewussten ab. Bei Pflanzen stehen die langwelligen Rhythmen im Vordergrund, wie Linnés Blumenuhr eindrucksvoll zeigt.

• In der anthroposophischen Menschenkunde stellt der Zirkadianrhythmus mit seiner groben Unterteilung in eine Wach- und eine Schlafphase den sinnenfälligen Ausdruck der

Ich-Organisation dar, die sich tagsüber stärker mit den Körperfunktionen verbindet und sich nachts zurückzieht. Am deutlichsten zeigt sich das in der Kurve der Körpertemperatur mit einem Maximum am Nachmittag und einem Minimum in den frühen Morgenstunden, gegen drei Uhr.

• Infradiane Rhythmen sind langwellige Rhythmen, deren Periodendauer länger als ein Tag ist. Wochenrhythmen, so genannte Zirkaseptanrhythmen, finden wir u.a. bei Anpassungsvorgängen (z.B. an Zeit- oder Klimazonen) oder Krankheitsverläufen. Eisprung und Menstruation folgen einem Infradianrhythmus. Regenerationsvorgänge nach ausgedehnten Operationen, schweren Erkrankungen oder Unfällen dauern oft Monate; Zirkalunarrhythmen = Monatsrhythmen. Ausdruck seelischer Rhythmen sind die Stimmungsschwankungen im Jahreslauf mit Hochphasen während der Sommermonate und Tiefphasen im Winter. Jahreszeitliche Rhythmen finden sich z.B. auch bei den Sterberaten (mit Maximum im Herbst und Winter) und hinsichtlich eines im Winter gesteigerten und im Sommer weniger ausgeprägten Schlafbedürfnisses.

Wachstums und Entwicklungsvorgänge vollziehen sich meist in Zirkaanualrhytmen (Jahresrhythmen) oder mehrjährigen, sog. infraannualen Rhythmen (Siebenjahresrhythmen von Zahnwechsel, Pubertät usw.) Diese Rhythmen prägen auch unsere Biographie. Den mehrjährigen Rhythmen gegenüber hat der Mensch einen sehr hohen Grad an Autonomie erreicht. Das zeigt ein Vergleich mit Vertretern des Tierreiches, wo wir ausgeprägte und deutlich festgelegte Jahresrhythmen finden, etwa bei Zikaden, die strikt einem Fortpflanzungszyklus von entweder 13 oder 17 Jahren folgen oder bei dem Südsee-Palolo-Wurm, der sich ausschließlich während des letzten Mondviertels im Oktober oder November in perfekter Synchronisation mit den Gezeiten fortpflanzt.

2. Jetlag – ein Fall für die Chrono-Medizin

Wir schreiben das Jahr 1872. In dem Roman *In achtzig Tagen um die Welt* von Jules Verne wettet der exzentrische Engländer Phileas Fogg, dass es ihm gelingt, den Erdball in dieser für damalige Verhältnisse sensationellen Zeit zu umrunden. Scheinbar hat er sie verloren, als er erst am einundachtzigsten Reisetag wieder in London eintrifft. Dennoch gewinnt er sie, zur Überraschung des Lesers, im letzten Augenblick, drei Sekunden vor Ablauf der Achtzig-Tage-Frist dadurch, dass er durch die Umrundung der Erde in östlicher Richtung einen Tag gewonnen hatte! Während für ihn und seinen Begleiter, den Diener Jean Passepartout, die Sonne einundachtzig Mal aufging, erlebten die Menschen in London nur achtzig Sonnenaufgänge. Seit diesem Roman, der sich ausgesprochener Popularität erfreute und Jules Vernes Weltruhm begründete, ist jeder Mensch mehr oder weniger damit vertraut, dass Reisen auf der Ost-West-Achse zu einer Zeitzonenverschiebung führen. Dieses Phänomen irritiert und verwirrt auch heute noch viele Fernreisende. Was jedoch vor hundertdreißig Jahren in den Londoner Clubs noch als Kuriosität galt und für ungläubiges Erstaunen sorgte, wird heute, im Jet-Zeitalter, von Millionen Reisenden am eigenen Leibe erspürt und erlitten. Die Tatsache, dass die Sonne im Osten früher aufgeht, und zwar alle 15 Längengrade eine Stunde, kommt für das rhythmische System beim Überschreiten mehrerer Zeitzonen mit unseren modernen schnellen Verkehrsmitteln völlig überraschend. Unser Organismus ist nicht darauf eingerichtet. Nach einem Langstreckenflug auf der Ost-West-Achse stimmt unsere „innere Uhr" nicht mehr mit dem Tag-Nacht-Rhythmus am Zielort überein. Nach einer durchwachten Nacht kann sich bereits nach 24 Stunden wieder ein normaler Schlaf-Wach-Rhythmus einstellen. Phileas Fogg hatte keine Schlafstörungen, denn dazu reiste er viel zu langsam. Nach einem Flug über mehrere Zeitzonen hinweg dauert es aber oft viele Tage, bis sich unsere Rhythmen untereinander und mit den neuen Tageszeiten synchronisieren.

Der Zustand der internen Desynchronisation, der auch als Jetlag („lag", engl., bedeutet Rückstand oder Verzögerung) bezeichnet wird, ist häufig erst am zweiten und dritten Tag nach der Ankunft voll ausgeprägt. Schwindel, Desorientiertheit, Ein- und Durchschlafstörungen, Tagesmüdigkeit, Schläfrigkeit, Zerschlagenheitsgefühl, Verspannungen, Kreislauf- und Verdauungsstörungen sind häufig anzutreffende Beschwerden. British Airways warnt ihre Reisenden vor einer Beeinträchtigung der Entscheidungsfähigkeit bis zu 50 Prozent, der Kommunikationsfähigkeit von 30 Prozent, des Gedächtnisses von 20 Prozent und der Aufmerksamkeit von 75 Prozent. Eine Faustregel besagt, dass der Jetlag einen Tag pro überflogene Zeitzone anhält. Bei einem Flug von Frankfurt nach New York (sechs Stunden Zeitunterschied) wären das sechs Tage, bei einem Flug von Frankfurt nach Japan (sieben Stunden Zeitverschiebung), rund eine Woche, oft mehr. Im Allgemeinen hält der Jetlag bei Flügen in Richtung Osten länger an und ist noch stärker ausgeprägt als bei Westflügen. An die Zunahme der Tageslänge bei einem Westflug kann sich unser rhythmisches System besser anpassen als an die Verkürzung des Tages bei einem Ostflug.

„Der Jetlag hält in der Regel einen Tag pro überflogener Zeitzone an."

Die individuelle Readaption an den neuen Zeitrahmen weist eine große Bandbreite auf. Nachtmenschen haben in der Regel weniger Probleme mit der Zeitumstellung als Morgenmenschen, jüngere Menschen passen sich schneller an als ältere. Medizinische Untersuchungen haben gezeigt, dass beim Jetlag nicht nur psychische Parameter wie Aufmerksamkeit, Stimmung und Konzentration beeinträchtigt sind, sondern zahlreiche Körperfunktionen (Körpertemperatur, Herz und Kreislauf, Muskelkraft, Nierenfunktion, hormonelle Regulation) gestört sind. Diese Funktionen brauchen nach einem Flug Frankfurt – New York zwei bis 18 Tage, um sich den neuen Zeitstrukturen anzupassen. Nach Westflügen steigt der Blutdruck an, nach Ostflügen fällt er. Puls- und Schlaf-

Wach-Rhythmik passen sich am schnellsten an, während Körpertemperatur und Hormonspiegel am längsten Zeit für die Umstellung benötigen. Für einen Urlaub in Kalifornien oder im Fernen Osten sollten wir uns schon deutlich mehr als eine Woche nehmen, wenn wir dort zur richtigen Zeit wieder hungrig oder müde werden wollen.

Ganzheitlich dem Jetlag vorbeugen

Um die Auswirkungen der Zeitzonenverschiebung abzumildern kann man versuchen, sich schon vor dem Abflug auf die Zeit am Zielort einzustellen. Eine bewährte Vorgehensweise besteht darin, vor dem Abflug täglich seine Schlafenszeit um eine Stunde zu verschieben. Leider ist diese Methode mit dem gewohnten Tagesablauf am Heimatort nicht immer vereinbar. Ein Nachteil besteht auch darin, dass es den meisten Menschen unmöglich ist, täglich eine Stunde früher als gewohnt einzuschlafen, wie das bei Flügen in Richtung Osten nötig wäre. Für die Umstellung auf die Ortszeit am Zielort im Westen hingegen muss die Einschlafenszeit um eine Stunde hinausgeschoben werden, was in der Regel problemlos gelingt.

Spätestens im Flugzeug sollten wir beginnen, uns auf die neue Zeit einzustellen. Das Umstellen der Uhr beim Start ist dabei ein wichtiges Ritual. Wenn es darum geht, den Tag bei einem Flug Richtung Westen zu verlängern, können der Genuss von Kaffee (in Maßen) und ein kleines Nickerchen während des Fluges hilfreich sein. Wer will, kann beides miteinander kombinieren: Wenn wir Kaffee unmittelbar vor dem Einschlafen genießen, hilft er uns, nach ca. einer halben Stunde, wenn seine Wirkung eintritt, wieder wach zu werden. Mahlzeiten sind wichtige Zeitgeber für unsere inneren Rhythmen. Wenn möglich, sollte man daher die Zeiten für die Mahlzeiten und Schlaf bereits während des Fluges an die Zeiten am Ankunftsort anpassen. Auf ausreichende Flüssigkeitszufuhr sollte unbedingt geachtet werden, gegebenenfalls zusätzliche Getränke mitnehmen. Alkohol verschlechtert nachhaltig die Schlafqualität und fördert die Desynchronisation und sollte daher auf Fernreisen, während des Fluges sowie am Zielort während der Zeitumstellung, gemieden werden. Auch von üblichen, chemisch definierten Schlafmitteln ist abzuraten, denn sie haben einen negativen Einfluss auf unsere innere Rhythmik (indem sie die Bildung des „Schlafhormons" Melatonin unterdrücken) und können die Tagesmüdigkeit fördern.

Das richtige Essen zum richtigen Zeitpunkt genießen

Bei der Ernährung ist nicht nur darauf zu achten, dass sich die „Mahl-Zeiten" strikt in die neuen Zeitstrukturen einfügen sollten. Auch durch eine gezielte Nahrungsmittelauswahl können wir dem Jetlag entgegenwirken. Bei Flügen in Richtung Westen empfiehlt sich eine eiweißreiche Kost, wodurch anhaltend hohe Blutzuckerspiegel ohne große Schwankungen resultieren, was der Müdigkeit entgegen wirkt und einen zunächst längeren Tag besser und wacher überstehen lässt. Eiweißreiche Nahrungsmittel sind z. B. Hülsenfrüchte, Milchprodukte, Eier oder – nur für Nicht-Vegetarier interessant – Fleisch und Fisch. Auch an wertvollen Fetten reiche Produkte wie Nüsse, Samen und Öle sind für die Ernährung auf Westreisen gut geeignet. Bei und nach Flügen in den Osten mit Verkürzung des Tages ist eine kohlenhydratreiche Kost sinnvoll, d.h. beispielsweise Getreideprodukte, Kartoffen, Möhren, süßes Obst wie Weintrauben, Rosinen und für alle, die das mögen, Süßigkeiten und Süßspeisen. Kohlenhydratreiche Mahlzeiten erhöhen den Blutzucker zunächst rasch, gefolgt von einem schnellen Abfall mit Tendenz zu Unterzuckerungszuständen, was das frühere Einschlafen befördert.

Melatonin

Ein populäres und weit verbreitetes Mittel gegen Jetlag ist der körpereigene Stoff Melatonin. Von seiner Einnahme muss in Deutschland abgeraten werden, weil Melatonin hier nicht zugelassen ist. In den USA und anderen Ländern, wo Melatonin als Nahrungsergänzungsmittel rezeptfrei erhältlich und sehr verbreitet ist, hat es sich bei millionenfacher Einnahme und in zahlreichen medizinischen Studien als völlig unproblematisch erwiesen. Melatonin ist ein Hormon, das beim Menschen in der Zirbeldrüse gebildet wird und den Tag-Nacht-Rhythmus steuert. Es wird in Abhängigkeit vom Licht gebildet. Wenn es dunkel ist, erreicht die Melatonin-Sekretion ihren Höhepunkt und fördert den Schlaf. Melatonin ist ein Gegenspieler zum körpereigenen „Stresshormon" Cortisol, das in den frühen Morgenstunden seinen höchsten Spiegel erreicht und das Aufwachen fördert. Erhöhte Cortisolspiegel finden wir auch beim Jetlag. Die Einnahme von Melatonin in einer üblichen Dosis (2 - 6 mg) vor dem Einschlafen kann die Jetlag-Symptome abmildern, die Anpassung am Zielort verkürzen und insbesondere die nächtliche Schlafqualität sowie Wachheit und Leistungsfähigkeit am Tage verbessern. Studien haben gezeigt, dass Melatonin eine Verminderung der Jetlagbeschwerden um rund die Hälfte bewirkt. Wichtig ist, dass Melatonin erst dann eingenommen wird, wenn man müde werden will. Zur falschen Zeit eingenommen, kann dieser ansonsten völlig harmlose, ungiftige Stoff die Anpassungszeit sogar verlängern oder die Beschwerden verstärken. Wer krank ist, sollte Melatonin auf gar keinen Fall ohne ärztlichen Rat nehmen. Bei Zeitzonenverschiebung von weniger als fünf Stunden ist die Melatonin-Einnahme ohnehin nicht sinnvoll. Als seltene Nebenwirkungen sind neben Müdigkeit auch Kopfschmerzen und Übelkeit beschrieben. In jedem Falle sollten auf die Einnahme von Melatonin fünf Stunden Nachtruhe erfolgen, weil auch die Fahrtauglichkeit beeinträchtigt sein kann.

In Deutschland und allen Ländern, wo kein Melatonin erhältlich ist, können wir uns darin üben, die körpereigene Melatoninproduktion zu steigern. Stress, Völlerei, Alkohol und Kaffe unterdrücken die Melatoninbildung. Wichtig ist zu wissen, dass die Melatoninbildung durch die Dunkelheit angeregt wird. Schon geringe Lichtmengen während der Nachtzeit haben erniedrigte Melatoninspiegel und eine schlechte Schlafqualität zur Folge. Es ist daher unerlässlich, das Schlafzimmer, egal ob zuhause oder im Hotel, möglichst vollständig abzudunkeln.

Intelligentes Zeitmanagement mit Licht und Sonnenbrille

Durch gezielte Lichtexposition können wir den Schlaf-Wach-Rhythmus und damit auch den Melatonin-Zyklus in die gewünschte Richtung verschieben. Das setzt allerdings eine genaue Kenntnis der chronobiologischen Gesetzmäßigkeiten voraus. Unsere Körperfunktionen weisen einen Tagesrhythmus auf, der nicht exakt der 24-Stunden-Periode entspricht. Um unseren endogenen Zirkadianrhythmus, dessen Periodendauer länger oder kürzer als 24 Stunden sein kann, in den kosmischen Tagesrhythmus einzupassen, bedarf es äußerer Zeitgeber. Diese Zeitgeber stellen unsere innere Uhr ein und synchronisieren sie mit den makrokosmischen und sozialen Rhythmen. Der wichtigste Zeitgeber für den Tagesrhythmus ist das Sonnenlicht. Wir können das Sonnenlicht benutzen, um unsere innere Uhr nach einer Reise über mehrere Zeitzonen gezielt neu „einzustellen".

„Der wichtigste Zeitgeber für den Tagesrhythmus ist das Sonnenlicht."

Lichtexposition oder -vermeidung beeinflusst zu unterschiedlichen Zeiten unsere innere Rhythmik auf unterschiedliche Weise. Unsere Zirkadianperiode wird entweder verkürzt oder verlängert. Auf Grundlage dieser Zusammenhänge können wir unsere „innere Uhr" gezielt entweder vor- oder zurückstellen. Lichtexposition während der frühen Nachtstunden, vor dem Körpertemperaturminimum gegen 04:00 Uhr (Zeit am Abflugort!) stellt unsere „innere Uhr" zurück, so dass es uns leichter fällt, am nächsten Tag länger wach zu bleiben und später schlafen zu gehen. Lichtexposition während der späten Nacht, nach 04:00 Uhr (Zeit am Abflugort!), stellt unsere innere Uhr vor, so dass wir am nächsten Tag früher müde werden.

Bei Reisen in Richtung Westen wollen wir unsere „innere Uhr" zurückstellen. Wir sollten uns während der ersten vier Tage nach Ankunft in den Stunden vor 04:00 Uhr (Zeit am Abflugort!) möglichst intensiv dem Licht aussetzen. Bei Reisen in Richtung Osten verhält es sich umgekehrt: Wir stellen unsere „innere Uhr" vor, indem wir in den ersten vier Tagen nach Ankunft das Sonnenlicht in den Stunden vor 04:00 Uhr (Zeit am Abflugort!) meiden und es nach 04:00 Uhr (Zeit am Abflugort!) aufsuchen.

REISE NACH WESTEN   Beispiel 1

Bei einer Reise von Deutschland nach New York (sechs Stunden Zeitunterschied) versuchen wir uns in der Zeit 16:00 bis 21:00 Uhr Ortszeit (22:00 bis 03:00 Uhr am Abflugort = Heimatzeit) möglichst intensiv der Nachmittags- bzw. Abendsonne auszusetzen, um unsere „innere Uhr" zurückzustellen. Während der übrigen Zeit tragen wir eine möglichst dunkle Sonnenbrille oder halten uns in geschlossenen Räumen auf.

REISE NACH WESTEN   Beispiel 2

Bei einer Reise von Deutschland nach Kalifornien (neun Stunden Zeitunterschied) stellen wir unsere innere Uhr zurück, indem wir uns in der Zeit 13:00 bis 18:00 Uhr Ortszeit (22:00 bis 03:00 Uhr Heimatzeit) so intensiv wie möglich der Nachmittagssonne aussetzen. Ansonsten meiden wir das Licht, halten uns in geschlossenen Räumen auf bzw. tragen eine dunkle Sonnenbrille.

REISE NACH OSTEN   Beispiel 3

Nach einem Flug von Frankfurt nach Tokio (sieben Stunden Zeitunterschied) suchen wir in der Zeit 12:00 bis 17:00 Uhr Ortszeit (05:00 bis 10:00 Uhr Heimatzeit) das Sonnenlicht, halten uns in den übrigen Zeiten in geschlossenen Räumen auf oder tragen eine dunkle Sonnenbrille. Damit stellen wir unsere „innere Uhr" vor. Insbesondere meiden wir in den Morgen- und Vormittagsstunden (Ortszeit Tokio) das Licht, weil wir durch Lichtexposition zu diesen Zeiten unsere „innere Uhr" in die falsche Richtung einstellen würden.

Dunkle Sonnenbrillen sind somit nicht nur eine coole Kopfbekleidung und ein bewährter Schutz vor Augenschäden. Sie gehören zur chronomedizinischen Grundausstattung für Fernreisende mit Köpfchen.

Anthroposophische Medizin bei Jetlag

Cardiodoron, ein klassisches anthroposophisches Arzneimittel, das aus den Blättern von Eselsdistel, Schlüsselblume und Bilsenkraut hergestellt wird, ist eine Basistherapie bei Störungen der vegetativen Rhythmen. Es unterstützt das rhythmische System in seiner ausgleichenden Funktion und führt Auslenkungen und Entgleisungen in eine Mittellage zurück. Der Effekt lässt sich beispielsweise anhand der Normalisierung von Puls-Atem-Quotient und Kreislauffunktionen, Blutdruckstabilisierung und Verbesserung der Mikrozirkulation von Blut und Lymphe im Gewebe unter Einnahme von Cardiodoron darstellen. In einer speziellen Zubereitung als Cardiodoron mite ist dieses auf Rudolf Steiner zurückgehende Mittel rezeptfrei erhältlich. Zur Vorbeugung und Behandlung von Jetlag empfehle ich die Einnahme von vier mal 20 Tropfen, beginnend eine Woche vor der Abreise.

Gold (Aurum) hat in der anthroposophischen Metalltherapie eine Sonderstellung aufgrund seiner Beziehung zum Herzorgan. Anthroposophische Gold-Präparate sprechen ebenfalls das rhythmische System an. Als Edelmetall zeichnet sich Gold durch eine große Schwere, Geschmeidigkeit und Reinheit aus. Seine Kraft liegt in der Ruhe und Selbstgenügsamkeit. Zugleich öffnet es sich in seinem Glanz nach außen. Aurum ist hilfreich, um eine Mittellage zu finden, wobei es insbesondere den Ausgleich von seelischen und körperlichen Vorgängen im Rhythmus von Herz und Blutdruck unterstützt. In einer speziellen anthroposophischen Zubereitung als Aurum metallicum praeparatum (z.B. Aurum met. praep. D 6 Pulver, 4 x tägl. 1 Messerspitze) oder in einer Mischung mit Cardiodoron als Aurum / Cardiodoron comp. (Einnahme wie Cardiodoron) eignet es sich besonders als Tonikum bei Fernreisen nach Westen, auch weil es der Neigung zu Blutdruckentgleisungen entgegen wirkt.

Melisse, besonders in der destillierten Form als Balsamischer Melissengeist wirkt entkrampfend und beruhigend auf die Verdauungsorgane. Melisse ist außerdem ein hervorragendes Mittel gegen Schwindel, Kollapsneigung und Schwächezustände auf Reisen. Bei Muskelverspannungen und Kopfschmerzen eignet sich Melissengeist auch als Einreibung. Melissengeist sollte auf keiner Fernreise nach Osten im Reisegepäck fehlen, da hier die vegetativen Beschwerden besonders im Vordergrund stehen und der Neigung zur Blutdruckabsenkung auf dem Weg nach Osten mit Melissengeist gut begegnet werden kann.

Enzian, im Gemisch mit anderen bitterstoffhaltigen Pflanzen, z.B. in Form von Amara Tropfen (Weleda) oder Gentiana Magen Globuli (WALA) regt Appetit und Verdauung an und wirkt ausgezeichnet gegen Übelkeit und Verdauungsbeschwerden bei Jetlag und ganz allgemein auf Reisen. Die Einnahme der Mittel (15 Amara-Tropfen bzw. 10 Gentiana Globuli) erfolgt 15 - 20 Minuten vor den Mahlzeiten, was zugleich eine sinnvolle Zeitgeber-Therapie im Sinne der Chronomedizin darstellt und die Umstellung auf den neuen Zeitplan für die Nahrungseinnahme erleichtert. Gentiana Magen Globuli enthalten Nux vomica, was auch als Einzelmittel (Nux vomica D 6 Glob. oder Tropfen) gegen Reiseübelkeit und Katerzustände beim Jetlag eingesetzt wird.

Arnica (Bergwohlverleih) ist in potenzierter Zubereitung ein altbewährtes Mittel gegen jegliche Art von Unfällen und

Traumen. Wenn man Jetlag auf chronobiologisches Trauma ansieht, dann nimmt es nicht wunder, dass mit Arnica bei dieser Indikation sehr gute Erfahrungen gemacht wurden. Arnica stärkt Sinnesfunktionen, Wachheit und Aufmerksamkeit und wirkt ausgezeichnet gegen das so häufige Zerschlagenheitsgefühl beim Jetlag. Arnica Tropfen (Weleda, Arnica Planta Tota D6, Einnahme 4 x 15 Tropfen) decken alle Symptome ab, während Arnica/Aurum II (Arnica D 20, Aurum D 30) Globuli von Wala (4 x 10) eine spezielle Zubereitung mit Gold darstellen, die besonders für Westreisende geeignet ist, die ihr Nervensystem stärken und sich fit für die Herausforderung der Zeitzonenverschiebung in Richtung eines längeren Tages machen wollen.

Äußere Anwendungen können die genannten Arzneien ergänzen: Venadoron Lotion (Weleda) mit wertvollen Pflanzenauszügen und Kupfer zur Pflege müder Beine und Vorbeugung von Venenthrombosen während des Fluges, Kupfersalbe Rot (Wala) zur Anwendung bei hartnäckigen Muskelverspannungen, Rosmarin-Aktivierungsbad (Weleda) als „nichtphotischen" Zeitgeber zur Anwendung am Zielort, um das morgendliche Wachwerden zu unterstützen.

Im Atemholen sind zweierlei Gnaden:
Die Luft einziehen, sich ihrer entladen.
Jenes bedrängt, dieses erfrischt;
So wunderbar ist das Leben gemischt.
Du danke Gott, wenn er dich presst,
Und dank ihm, wenn er dich wieder entlässt!

Johann Wolfgang von Goethe, West-östlicher Divan

Zahlengeheimnisse in Mikro- und Makrokosmos

Die Ströme von Flüssigem und Gasförmigem, von Blut und Luft im menschlichen Organismus entwickeln in auffälligster Weise Eigenrhythmen, die genau aufeinander abgestimmt sind. Nach außen hin kommt das im Verhältnis von Atemzügen und Pulsschlägen zum Ausdruck. Beim gesunden Menschen stehen im Zustand der Entspannung, insbesondere im Tiefschlaf, Puls und Atem im Verhältnis 4 zu 1 (so genannter Puls-Atemquotient), d.h. während eines Atemzuges (Ein- und Ausatmung) schlägt das Herz vier Mal. Diese Rhythmen werden u.a. von Nervenzellen im Hirnstamm (Atem- und Kreislaufzentren) koordiniert, deren spontane Eigenrhythmen dem Herzschlag (normalerweise 72/Min.) und dem Atemrhythmus (18/Min.) entsprechen. Unter Ruhebedingungen sind auch Atem- und Blutdruckrhythmus sowie Blutdruck- und Minutenrhythmus der Gewebsdurchblutung im Verhältnis 4 : 1 synchronisiert. Dieses Grundverhältnis 4 : 1 drückt sich auch im inneren Bau des Körpers aus. So führen vier große Venen aus der Lunge (Lungenvenen) das mit Sauerstoff angereicherte Blut ins Herz, während es durch nur eine Körperschlagader (die Aorta) aus dem Herzen strömt.

In der chemischen Zusammensetzung der Atemluft mit rund 80 Prozent Stickstoff und rund 20 Prozent Sauerstoff finden wir das Verhältnis von 4 : 1 ebenfalls vor.

Durch die Atmung wird unser Organismus auch in die großen kosmischen Rhythmen eingegliedert. Wenn wir von 18 Atemzügen pro Minute ausgehen, dann ergeben sich 1.080 Atemzüge in der Stunde und 25.920 Atemzüge am Tag. Diese Zahl entspricht dem kosmischen so genannten „platonischen Weltenjahr" von 25.920 Jahren – der Zeit, welche die Sonne benötigt, um einmal durch den gesamten Tierkreis zu wandern. Die Lebensdauer eines Menschen hingegen – rund 72 Jahre oder 25.920 Tage bzw. 25.920 mal 25.920 Ein- und Ausatmungen – entspricht einem platonischen Weltentag.

Diese Reihe von mikro-makrokosmischen Zahlenverhältnissen ließe sich noch weiter fortführen. Was auf den ersten Blick wie ein Trick oder ein „Hexen-Einmaleins" aussieht, ist nur ein kleiner Ausschnitt aus einem durchgehenden Muster, das sich als harmonische Weltordnung darstellen ließe. Die chronologischen Ordnungsstrukturen, die sich einerseits im Atemrhythmus des Menschen und andererseits im Sonnenrhythmus des Weltenjahres wieder finden, haben sich in vielfältigen religiösen und säkularen Zeitordnungen (Kirchenfeste, Jahreszeiten, Kalender, Uhrzeiten), aber auch in der Kunst wie beispielsweise der Musik mit ihren ganzzahligen Abstimmungen der Schwingungszahlen und Rhythmen niedergeschlagen.

3. Die Intelligenz des Herzens

Wang Shu-ho (auch Wang Hsi genannt) lebte im 3. Jahrhundert in China und war einer der angesehensten Ärzte des Reiches. Als kaiserlicher Hofarzt war er zugleich ein hoher Würdenträger und ein berühmter Gelehrter, dessen Schriften bald zu den Klassikern der chinesischen Medizin gehörten. Wie viele Ärzte seiner Zeit sah er seine Aufgabe nicht nur in der Behandlung von Krankheiten. Sein Interesse galt gleichermaßen dem, was wir heute „Salutogenese" nennen – den Ursprüngen und dem Quell der Gesundheit bzw. dem Weg dorthin. Seine Bücher handeln daher nicht nur von Krankheitslehre und Arzneikunst, sondern auch von den gesundheitsfördernden Wirkungen einer bewussten Lebensweise und Ernährung. Sein Spezialgebiet war die Pulsdiagnostik, und sein Hauptwerk Mai Jing ist der „Puls-Klassiker" der chinesischen Heilkunst schlechthin. Die Kunst der asiatischen Pulsdiagnostik, bei der mindestens an beiden Handgelenken mit jeweils drei Fingern der Puls der Speichenarterie getastet wird, folgt strengen Regeln, erfordert eine intensive Schulung und viel Übung. Tatsächlich kommt es aber nicht nur auf ein Beherrschen der komplizierten Systematik an, sondern darauf, dass sich der Untersucher in den Rhythmus und die Melodie des Pulses hingebungsvoll versenkt. Dabei werden nicht nur der Rhythmus und die Qualität des Pulses beurteilt, sondern auch das Verhältnis von Puls- und Atemrhythmus. Zudem werden die Einflüsse kosmischer Rhythmen, die sich z. B. in den Jahres- und Tageszeiten ausdrücken, bei der Pulsdiagnostik mit berücksichtigt. Voraussetzung ist, dass der Untersucher seinen Tastsinn so weit vervollkommnet, dass er feinste Schwingungen und Modulationen wahrnehmen kann. In einer Epoche, in der es weder EKG noch Mikroskope noch Blutdruckmessgeräte gab, waren die Ärzte auf eine solche Schulung und Verfeinerung ihrer Sinne angewiesen, um so beispielsweise die Diagnose einer Blut- oder einer Lebererkrankung stellen zu können. Im Vergleich mit den objektiven Untersuchungstechniken der modernen Medizin mangelt es solchen intimen Methoden wie der Pulsdiagnostik (die auch Bestandteil der abendländischen antiken Medizin war) mitunter an Exaktheit und Reproduzierbarkeit, weil sie stark an die Fähigkeiten und die Person des Untersuchers gebunden sind. Nachdem sie über Jahrhunderte fast völlig verdrängt war, erfreut sich die Pulsdiagnostik jedoch wieder zunehmender globaler Verbreitung im Rahmen einer integrativen, ganzheitlichen Medizin. Auch Rudolf Steiner regte übrigens im Zusammenhang mit der anthroposophischen Erweiterung der Medizin die Ärzte dazu an, den Puls nicht nur in der üblichen „handwerksmäßigen, schlächtermäßigen Art" zu prüfen, sondern sich tatsächlich mit Hingabe in den Puls zu versenken (GA 316, S. 196 f.)

Erst seit rund zwei Jahrzehnten, vor dem Hintergrund neuester physiologischer Erkenntnisse beginnen wir die weit reichenden Erkenntnisse und die verborgenen, tiefen Weisheiten zu verstehen, die in den alten medizinischen Schriften verborgen sind. Dabei lernen wir die hoch entwickelten diagnostischen Methoden, die in den traditionellen Medizinsystemen überliefert sind, neu zu schätzen. Die Pulsdiagnostik als fester Bestandteil der körperlichen Untersuchung eröffnet einen ganzheitlichen Zugang zum rhythmischen System des Menschen, der weit reichende Rückschlüsse auf den Gesundheitszustand des gesamten Organismus ermöglicht. Aus der Qualität des Pulses kann ein in der Kunst des „Pulslesens" bewanderter Arzt Hinweise auf funktionelle Störungen bereits im Vorfeld von manifesten körperlichen Störungen gewinnen, lange bevor Labor, EKG, Ultraschall und andere „westliche" Methoden pathologische Ergebnisse liefern und daraus Maßnahmen für eine aktive Krankheitsvorbeugung im Sinne der „Salutogenese" ableiten. Aber auch, wenn bereits fortgeschrittene Krankheiten vorliegen, lassen sich aus dem rhythmischen Schwingen des Pulses und seinen subtilen Veränderungen wichtige Erkenntnisse für den weiteren Verlauf und die Behandlung der Krankheit gewinnen. Einen zeitlosen Grundsatz der Chronomedizin hat Meister Wang Shu-ho in seinem „Puls-Klassiker" besonders drastisch formuliert:

„Die Pulsdiagnostik eröffnet Ärzten seit Jahrtausenden einen ganzheitlichen Zugang zum rhythmischen System des Menschen."

„Wenn der Pulsschlag so regelmäßig wird wie das Klopfen des Spechts oder das Tröpfeln des Regens auf dem Dach, wird der Patient innerhalb von vier Tagen sterben."

Vor einigen Jahrzehnten hätten westliche Mediziner eine solche Aussage noch kopfschüttelnd als völligen Unsinn abgestempelt. Auch jetzt noch sind viele Menschen erstaunt, wenn ich ihnen erkläre, dass ein zu regelmäßiger Herzschlag ein Hinweis auf eine hochgradige Gefährdung der Gesundheit ist und sogar – am Ende des Lebens, bei Vorliegen schwerwiegender, chronischer Erkrankungen – den nahe bevorstehenden Tod anzeigen kann. „Zu regelmäßig" – widerspricht das nicht komplett dem Idealbild von unserem Körper als einer gut geölten, perfekt funktionierenden Maschine mit fest eingebauten Regeln? Stellt nicht jede Abweichung von der Norm einen potenziellen Gefahrenherd dar, der eliminiert werden muss? So war es bis in die 80er Jahre des letzten Jahrhunderts üblich, Unregelmäßigkeiten im Herzrhythmus – Arrhythmien und Extraschläge – sehr großzügig medikamentös zu unterdrücken, weil man befürchtete, solche Phänomene könnten den gefürchteten Herzstillstand, beispielsweise nach einer koronaren Herzerkrankung, der Verengung der Herzkranzgefäße – begünstigen oder auslösen. Die Zeiten einer solchen aggressiven anti-arrhythmischen Therapie sind jedoch zum Wohle der Patienten vorbei. Gegenwärtig setzt man solche Mittel nur noch mit großer Zurückhaltung bei ausgewählten Krankheitsbildern ein, denn in großen statistischen Studien hatte sich gezeigt, dass bestimmte Klassen von anti-arrhythmischen Medikamenten zwar den Herzrhythmus gleichmäßiger machen, aber die Komplikations- und Sterberate von Herzkrankheiten erhöhen. Seitdem hat eine rege Erforschung der Variabilität, also der „Unregelmäßigkeit" des Herzrhythmus, zu der Erkenntnis geführt, dass eine hohe Herzfrequenzvariabilität Ausdruck der Regulationsfähigkeit des Organismus und damit ein Zeichen für Gesundheit ist. Auch heute ist es natürlich unbestritten, dass ein völlig aufgehobener Herzrhythmus mit vollkommen irregulären Herzaktionen (absolute Arrhythmie) einen Krankheitszustand darstellt. Die absolute Arrhythmie mit ihren rein stochastischen, keine Regel erkennen lassenden Kontraktionen des Herzmuskels stellt jedoch nur ein Extrem

„Die Schwingungsfähigkeit des Herzens ist im 10. Lebensjahr am größten, um von da an im Laufe des Lebens abzunehmen."

der Entgleisung dar. Das andere Extrem ist die Frequenzstarre. Ein durch starre Regelmäßigkeit gekennzeichneter, maschinenhafter Takt beruht auf einer eingeschränkten Schwingungsfähigkeit des Herzens und ist als Hinweis auf eine herabgesetzte Vitalität des Organismus zu werten. Die gesunde, dynamische Herzaktion mit ihren variablen und komplexen Rhythmen ist zwischen diesen beiden Extremen von Irregularität und Pulsstarre angesiedelt. Beim gesunden Menschen schwankt die Herzfrequenz in einer oft schon mit den Sinnen deutlich wahrnehmbaren Weise mit jedem Atemzug: Beim Einatmen wird das Herz schneller und beim Ausatmen wird es langsamer. Diese atemabhängigen Schwingungen, die man respiratorische Arrhythmie nennt, sind bei Kindern in besonders charakteristischer Weise vorhanden. Im höheren Lebensalter finden wir die respiratorische Arrhythmie in ausgeprägter Form noch in Zuständen tiefer Entspannung und während des Schlafs. Im 10. Lebensjahr, einem Alter, in dessen Nähe der kindliche Organismus komplexen (in Waldorf-Kreisen oft „Rubikon" genannten) Umstellungen unterliegt, ist die Variabilität der Herzfrequenz am höchsten, um von da an im Laufe des Lebens abzunehmen. Am Lebensende, Wochen bis Tage, bevor wir sterben, hat unser Herz seine Schwingungsfähigkeit verloren: Es schlägt dann oft - ganz so, wie es Wang Shu-Ho beschrieben hat, im starren Takt eines Uhrwerks. Wenn die Musik des Lebens ausklingt, die ersten Musiker bereits ihre Instrumente einpacken und der Dirigent die Partitur zuschlägt, scheint das Herz nur noch dem Schlag eines Metronoms zu folgen. Eine erniedrigte Herzfrequenzvariabilität, d.h. einen zu „starr" gewordenen Herzrhythmus finden wir bei einer ganzen Reihe verschiedenster Krankheitsbilder, u. a. nach Transplantationen, bei Bluthochdruck, koronarer Herzerkrankung, Krebs, Zuckerkrankheit, Depression, Stress, Fibromyalgie, verschiedensten Umweltbelastungen und Alltagsleiden. Durch unzählige, statistisch abgesicherte Untersuchungen ist mittlerweile die Bedeutung der gefährlichen Regulationsstarre des Herzens belegt, von der schon Wang Shu-ho und seine Kollegen im alten China wussten. Vor allem aber wächst das wissenschaftliche und praktische Interesse an dem gesundheitsfördernden Potenzial optimal abgestimmter und stabiler körpereigener

Rhythmen, an modernen Anwendungen, die der Herstellung einer emotionalen Balance, der aktiven Gesundheitspflege und der begleitenden Behandlung im Krankheitsfall dienen können. Im Zentrum dieses Interesses steht, wie schon im antiken China, der Herzrhythmus.

Herzintelligenz

Als zentrales Organ des Menschen ist das Herz in eine Vielzahl von zum Teil gegensätzlichen körperlichen und seelischen Vorgängen, welche den Herzschlag modulieren, eingebunden. Es ist vom Blut durchströmt, das gelöste Atemgase und Nährstoffe, aber auch Hormone und zahlreiche Botenstoffe aus den inneren Organen mit sich führt, die sich auf die Herzfunktion auswirken. Über das so genannte autonome Nervensystem erhält das Herz Impulse vom Gehirn, die über den sympathischen Nervenstrang beschleunigend auf den Herzrhythmus einwirken können und über den parasympathischen Strang verlangsamend. Unser Herz verfügt über ein eigenes Netzwerk von Nervenzellen, ein eigenes, kleines „Gehirn", das sich als Geflecht um den Bogen der Hauptschlagader, die Lungenwurzel und die Herzkranzarterien legt. Durch Vermittlung der genannten Nervenstrukturen gibt das Herz Rückmeldungen an das Gehirn und ist zugleich in die Steuerung der Organfunktionen integriert. Das Herz ist so unser wichtigstes Sinnes- und Kommunikationsorgan. Als hoch sensibles, zentrales Wahrnehmungsorgan ist es gleichermaßen in physiologische (körperliche) wie in psychische Systemfunktionen eingebunden. Deshalb ist die Schwingungsfähigkeit des Herzens so entscheidend für unser körperliches wie für unser seelisches Wohlbefinden. Blutdruckschwankungen oder veränderte Durchblutungsverhältnisse im Körper werden vom Herzen sofort wahrgenommen. Seelische Impulse wirken sich direkt, durch Vermittlung des Nervensystems, über den Atemrhythmus oder durch hormonelle Faktoren auf die Herztätigkeit aus.

Wenig bekannt ist, dass das Herz auch selbst lebenswichtige Hormone wie Atriopeptin, die „Nebennierenhormone" Adrenalin und Noradrenalin sowie das „Liebeshormon" Oxytocin bildet. Das sind Stoffe, die beispielsweise Durchblutung und Blutdruck, die Nierenfunktion, unsere Leistungsfähigkeit und unsere Stimmung beeinflussen. So stimmt Adrenalin unseren Organismus auf Leistung und Kampf ein. Oxytocin hingegen, das während des Stillens, der Geburt und beim Sex ausgeschüttet und außer im Herzen hauptsächlich in der Hirnanhangdrüse gebildet wird, trägt dazu bei, Ängste und sozialen Stress zu reduzieren und eine vertrauensvolle Stimmung herzustellen. Wenn die Herzaktion, etwa als beschleunigter Herzschlag oder Herzstolpern in unser Bewusstsein tritt, werden Gefühle wach, und wir beginnen, auf unser Herz zu hören. Je mehr Übung wir in der Kommunikation zwischen Herz und Gehirn, im Ausbalancieren von Gefühlen und Gedanken erwerben, umso mehr werden wir uns auch der subtileren vom Herzen ausgehenden Signale bewusst, von denen wir uns im Sinne einer „Herzintelligenz" durch das Leben leiten lassen können. Herzintelligenz bedeutet nicht, den kritischen Verstand auszuschalten und den Gefühlen und Impulsen, die aus dem Herzen empor quellen, blind zu folgen. Es handelt sich vielmehr darum, eine souveräne seelische Mitte zu finden zwischen dem der Außenwelt zugewandten Vorstellungsleben und den Willensimpulsen, die aus unserem Inneren aufsteigen und ansonsten unbewusst bleiben. Die seelische Gesundheit ist ebenfalls ein dynamischer Prozess, der sich als Einschwingen in einer Mittellage zwischen Extremzuständen beschreiben ließe. Auch bezogen auf die seelische Dynamik vermittelt das Herz zwischen Polaritäten, die eine Herausforderung an seine Anpassungs- und Schwingungsfähigkeit darstellen. Es ist weder dem Denk- und Vorstellungsleben mit seinen objektiven Inhalten verhaftet noch unseren subjektiven Wünschen, Begierden und Impulsen. Das Herz ist das Dazwischen. Im Buddhismus wird das Herz deshalb mit der Leere verglichen. Mit dem Herzen verhält es sich wie mit dem „Lattenzaun" in Christian Morgensterns gleichnamigem Gedicht: Es eröffnet einen „Zwischenraum, hindurchzuschaun."

„Das Herz ist das zentrale Organ des Menschen."

Mit dem HeartMan in die Herz-Balance

Emotionales und körperliches Gleichgewicht lässt sich als
Balance zwischen sympathischen und parasympathischen Im-
pulsen darstellen. Die Fähigkeit des Herzens, zwischen diesen
entgegengesetzten Impulsen zu vermitteln und eine energe-
tische Balance im Körper herzustellen, lässt sich neuerdings mit
hochempfindlichen, computergestützten EKG-Systemen messen.
Ein weltweit einzigartiges und besonders hoch entwickeltes
System zur Messung der Herzfrequenzvariabilität bietet die
Firma HeartBalance, ein Tochterunternehmen der Weleda an.
Der so genannte HeartMan („Man" steht für Measurement of the
Autonomic Nervous System – Messung des Autonomen Nerven-
Systems) ist kaum größer als eine Streichholzschachtel und sieht
aus wie ein mp3-Player. Es handelt sich um ein hoch auflösendes
Langzeit-EKG mit einer unübertroffenen Messgenauigkeit von
einer Zehntausendstel Sekunde, das über drei Klebeelektroden
mit dem Brustkorb verbunden wird. In der Regel werden die
elektrischen Herzaktionen über 24 Stunden gemessen und auf
einer Speicherkarte abgelegt. Der HeartMan dient jedoch nicht
zur konventionellen EKG-Diagnostik, sondern wurde für ein
sehr viel anspruchsvolleres Einsatzgebiet entwickelt: für die
hochgenaue Erfassung der Dynamik der Herztätigkeit, der Herzfrequenzvariabilität. Seine Ursprünge hatte dieser HighTech-
Zwerg im Weltraum: Mit einem Vorläufer des HeartMan wurden
russische Kosmonauten auf ihre Fitness untersucht.

Die Auswertung der Daten erfolgt heute online über Computer-
verbindung zum Chronolabor am Joanneum Research Institut
für Nichtinvasive Diagnostik in Weiz bei Graz in Österreich
(Leitung Prof. Dr. Maximilian Moser). Mit einer speziellen
Software kann innerhalb weniger Minuten ein so genanntes
AutoChrones Bild erstellt werden – ein einzigartiges „Sicht-
fenster" in das rhythmische System des Menschen, das aus den
Schwankungen des Herzschlags, der Herzfrequenzvariabilität,
errechnet wird. Im AutoChronen Bild wird aber nicht nur der
Herzrhythmus abgebildet. Vielmehr handelt es sich um eine
Aufnahme des Systems von Kräftewirkungen, für das Rudolf

„Mit modernster Technik wird ein Sichtfenster in den ‚Zeitleib' des Menschen geöffnet."

Steiner auch den Begriff „Zeitleib" oder „Ätherleib" verwendet hat. Der besondere Clou dieses HighTech-Systems besteht darin, dass auch die Rhythmen von Atmung, Durchblutung und Blutdruck sichtbar gemacht werden, ohne dass eine direkte Messung des Luftstroms oder des Blutdrucks erfolgt wäre. Selbst die einzelnen Schlafphasen lassen sich erkennen und beurteilen. Die Auswertungssoftware unterzieht die „Musik" des Herzens einer Spektralanalyse und stellt, hierin vergleichbar dem graphischen Equalizer einer HiFi-Anlage oder eines Mediaplayers, die einzelnen Frequenzbereiche aufgegliedert nach ihrer Wellenlänge dar. Eine so detaillierte, hoch auflösende Abbildung des Funktionszustandes des rhythmischen Systems wird dadurch möglich, dass das Herz, wie schon erwähnt, ein Sinnesorgan ist, in dem sich alle anderen Körperfunktionen spiegeln. Daraus, welche Rhythmen zu welcher Tageszeit in der „Herzmusik" ihren Widerklang finden, und ob sie dominieren und die „Stimmführung" übernehmen, oder ob sie sich unterordnen, können Rückschlüsse auf die Intaktheit der biologischen Zeitstrukturen, auf Stressphasen und -faktoren gezogen werden. Beispielsweise kann abgelesen werden, ob das Verhältnis von Aktivität und Erholung ausgewogen ist, und wie der Organismus auf Aktivitäten und Veränderungen des Lebens reagiert. Ein ausbalanciertes und stabil gekoppeltes Verhältnis von Atemrhythmus und Pulsschlag während der Nacht weist auf gute Schlaferholung hin, während Stress sich in einer Dominanz der Rhythmen von Blutdruck und Organdurchblutung zeigt. Die Darstellung von Phasen des Tiefschlafs im Wechsel mit oberflächlichen Schlafphasen, die durch Augen- und Körperbewegungen gekennzeichnet sind (REM-Schlaf) ermöglicht weitgehende Rückschlüsse auf Schlafqualität und Schlafarchitektur.

Heilsame Interventionen

Die mit dem HeartMan gemessene und im AutoChronen Bild quantitativ und qualitativ festgehaltene Variabilität des Herzschlages ist ein direkter Ausdruck der Vitalität eines Menschen. Unmittelbar, nachdem mir ein HeartMan zur Verfügung stand,

habe ich die erste Messung bei mir selbst vorgenommen und
die Erfahrung gemacht, dass es sich dabei um ein ausgezeich-
netes Motivationsinstrument handelt. Z. B. erkannte ich: Meine
Stressbelastung unterschied sich zu diesem Zeitpunkt nicht sehr
von der meiner Patienten, die ich über Stressmanagement berate.
Vielleicht hätte ich auch durch direkte Selbstwahrnehmung
dahin kommen können, die Notwendigkeit einiger Änderungen
zu erkennen. Allerdings neigen wir, gerade wenn es um den
eigenen Stress geht, häufig zur Selbsttäuschung. Wenn wir uns
jedoch mit objektiven Befunden in Gestalt eines AutoChronen Bildes (ACB) auf dem Monitor oder als Computerausdruck
auseinander setzen müssen, können wir uns nicht länger etwas
vormachen. Außerdem liefert das ACB auch einen Einblick
in den Schlaf, jene Phase im Zirkadianrhythmus, die sich der
Selbstbeobachtung weitgehend entzieht.

Die Firma HeartBalance wendet sich mit ihrem Angebot jedoch
weniger an einzelne „Endverbraucher", sondern möchte vor
allem dort präventiv ansetzen, wo Stress und andere Gesund-
heitsgefährdungen entstehen: im Arbeitsleben. Für das Gesund-
heitsmanagement in Unternehmen werden nach der Messung
mit dem HeartMan auch Interventionen wie Coaching, Kommu-
nikationstraining, Körpertherapie oder Eurythmie eingesetzt,
um anschließend den Erfolg mit einer erneuten Messung zu
evaluieren und zu visualisieren. In einem „Balance-Feedback"
werden zusammen mit den Klienten nach einer Messung in
einem ein- bis anderthalbstündigen Gespräch Elemente einer
gesunden, ausbalancierten Lebensstil-Gestaltung erörtert, vorhandene Ressourcen und Gefährdungen sowie Möglichkeiten
der Selbstregulation besprochen.

„Wird Hightech aus der anthroposophischen Chronomedizin die chronobiologische Wende unserer Kultur einleiten?"

Für Manager ist der HeartMan nicht nur wegen deren eigener
Vitalitätssteigerung, ihrer Arbeits- und Lebensqualität von
Interesse. Sie können anhand von Parallelmessungen und streng
anonymisierten Gruppenbildern die Belastungsspitzen und
Erholungsressourcen ihrer Mitarbeiter in bestimmten Tätig-
keitsbereichen erkennen und entsprechend strukturierende
Veränderungen ansetzen. Dies kann besonders auch für Bera-

tungsunternehmen, also den Spezialisten für die Gestaltung von Veränderungen und Prozessen, von großem Interesse sein. Kai Hansen, der bei HeartBalance zuständig für die Entwicklung des deutschsprachigen Marktes für den HeartMan und die mit ihm verbundenen Gesundheitsmanagement-Dienstleistungen ist, äußerte mir gegenüber die Überzeugung, dass sich derartige „heilsame Interventionen" dadurch auszeichnen müssen, dass sie gleichermaßen die Vitalität von Individuen und der Organisation steigern. Mit einem „integrativen Mix von Methoden", die „Kopf, Herz und den Willen umfassen", soll es gelingen, dem hohen Grad an Individualität, der dabei berücksichtigt werden will, gerecht zu werden. „Um die eigene Vitalität entfalten zu können", so Hansen, „sollte sich jedes Individuum und auch jede Organisation die eigenen Bewusstseins- und Wertimpulse intensiv und regelmäßig bewusst machen, um die vorhandenen inneren, geistigen Ressourcen hervorzubringen. Selbstregulation bedeutet, sich immer wieder neu zum Gestalter seiner Gedanken, Empfindungen und Handlungen zu machen. Das Individuelle über eingefahrene Urteile, Modelle oder Annahmen hinaus bewusst zu pflegen, das steigert Vitalität. Gesundheit besteht dann im rhythmischen Wechsel von der Bezogenheit auf sich selbst und auf diejenigen, für die man Arbeit erbringt."

Chronobiologischer „tipping point"

Dass Unternehmen langfristig von einer solchen Lifestyle-Unterstützung für ihre Mitarbeiter und einer gesundheitsgerechten Gestaltung von Arbeitsplätzen profitieren, wird anhand von eindrucksvollen Projekten wie „BauFit" (bei österreichischen Bauarbeitern) und „PflegeFit" (in Krankenhäusern), bei denen auch Eurythmie zur Anwendung kam, deutlich. Bei „BauFit" gelang es beispielsweise, durch regelmäßige Eurythmie-Übungen die Unfallrate von durchschnittlich fünf Prozent pro Quartal auf Null zu senken. Die aktive Gesundheitsfürsorge in Betrieben führt zu niedrigeren Krankenständen, höherer Motivation, gesteigerter Achtsamkeit und besserer Arbeitszufriedenheit. Auch HeartBalance will einen Beitrag zu einer neuen Arbeitskultur leisten, in der nicht, wie üblich, die gesundheitlichen Probleme der Mitarbeiter ignoriert und dem teuren und ineffizienten Reparaturbetrieb des öffentlichen Gesundheitswesens überlassen werden. Die auf der Grundlage der chronomedizinischen Messungen entwickelten Präventions- und Interventionsprogramme sind daher gleichermaßen für Unternehmen wie für öffentliche Träger, z. B. Berufgenossenschaften und Krankenversicherungen interessant.

Wenn ein einzelnes und einzigartiges Phänomen – z. B. ein Produkt oder eine Idee – allgemein bedeutsame Entwicklungen und Trends von epidemischem Ausmaß auslösen kann, spricht man in der Soziologie auch vom „tipping point". Sollte ein miniaturisiertes HighTech-System aus der anthroposophischen Chronomedizin vielleicht das Potential haben, zum „tipping point" für die chronobiologische Wende in Wirtschaft, Kultur und Gesellschaft zu werden, von der im ersten Teil des Kapitels die Rede war? Es wäre nicht das erste Mal, dass technische Innovationen auf gänzlich unerwartete Weise und in unverhofftem Ausmaß unsere Lebens- und Arbeitswelt verändern und durch sanfte Anstöße an sensiblen Stellen „kulturelle Lawinen" auslösen. Man denke z. B. daran, wie die Umstellung von Telefon-Wählscheiben auf Tastaturen (insbesondere an mobilen Geräten) die Entwicklung eines völlig neuen Kommunikationsnetzwerkes (SMS) mit eigenen Gepflogenheiten und Signaturen ausgelöst hat, oder wie das bloße Zusammenstecken von Personal-Computern mit Telefonleitungen die weltweite Verbreitung des Internet mit all seinen globalen Auswirkungen auf die Kultur und unser Zusammenleben ermöglicht hat. Der HeartMan mit seiner hochpräzisen und soliden Technik, dem pfiffigen Design und der coolen Namensgebung – ein Lifestyle-Accessoire für gestresste Manager? Ein Hemdentaschen-Schlaflabor für übermüdete digitale Nomaden? Wird das elektronische Sichtfenster zum Zeitleib in naher Zukunft ein so selbstverständlicher Bestandteil unseres Alltagslebens sein wie heute das Fieberthermometer oder das Blutdruckmessgerät – oder die Pulsdiagnostik vor 2000 Jahren? Letztlich wird der Erfolg des HeartBalance-Impulses davon abhängen, ob es gelingt, ein Bewusstsein vom Nutzen der auf die

Messungen folgenden gesundheitspflegerischen Maßnahmen und Umstellungen in der modernen Wirtschaftswelt zu verankern. Im Wirtschaftsleben ist das Denken vor allem von Begriffen wie Nutzen und Wirtschaftlichkeit geprägt. Mit dem Heart-Man liegt endlich ein präzises und zuverlässiges Instrument vor, das geeignet ist, diesen Kriterien gerecht zu werden und objektivierbare Befunde vom Zeitleib des Menschen zu liefern.

Hexameter helfen heilen

Ein anderer Anwendungsbereich für den HeartMan ist der Wirksamkeitsnachweis von komplementären medizinischen Behandlungsmethoden und Verfahren, mit denen die körperliche Selbstregulation angeregt werden soll. Beispielsweise können auf der Grundlage eines AutoChronen Bildes von der Zeitgestalt eines Menschen ein Kurplan für eine stationäre Rehabilitationsbehandlung erstellt und abschließend der Kurerfolg durch eine nochmalige Messung und den direkten Vergleich mit dem Ausgangsbefund beurteilt werden. Therapien, die auf eine Anregung der Reaktions- und Schwingungsfähigkeit des Organismus abzielen, entziehen sich häufig den vergleichsweise groben, konventionellen Untersuchungsmethoden der Medizin. Hochgenaue Systeme zur Beurteilung der vegetativen Reaktionslage wie der HeartMan schließen hier eine wichtige diagnostische Lücke. Auch Verläufe von medikamentösen Behandlungen, z.B. einer anthroposophischen Misteltherapie bei Krebs lassen sich durch ein Monitoring der biologischen Zeitstrukturen und vegetativen Funktionslage veranschaulichen und dokumentieren. Mit Hilfe des HeartMan wurden mehrere wissenschaftliche Studien über die selbstregulatorischen Vorgänge, die durch komplementärmedizinische Verfahren angeregt werden, erfolgreich durchgeführt und entsprechende Wirksamkeitsnachweise dieser Therapien erbracht. Selbst die unmittelbaren Auswirkungen einer kunsttherapeutischen Maßnahme wie der therapeutischen Sprachgestaltung (Hexameter-Rezitation) konnten durch gleichzeitige Messung von Herzfrequenzvariabilität und Atmung erfasst werden. Der Forscherkreis um Dr. Dirk Cysarz vom Lehrstuhl für Medizintheorie und Komplementärmedizin der Universität Witten/Herdecke hat in einer viel beachteten, im American Journal of Physiology veröffentlichten Studie gezeigt, dass sich während der Hexameter-Rezitation eine Synchronisation von Herzschlag und Atmung einstellt – ein „Einklang" im Sinne der ganzzahligen Koppelungsverhältnisse mikrokosmisch-makro-kosmischer Rhythmen, wie er sich sonst nur beim gesunden Menschen im Tiefschlaf, wenn das Bewusstsein ausgeschaltet ist, findet. Damit konnte nachgewiesen werden, dass eine anthro-posophische Kunsttherapie tatsächlich ihr Ziel erreicht, das in einer Harmonisierung und Stärkung des rhythmischen Sys-tems besteht. Interessant und ermutigend zu weiteren Studien sind die gesundheitsfördernden, positiven Systemeffekte eines solchen rhythmischen „Ausnahmezustandes" durch Rezitation, wie beispielsweise die verbesserte Sauerstoffaufnahme aus der Atemluft oder die Blutdruckregulation in Richtung normaler Werte.

„Man horcht nach ihr und hört nicht ihren Raum; man schaut nach ihr und sieht nicht ihre Form", hieß es einst im alten China über die Musik der Sphärenharmonien, die Erde und Himmel und auch den menschlichen Organismus, die Seele und ihre körperlichen Abhängigkeiten und Wechselwirkungen umfasst. Nur der „Berufene", d. h. der Eingeweihte vermochte die Gesetze dieser Musik zu erkennen. Am Beginn des 21. Jahrhunderts sind wir dank „HeartMan & Co." nun erstmals in der Lage, die „Sphä-renharmonien" in einer anschaulichen, allen Menschen zugäng-lichen Weise darzustellen. Mit solchen Messinstrumenten, die gleichzeitig Kulturinstrumente sind, wird der „Laboratoriums-tisch", mit einem häufig gebrauchten Wort von Rudolf Steiner, tatsächlich „zum Altar" (GA 93, S. 357). Derartige Technologien öffnen uns ein Fenster und lehren auf neue Weise die Ehrfurcht und das Staunen darüber, wie alles mit allem in lebendigem Austausch, Ausgleich und in harmonischem Einklang steht.

LITERATUR UND LINKS:

• Rhythms of Life von L. Kreizman und R. Foster, Yale University Press Profile Books 2004/2005
• Chronobiologie und Chro-nomedizin von Gunther Hildebrandt, Maximilian Moser et al., Stuttgart 1998
• Chronopharmakologie von Björn Lemmer, Wiss. Verlagsges. 2004
• Aspekte zur Chronobio-logie der Karzinomerkran-kung. Übersichtsarbeit M. Moser, K. Schaumberger. Publikation der Weleda AG 2003
• H. Bettermann, D. Amponsah, D. Cysarz, and P. van Leeuwen: Musical rhythms in heart period dy-namics: a cross-cultural and interdisciplinary approach to cardiac rhythms. Am J Physiol Heart Circ Physiol, Nov 1999; 277: 1762 - 1770
• Dirk Cysarz, Dietrich von Bonin, Helmut Lackner, Pe-ter Heusser, Maximilian Mo-ser, and Henrik Bettermann: Oscillations of heart rate and respiration synchronize during poetry recitation. Am J Physiol Heart Circ Physiol, Aug 2004; 287: 579 - 587
• Dirk Cysarz, Dietrich von Bonin, Peter Heusser, Maxmilian Moser, Henrik Bettermann: Wirkungen von Sprachtherapie auf die kar-diorespiratorischen Interak-tion. Teil I: Synchronisation durch Hexameter-Rezitati-on. Der Merkurstab, 2005 (58) 2 98 - 105 http://www.merkurstab.de/
• Dietrich von Bonin et al.: Wirkungen von Spracht-herapie auf die kardiore-spiratorische Interaktion. Teil II: Menschenkundliche Gesichtspunkte. Der Mer-kurstab, 2005 (58) 3 185 - 196 http://www.merkurstab.de/

ANREGUNGEN ZUR HERZMEDITATION

ABSCHALTEN Egal, ob wir die Meditation im bequemen, aufrechten Sitzen oder im Liegen durchführen, ob wir einen speziellen Ort aufsuchen oder einfach nur die Tür hinter uns schließen: Indem wir einen Ort und eine Zeit aus dem Getriebe des Alltags aussparen um zu meditieren, haben wir bereits den ersten Schritt getan. Wir nehmen uns eine Auszeit, um einen Ausnahmezustand der inneren Ruhe herzustellen.

ATMEN Wenn wir unsere Aufmerksamkeit auf unseren Atem lenken und spüren, wie er gleichmäßig ein- und ausströmt, sind wir mit unserem Bewusstsein ganz von selbst in unserer inneren Mitte im Brustkorb. Stellen Sie sich vor, wie Ihr Herz im Auf und Ab des Atems schwingt. Vielleicht können Sie Ihren Herzschlag fühlen und hören. Es kann auch sein, dass Sie ein Wärmegefühl in der Herzgegend verspüren oder einen sanften Lichtschein wahrnehmen. Oder aber, Sie spüren, hören oder sehen gar nichts Besonderes. Lassen Sie einfach geschehen, was geschieht, und versuchen Sie nichts zu erzwingen.

BETRACHTEN Man stelle sich vor, wie sich ein Schiff seine Bahn durch eine stürmische See kämpft. Ringsum peitschen hohe Wogen auf; das Schiff wird hin und her geworfen wie eine Nussschale. Es zieht durch tiefe Wellentäler und taucht doch immer wieder unbeschadet auf. Ich sage mir: So wie das Schiff allen Unbilden des Wetters trotzt und seine sichere Bahn durch die wilde See nimmt, bringt mich mein Herz si-

cher durch die Höhen und Tiefen des Alltags und lässt
mich niemals im Stich. Dann stelle ich mir vor, wie ein Boot
in der Nacht in einem stillen Hafen liegt. Sanft schaukelt
es in dem gleichmäßigen Wellengang, der Wind ist abgef-
laut, die Sterne spiegeln sich im Wasser. So wie das Schiff in
stürmischer See ein Sinnbild für die Herzaktion bei Tage war,
ist das sanft im Hafen schaukelnde Boot ein Sinnbild für
das Herz bei Nacht, wenn es zur Ruhe kommt und
gleichmäßig im Rhythmus des Atems schwingt.

Wenn ich mich in einer solchen Betrachtung wie in der hier
vorgestellten übe, dann stelle ich fest, dass mir diese
Quellen der Kraft auch im Alltag zur Verfügung stehen
– ganz von selbst und ohne weiteres Zutun. Jederzeit, auch
bei Tage und im größten Stress, kann ich diesen Ort der Ruhe
und des Friedens finden und zu ihm zurückkehren. Er
steht mir immer offen. Durch die Meditation nehme ich wahr, was sowieso schon da ist.

ZURÜCKKEHREN

4. Krebs – Vorbeugen durch richtige Rhythmen

Krebs-Erkrankungen haben bis heute, bei allen Fortschritten der Medizin und den vielen Dollar-Billionen, die für die Krebs-Forschung ausgegeben wurden, nichts von ihrem Schrecken eingebüßt. Oft sind es sogar die eingreifenden und belastenden Therapien, welche von den Betroffenen und deren Angehörigen mehr gefürchtet werden als die Krankheit selbst: ausgedehnte Operationen, toxische Chemotherapien und Bestrahlungen. Diese Behandlungsmethoden sind in den letzten Jahrzehnten zwar hinsichtlich ihrer unerwünschten Wirkungen verbessert worden, stellen aber immer noch häufig Belastungen dar, deren nachteilige Effekte sorgfältig gegen einen möglichen Nutzen abgewogen werden müssen.

Leider sind zum Zeitpunkt der Diagnosestellung einer Krebsgeschwulst meist schon Milliarden und mehr Krebszellen im Körper vorhanden. Oft verstecken sich Krebszellen in Form von Mikrometastasen, kleinsten Tumorzellnestern, die beispielsweise im Knochenmark verborgen sind und mit herkömmlichen Methoden nicht nachgewiesen werden können. Mit den bekannten Therapien wird die Entfernung bzw. Zerstörung aller Tumorzellen angestrebt. Operation, Chemo- und Strahlentherapie sind oft unverzichtbar, aber nicht hinreichend. Selbst nach heroischen Therapien können Tumorzellen im Körper verbleiben und sich unkontrolliert weitervermehren. Deshalb werden auch nach primär erfolgreichen Krebstherapien engmaschige Kontrollen im Sinne der so genannten „Nachsorge" durchgeführt. Diese regelmäßigen konventionellen Nachuntersuchungen (z. B. Dickdarmspiegelungen nach Dickdarmkrebs, Mammographie nach Brustkrebs oder die Bestimmung von so genannten Tumormarkern im Blut) sollten von jedem Patienten nach einer Krebserkrankung wahrgenommen werden. Sie dienen dazu, Rückfälle (Rezidive) und Metastasen aufzudecken. Sie beugen ihnen

„Selbst nach heroischen Therapien können Tumorzellen im Körper verbleiben und sich unkontrolliert weitervermehren."

jedoch nicht vor.

Die Ganzheit des Organismus stärken

Deshalb setzt sich gegenüber der passiven, abwartenden Haltung in der Schulmedizin zunehmend ein Konzept durch, das ich „aktive Nachsorge" nenne. Aktive Krebsnachsorge bedeutet, den Organismus darin zu unterstützen, Krebszellen selbst zu erkennen, zu zerstören oder zu eliminieren. Das Konzept der aktiven Nachsorge setzt auf die Abwehrbereitschaft des Organismus.

Krebszellen zeichnen sich gegenüber gesunden Körperzellen dadurch aus, dass sie eine erhöhte Teilungsrate aufweisen. Die gesteigerte Wachstumstendenz von Krebsgewebe geht damit einher, dass es Organgrenzen überschreitet und in die Umgebung einwächst (Invasion), Tochtergeschwülste (Metastasen) ausbildet und sogar über Gefäßneubildungen eine eigene Blutzufuhr organisiert (Angiogenese). Die aggressiven Eigenschaften von Krebszellen scheinen einen gewaltigen Überlebensvorteil gegenüber gesunden Körperzellen darzustellen, und so macht sich bei Ärzten und Patienten häufig ein gewisser Nihilismus geltend, sobald eine Krebsdiagnose gestellt ist. Es gibt jedoch bis heute keine befriedigende Antwort darauf, warum ein gesunder Organismus mit einem intakten Immunsystem nicht in der Lage sein sollte, das unkontrollierte Wachstum von durch „Zufallsmutationen" oder genetische Faktoren entarteten Zellen zu verhindern oder begrenzen. Wenn eine Krebsgeschwulst von der ersten mutierten Zelle bis zum nachweisbaren Tumor unbemerkt über viele Jahre heranwächst, dann sind nicht nur die entarteten Zellen das Problem, sondern auch die gestörte Krebsabwehr. Nicht nur die Krebszellen müssen behandelt werden, sondern auch der Organismus, der das Krebswachstum zugelassen oder sogar gefördert hat.

Bei der Suche nach den Ursachen der Krebserkrankung gerät daher zunehmend die Regulationsfähigkeit des Organismus in den Mittelpunkt des Interesses: Faktoren, unter deren

Einfluss das Krebswachstum verlangsamt wird und im günstigsten Falle auch Heilungen eintreten. Vieles deutet darauf hin, dass die bekannten klassischen Risikofaktoren wie genetische Belastung oder Rauchen erst dann eine Krankheit auslösen, wenn ungünstige Systemfaktoren wie psychosozialer Stress oder belastende Lebensweisen die Selbstregulation blockieren. Chronobiologischen Einflüssen kommt dabei eine zentrale Bedeutung zu.

Eine unrhythmische Lebensweise fördert die Entstehung von Krebs. Das wurde zunächst in Tierversuchen nachgewiesen: Mäuse, denen ein wichtiges, für den Tagesrhythmus verantwortliches „Rhythmus-Gen" (Per2 genannt) entfernt wurde, reagierten darauf, sowohl spontan als auch nach Gamma-Strahlen-Exposition, mit gehäuftem Auftreten von Krebs, vorzeitigem Altern und verringerter Lebenserwartung. Sie waren durch die genetische Manipulation in einen Zustand der erzwungenen De-Synchronisation versetzt worden, einer Art chronischem Jetlag. Rhythmusgene regulieren zudem den Zellteilungszyklus. Neuere Befunde deuten darauf hin, dass eine Störung dieser sensiblen Vorgänge auf der Mikroebene die Vermehrung von Tumorzellen begünstigt. Ein beschleunigtes Tumorwachstum fand sich auch bei Mäusen mit chronischem Jet-Lag und nach Entfernung des zentralen Schrittmacherzentrums im Gehirn, den suprachiasmatischen Kernen oberhalb der Sehnerven-Kreuzung.

> „Nicht nur die Krebszellen müssen behandelt werden, sondern auch der Organismus, der das Krebswachstum zugelassen oder sogar gefördert hat."

In den letzten Jahren mehren sich die Hinweise auf einen Zusammenhang zwischen der Entstehung von Krebs und Störungen des Tagesrhythmus beim Menschen. An Krebs erkrankte Menschen leiden häufig auch an Schlafstörungen. Das ist seit langem bekannt, ohne dass jedoch eine eindeutige Ursache-Wirkungsbeziehung festgestellt werden konnte. Erst durch die systematischen Untersuchungen von Berufsgruppen, deren Angehörige exzessivem „Chronostress" ausgesetzt sind, ließen sich eindeutige Zusammenhänge erkennen. Beobachtungen, nach denen die Brustkrebsrate bei Flugbegleiterinnen gegenüber der Normalbevölkerung nach 14 Dienstjahren ungefähr verdoppelt war, versuchte man zunächst noch durch die bei Flügen erhöhte kosmische Strahlung zu erklären. Vieles spricht aber dafür, dass die chronische Störung des Schlaf-Wach-Rhythmus (Jetlag) bei Flugzeugpersonal mit Auswirkungen auf Immunsystem und hormonelle Regulation (unter anderem die Unterdrückung der Bildung des „Schlaf-Hormons" Melatonin, das einen Schutzfaktor gegen Krebs darstellt) für das Krebsrisiko in diesen Berufen ausschlaggebend ist. Für die Bedeutung des Schlaf-Wach-Rhythmus sprechen auch die bereits nach sechs Monaten Nachtarbeit erhöhte Brustkrebsrate bei Nacht- und Schichtarbeiterinnen (nach sieben Jahren stieg das Risiko auf 70 Prozent) sowie das um 35 Prozent erhöhte Dickdarmkrebsrisiko bei Krankenschwestern mit regelmäßigem Nachtdienst über mindestens 15 Jahre. Bei isländischen Flugzeugpiloten hat man gehäufte Erkrankungsfälle an Malignem Melanom, einem gefährlichen Hautkrebs beobachtet. Betroffen waren vor allem Piloten, die regelmäßig auf der Ost-West-Achse flogen, also unter Jetlag zu leiden hatten und nicht, wie ursprünglich vermutet jene, die sich auf Flügen in den Süden einer vermehrten Sonneneinstrahlung aussetzen.

Guter Schlaf beugt vor

Je mehr wir über die zeitliche Ordnung des Lebens erfahren, umso deutlicher zeichnet sich ab, dass Störungen der Zeitstrukturen oft höhere Gesundheitsrisiken darstellen als angeschuldigte physikalische Umweltfaktoren. Regelmäßiger, ungestörter Schlaf ist ein wirksames Mittel gegen Krebs. Wer bereits an Krebs erkrankt ist, sollte Nachtschichten und andere Verschiebungen des Schlaf-Wach-Rhythmus vermeiden, um die heilsamen Wirkungen unseres wichtigsten regenerativen Zyklus voll ausschöpfen zu können. Besonders wichtig sind die ersten Stunden der Nacht, in denen der Schlaf am tiefsten und der Melatoninspiegel am höchsten ist. Für die Schlafqualität spielt es keine Rolle, ob man vor oder nach Mitternacht ins Bett geht. Wichtig ist jedoch, dass der Schlafraum völlig abgedunkelt ist, schon kleine Bereitschaftslampen oder Orientierungslichter können einen störenden Einfluss ausüben, was sich u. a. an einer Unterdrückung der Melatoninbildung zeigt. Besonders störend wirkt blaues und grünes Licht, weniger rotes Licht. Die Schlafhygiene stellt gemeinsam mit anderen komplementären Maßnahmen wie einer abwehrstärkenden Misteltherapie, Ernährungstherapie (einschließlich Nahrungsergänzung) und Stressreduktion eine absolute Basismaßnahme im Konzept der „aktiven Nachsorge" und der ergänzenden, nicht-toxischen Tumortherapie (z. B. mit Hilfe von Mistelpräparaten) dar. Vor allem aber kann sie der aktiven Krebsvorsorge bzw. der Krankheitsvorbeugung dienen.

„Brustkrebs wächst im Frühling am schnellsten und im Winter am langsamsten."

Ein Pionier der Chronoonkologie, d. h. der Wissenschaft vom Zusammenhang zwischen biologischen Rhythmen und Krebs, ist der amerikanische Arzt William Hrushesky. Der Onkologe aus Albany, New York, hat viele Beobachtungen zusammengetragen, die zeigen, dass die Krebserkrankung kein linear fortschreitender, unumkehrbarer Vorgang ist, sondern Ausdruck eines gestörten dynamischen Gleichgewichtszustandes zwischen Krebsgeschehen und Gesundheit. Hrushesky spricht auch von einer „jahreszeitlichen Balance" zwischen Krebs und menschlichem Organismus. Diese jahreszeitlichen Zusammenhänge kommen z. B. darin zum Ausdruck, dass Mammakarzinome im Frühling die höchste und im Winter die niedrigste Wachstumsgeschwindigkeit aufweisen. Eine logische Konsequenz aus dieser Erkenntnis besteht darin, bei gefährdeten Frauen die jährliche Mammographie im Frühling anzusetzen, da hier mit einer höheren Aufdeckungsrate zu rechnen ist. Der Zeitpunkt für eine Mammographie kann zusätzlich noch dadurch optimiert werden, dass er bei Frauen vor der Menopause in der ersten Zyklushälfte angesetzt wird. Operationen wegen eines Mammakarzinoms hingegen werden am besten in der frühen lutealen Phase (Tag 14 - 21) durchgeführt, wodurch sich die langfristige Prognose dieser Krankheit erheblich verbessern lässt. Diese Beobachtungen werden dadurch erklärt, dass in

genau dieser Zyklusphase wichtige Abwehrfaktoren wie die
Funktion der natürlichen Killer-Zellen und die Produktion
des Abwehrstoffes Interleukin-2 ihre Gipfel haben.

Auch wenn ständig neue Erkenntnisse über die chronobiologischen Hintergründe der Krebserkrankung gewonnen werden, können die heute bereits vorliegenden Forschungsergebnisse nicht ignoriert werden. Gerade beim Brustkrebs, einer
Erkrankung, die über viele Jahre entsteht, ist in der Regel
eine optimale Terminierung des Operationszeitpunktes möglich, auch wenn das einige Wochen Verzug bedeutet. Wenn
diese Zeit genutzt wird, um seelische Stärke vor der Operation zu gewinnen und das Immunsystem mit geeigneten
Maßnahmen wie einer Misteltherapie zu stärken, dann ist
oft schon der erste Schritt im Kampf gegen den Krebs getan,
bevor der Chirurg sein Messer ansetzt.

„SCHLAFE DICH GESUND!"

Sieben Tipps für einen gesunden(den) Schlaf

• Die optimale Schlafdauer ist individuell verschieden und nimmt im Laufe des Lebens ab. Morgens sollten Sie sich erfrischt und ausgeruht fühlen – dann haben Sie ihre individuelle Schlafdauer gefunden. Vorübergehend, für einige Wochen, kommen die meisten Menschen, wenn erforderlich, auch mit ein bis zwei Stunden weniger Schlaf aus, ohne dass nachteilige Auswirkungen zu befürchten sind. Ab dem vierzigsten Lebensjahr kann es ganz normal sein, mehrmals nachts aufzuwachen, vor allem in der zweiten Nachthälfte, in welcher der Schlaf sowieso flacher ist. Entscheidend ist, dass Sie sich davon nicht beunruhigen lassen.

• Die optimale Zeit zum Schlafengehen hängt davon ab, ob Sie ein Morgen- oder Abendmensch (eine „Lerche" oder eine „Eule") sind. Morgenmenschen folgen einem inneren Rhythmus, der tendenziell kürzer als 24 Stunden ist und ermüden früher als Nachtmenschen, deren „innere Uhr" einem längeren Zyklus folgt. Entscheidend ist eine regelmäßige Bettgehzeit, egal, ob diese vor oder nach Mitternacht liegt. Häufige Verschiebungen wirken sich ungünstig aus.

• Chronobiologische Tore zum Schlaf tun sich mehrmals im Tageslauf auf. Neben der Nacht bieten sich die frühen Nachmittagsstunden an. Wer Schlaf nachholen möchte, tut dies am besten durch Ausschlafen am Morgen oder während eines Mittagsschlafes. Die Bettgehzeit kurzfristig vorzuverlegen, ist nicht zu empfehlen, da es in den frühen Abendstunden den meisten Menschen nicht möglich ist, einzuschlafen.

- Einschlafrituale wie Entspannungsübungen, Meditation, Gebet oder ein Tagesrückblick helfen, vom Tagesgeschäft abzu- schalten. Sie helfen auch, störende Gedanken und Gefühle zu kontrollieren und stimmen Ihre Seele und Ihren Körper auf den Schlaf ein.

- Die Schlafumgebung sollte dunkel, ruhig und sauber sein. Schon kleine Lichteinwirkungen durch das Fenster (Straßen- beleuchtung) und im Zimmer (Radiowecker mit beleuchteter Anzeige) können die Schlafqualität erheblich beeinträchtigen.

- Störende Einflüsse gehen auch von Genussmitteln wie Alkohol (welcher das Einschlafen fördert, aber die Schlaftiefe ver- ringert), Kaffee oder Nikotin aus. Schwere Mahlzeiten und anstrengende Tätigkeiten in den letzten beiden Stunden vor dem Schlafengehen verschlechtern den Schlaf. Die letzten beiden Abendstunden vor dem Schlafen sind die ideale Zeit für Entspannung und Müßiggang.

- Die Begrenzung der Schlafzeit auf die zur Schlaferholung nötige Dauer und eine aktive, strukturierte Tagesgestaltung mit einem ausgeglichenen Verhältnis von Körperbewegung und geistiger Betätigung erhöhen die Schlafeffizienz. Gute Tage sind die beste Voraussetzung für gute Nächte.

LITERATUR UND LINKS:

- L. Kreizman und R. Foster: Rhythms of Life. Yale Uni- versity Press Profile Books 2004/2005
- M. Moser, K. Schaumberger: Aspekte zur Chronobiologie der Karzinomerkrankung. Übersichtsarbeit, Publikati- on der Weleda AG 2003 W. Hrushesky, M.D. Gunther Hildebrandt, Maximilian Moser et al.: Chronobiologie und Chrono- medizin. Stuttgart 1998 HeartBalance Joanneum Research Profes- sor Maximilian Moser

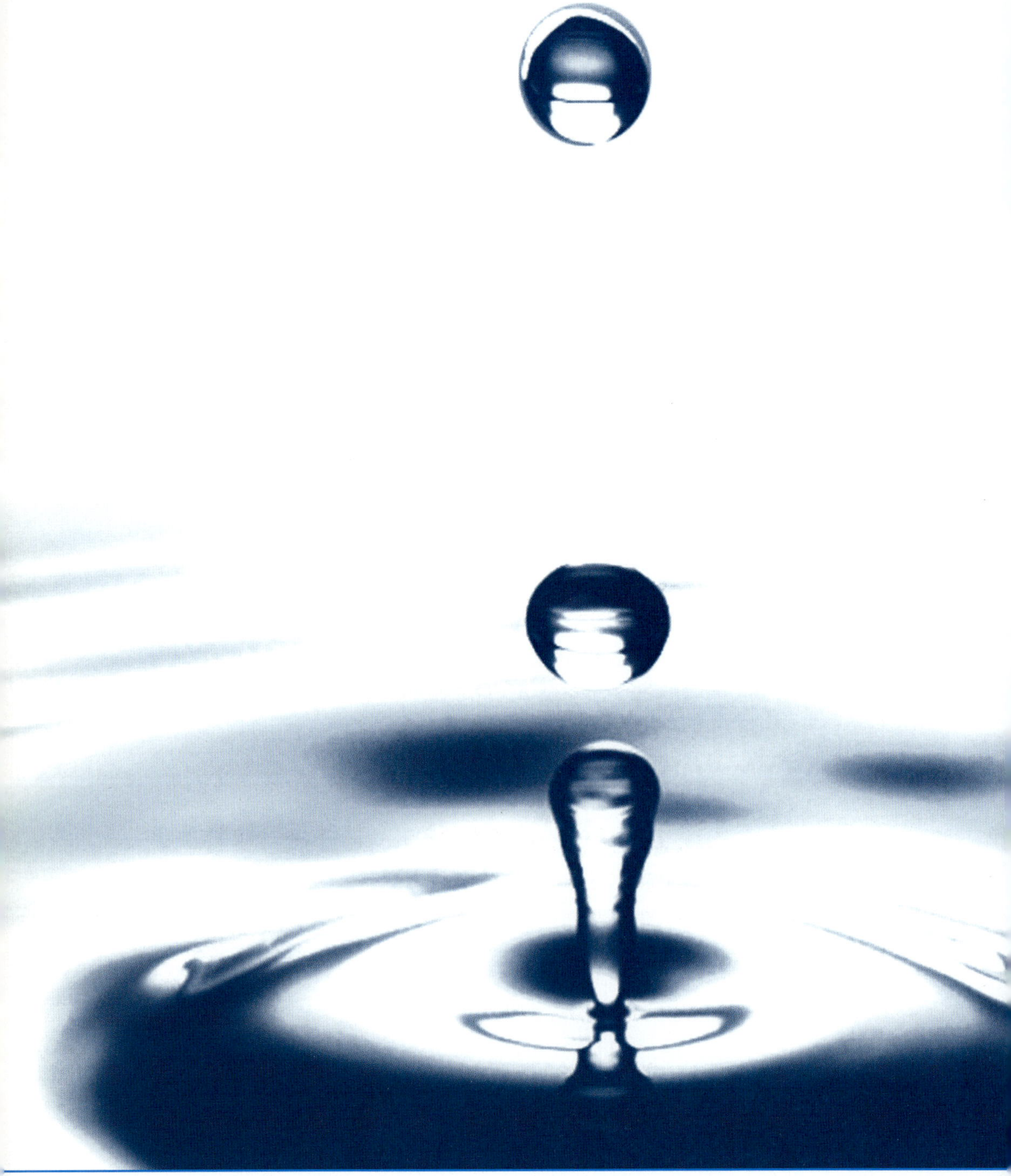

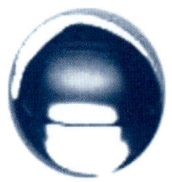

VI. INTELLIGENZ, VERTRAUEN UND LEIDENSCHAFT

SALUTOGENESE UND ANTHROPOSOPHISCHE MEDIZIN

Intelligenz, Vertrauen und Leidenschaft

Anthroposophische Medizin wird häufig auch als anthroposophisch erweiterte Medizin bezeichnet. Dadurch wird zum Ausdruck gebracht, dass die Anthroposophische Medizin mehr ist als nur „Alternativmedizin". Ihre Grundlagen wurden in Kursen gelegt, die Rudolf Steiner (1861 - 1925) in den Jahren 1920 bis 1924, also recht kurz vor seinem Tode, vor Ärzten und Medizinstudenten gehalten hat. Diese Mediziner suchten nach einem neuen wissenschaftlichen und praktischen Ansatz, der den leiblichen und seelisch-geistigen Dimensionen des Menschen in Gesundheit und Krankheit gerecht werden sollte. Damit war von vornherein klar, dass sich die Anthroposophische Medizin als integrative Medizin methodisch sowohl auf die Naturwissenschaft als auch auf die anthroposophische Geisteswissenschaft abstützen würde. Das auf äußerer Evidenz, auf Sinnesbeobachtung, Erfahrung und Experiment basierende, verlässliche Instrumentarium der naturwissenschaftlichen Medizin sollte nicht abgelegt werden. Der analytische, punktgenaue, mikroskopische Blick der Schulmedizin wurde jedoch erweitert um die weitgefasste kosmologische Perspektive eines spirituellen Menschenbildes, das sich der inneren Evidenz, d.h. dem Selbsterleben erschließt. Damit war die Anthroposophische Medizin als erste wirklich integrative Medizin der Moderne ihrer Zeit weit voraus.

„Die Verschränkung von Außenwahrnehmung und innerer Perspektive wirft auf viele Erscheinungen des Lebens ein völlig neues Licht, und sie führt zu einem ganz neuen Verständnis von Gesundheit und Krankheit."

Die Verschränkung von Außenwahrnehmung und innerer Perspektive wirft auf viele Erscheinungen des Lebens ein völlig neues Licht, und sie führt zu einem ganz neuen Verständnis von Gesundheit und Krankheit. Es werden nicht mehr nur unbeeinflussbare materielle und äußere Faktoren und Parameter wie Gene und Umwelt als entscheidend für unser Wohlergehen angesehen. Vielmehr kommt der inneren Dynamik unseres Ringens um Gesundheit die entscheidende Bedeutung zu. Diese Grunderkenntnis der Anthroposophischen Medizin sollte im Laufe des 20. Jahrhunderts von den zunehmend psychosozial und damit ebenfalls ganzheitlich orientierten empirischen Gesundheitswissenschaften bestätigt werden.

Jenseits von Allopathie und Homöopathie

Jener Grundsatz der Anthroposophischen Medizin, der mehr als ein halbes Jahrhundert später in der psychologisch und soziologisch orientierten Gesundheitsforschung noch eine große Rolle spielen sollte, ist die Orientierung an der sogenannten Salutogenese. Dem Wortsinn nach bedeutet Salutogenese so viel wie „Entstehung" oder „Ursprung von Gesundheit". Im Gegensatz zum Paradigma der Pathogenese, welches das Denken in der konventionellen Medizin prägt, wird Gesundheit hier nicht als Normalzustand angesehen, der lediglich durch die Abwesenheit von Krankheit gekennzeichnet ist. Gesundheit ist überhaupt kein Zustand, und schon gar kein normaler, sondern eine aktive Leistung des Individuums, das allgegenwärtigen, potenziell krankmachenden Einflüssen mit gesundmachenden Vorgängen begegnet. Gesundheit ist somit nichts selbstverständlich Gegebenes, das bei Fernbleiben von Krankheitserregern jeglicher Art theoretisch ewigen Bestand hätte. Sie entsteht in einem ständigen, dramatischen Ringen zwischen krankmachenden (pathogenen) Vorgängen und solchen der Heilung immer wieder aufs Neue. Eine konsequent salutogenetisch orientierte Medizin versucht aus diesem Grunde immer zuallererst Krankheiten dadurch zu behandeln, dass sie jene Vorgänge anregt, welche die Gesundheit im auch gesunden Zustand erhalten. Die Anthroposophische Medizin verfügt zu diesem Zweck über spezielle Arzneimittel und nichtmedikamentöse Heilmittel (beispielsweise künstlerische Therapien wie Heileurythmie), welche sich zum Teil grundlegend von solchen der Allopathie und der Homöopathie unterscheiden.

Sowohl Allopathie als auch die Homöopathie orientieren sich an Krankheitssymptomen. Der allopathische Ansatz versucht, diese zu unterdrücken, und in der Homöopathie werden die Mittel nach dem Arzneimittelbild, d.h. Symptomen, die ein Arzneimittel bei Gesunden auslöst, ausgesucht. Unter salutogenetischen Gesichtspunkten gegebene anthroposophische Mittel hingegen sollen jene Prozesse der Selbstregulation anregen, die auch im gesunden Organismus wirksam sind. Herausragende Beispiele dafür sind die anthroposophischen sogenannten „Typenmittel", die eine in der Geschichte der abendländischen Medizin ganz neue Klasse von Arzneimitteln darstellen. Unter anderem handelt es sich dabei um Arzneimittel, welche die gesundende, ausgleichende Funktion des Kreislaufs und des Herzens anregen (Cardiodoron), die Aufbauleistung der Leber stärken (Hepatodoron), die Gallebildung und den gesunden Gallefluss regulieren (Choleodoron) oder die organismuseigene Krebsabwehr stärken sollen (Mistelgesamtextrakte wie ABNOBAviscum, Helixor, Iscador und Iscucin). Auch jene Typenmittel, die mit Blick auf typische Krankheitssituationen, wie z. B. Krebs, Migräne oder Allergien entwickelt wurden, unterscheiden sich von herkömmlichen Arzneimitteln dadurch, dass ihre Wirkprinzipien an Prozesse im gesunden Organismus angelehnt sind. Wegen ihrer salutogenetischen Wirkung zeichnen sich die anthroposophischen Typenmittel gegenüber konventionellen schulmedizinischen Arzneien und auch vielen üblichen Naturheilmitteln dadurch aus, dass sie bereits prophylaktisch, zur Stärkung und Gesunderhaltung bei erworbenen oder anlagebedingten Organschwächen eingenommen oder gegeben werden können.

Jeder Mensch hat eine Sollbruchstelle

Beinahe jeder Mensch hat, in Abhängigkeit von seinem Konstitutionstyp und seiner Vorgeschichte, eine für ihn charakteristische physiologische Schwachstelle. Manche Menschen entwickeln unter Stress Verdauungsbeschwerden, andere wiederum reagieren in für sie typischer Weise mit Kreislaufbeschwerden, Rückenschmerzen, Verspannungen, Kopfschmerzen oder Schlafstörungen, usw. Wenn die individuelle „Sollbruchstelle" bei Einwirkung zumeist unspezifischer äußerer Faktoren wie Stress unter Spannung gerät, dann treten zunächst sogenannte funktionellen Beschwerden und Krankheitssymptome auf, zu denen die eben erwähnten gehören. Die Strukturen sind überlastet, tun aber noch ihren Dienst. Dysregulation und Krankheitsprozesse können die Widerstandsfähigkeit des Organismus jedoch auch in einem solchen Maß überwiegen und die Möglichkeiten des Ausgleichs und der Selbstregulation überfordern, dass es zu Organschäden und irreparablen Ausfällen kommt. Am besten kommen die salutogenetischen Verfahren der Anthroposophischen Medizin zum Einsatz, wenn noch keine manifeste Krankheit ausgebrochen ist. Bildhaft ausgedrückt: Dem Kind sollte das Schwimmen beigebracht werden, bevor es in das Wasser fällt. Aber auch dann, wenn Krankheiten bereits fortgeschritten und allopathische, auf den Prinzipien von Symptomunterdrückung und Ersatz lebenswichtiger Funktionen und Stoffe ausgerichtete Therapieverfahren unerlässlich sind, kommt salutogenetischen, die Selbstregulation fördernden Methoden oft eine wichtige, komplementäre Rolle in einem ganzheitlichen Therapiekonzept zu. Ein Beispiel dafür sind die Krebserkrankungen, bei denen oft auf schulmedizinische Eingriffe nicht verzichtet werden kann, die aber von einer komplementären Misteltherapie begleitet werden sollten, um die Lebensqualität und die Heilungschancen zu verbessern. Natürlich können die Mistelextrakte auch eingesetzt werden, um in Risikosituationen (Stress, erbliche Belastung, toxische Einwirkungen, Strahlenexposition, chronische Entzündungen und Infektionen sowie Krebs-Vorstufen) Krebs vorzubeugen. Selbst für hochakute Erkrankungen wie Herzinfarkte und Schlaganfälle, die oft zunächst intensivmedizinisch überwacht und behandelt werden müssen, ist eine intensive salutogenetisch ausgerichtete Begleit- und Nachbehandlung unerlässlich, wenn nicht nur die akute, lebensbedrohliche Phase überbrückt werden soll, sondern auch nachhaltige Heilungs- und Integrationsvorgänge angeregt werden sollen.

„Die konsequente Anwendung des Salutogenese-Prinzips auf alle Bereiche der Therapie ist bis heute ein Alleinstellungsmerkmal der Anthroposophischen Medizin."

Gesund durch die Hölle

Die konsequente Anwendung des Salutogenese-Prinzips auf alle Bereiche der Therapie ist bis heute ein Alleinstellungsmerkmal der Anthroposophischen Medizin. Außerhalb der Anthroposophischen Medizin fand der salutogenetische Ansatz seine Anerkennung vor allem in der medizinischen Soziologie und der psychologischen Stressforschung. In die wissenschaftliche Welt eingeführt wurde der Begriff der Salutogenese von dem amerikanisch-israelischen Medizinsoziologen Aaron Antonovsky (1923 - 1994). Überrascht durch die Ergebnisse einer Studie an KZ-Überlebenden, unter denen sich ein unerwartet hoher Anteil an Gesunden fand, begann sich Antonovsky intensiver mit den Zusammenhängen von Stress, Gesundheit und Wohlbefinden zu befassen. Extremer körperlicher und psychosozialer Stress wie jener, dem die Opfer nationalsozialistischer Verbrechen über lange Zeiträume ausgesetzt waren, wirkt bei den meisten Menschen in höchstem Maße krankheitsauslösend. Das war bekannt und gut dokumentiert. Was aber waren die besonderen Eigenschaften von Menschen, die durch die Hölle schwerer Traumen gegangen waren und Jahrzehnte später dennoch für körperlich und seelisch gesund befunden wurden? Antonovsky begann sich als einer der Ersten dafür zu interessieren, was Menschen gesund erhält, anstatt nur nach Krankheitsursachen zu suchen. Zu diesem Zweck interviewte er eine Vielzahl solcher Menschen, verglich sie mit anderen und arbeitete drei Eigenschaften heraus, die bei den gesund gebliebenen konsistent zu finden waren, während sie in der Vergleichgruppe fehlten. Es handelte sich um Eigenschaften, die charakteristisch für eine optimistische, vertrauensvolle, tatkräftige Lebenseinstellung sind. Unter dem Begriff Kohärenzgefühl (sense of coherence, SOC) fasste er drei Grundeigenschaften zusammen, durch deren Besitz sich Menschen mit hoher Salutogenese von solchen mit hohen Krankheitsrisiken unterscheiden. Im Einzelnen handelt es sich beim Kohärenzgefühl um:

- Verstehbarkeit (Comprehensibility): Das Ausmaß, in dem man die Welt und das Leben als geordnet, strukturiert, erklärbar und vorhersagbar erfährt, und nicht als chaotisch, willkürlich, zufällig und unvorhersehbar.

- Handhabbarkeit (Manageability): Das Ausmaß, in dem man Ressourcen wahrnimmt, die man zur Verfügung hat, um den Anforderungen des Lebens zu begegnen. Das können Persönlichkeitseigenschaften und Möglichkeiten sein, die der eigenen Kontrolle unterstehen, oder auch solche, die ganz oder teilweise von anderen kontrolliert werden, wie gesellschaftliche Institutionen, familiärer Rückhalt, das soziale Netz, Gott usw.

- Bedeutsamkeit (Meaningfulness): Eine grundlegende emotionale Erfahrung des Lebens als eine Herausforderung, die Anstrengung und Engagement lohnt – die Grunderfahrung, dass es „Sinn macht" zu leben.

Durch seine kulturübergreifenden, in über 30 Ländern durchgeführten Fragebogen- und Interview-basierten Studien konnte Antonovsky nachweisen, dass Individuen mit einem hohem Kohärenzgefühl weniger unter Stress und Anspannung stehen und gesünder sind als solche, die sich hilflos fühlen, ihre Situation nicht verstehen und es vor allem nicht für Wert befinden, Anstrengungen auf sich zu nehmen, um Anforderungen zu begegnen. Mit anderen Worten: Intelligenz, Vertrauen und Leidenschaft halten und machen uns gesund. Ignoranz, Misstrauen, Kleinmut und Verzagtheit hingegen erhöhen unsere Anfälligkeit gegenüber Stress und sind damit als Krankheitsrisiken anzusehen. Dargestellt hat Antonovsky seine Forschungsergebnisse u. a. in seinem Hauptwerk *Salutogenese – Zur Entmystifizierung der Gesundheit* (dt. Ausgabe im dgvt-Verlag, Tübingen1997).

Gesunde Einstellungen

Antonovsky war der Ansicht, dass das Kohärenzgefühl in
Kindheit, Jugend und im frühen Erwachsenenalter veranlagt
wird, und dann für den Rest des Lebens relativ stabil bleibt,
solange keine radikalen und anhaltenden Veränderungen der
Lebensverhältnisse eintreten. Damit wird die Bedeutung der
Pädagogik für die Herausbildung einer – im vollen Wortsinn
– gesunden Lebenseinstellung unterstrichen. Das steht im
Einklang mit einer weiteren Grunderkenntnis der Anthroposophischen Medizin: Ursachen für Krankheiten, die sich im
letzten Drittel des Lebens manifestieren, hängen häufig mit
Versäumnissen und pädagogischen Fehlern in der Kindheit
zusammen. Der salutogenetischen, gesundheitsfördernden
Bedeutung einer entwicklungsgerechten, alterspezifischen
Förderung von bestimmten Fähigkeiten, versuchen beispielsweise Waldorfpädagogen gerecht zu werden. In der Waldorf-
pädagogik wird keine einseitige und auch keine zu frühe
Ausbildung des Intellekts angestrebt, der natürlich als Grundlage dafür, die Welt als verstehbar zu erleben, auch nicht
vernachlässigt werden darf. Aber über Wissensvermittlung
und intellektuelle Förderung hinaus wird versucht, Grund-
erfahrungen zu ermöglichen, welche die Entwicklung von
Vertrauen, Selbstbewusstsein, Mut und sozialen Fähigkeiten
anregen, so dass das eigene Leben und das der anderen auch
als bedeutsam, lebenswert und handhabbar erlebt wird. Im
mittleren Lebensalter hingegen bietet sich die Möglichkeit,
durch Selbsterziehung und geistige Entwicklung zu lernen,
äußere Konflikte und Belastungen zu bewältigen. Entwick-
lungschancen vielfältigster Art gibt es bis in das hohe Alter.
Ob jedoch nach Durchschreiten der Lebensmitte die alters-
typischen Veranlagungen zu chronischen Erkrankungen
(Stoffwechselsyndrome wie Diabetes, Rheuma, Herz-Kreis-
lauf-Erkrankungen, Demenz und andere Erkrankungen des
Nervensystems und der Sinnesorgane) zum Tragen kommen
oder nicht, hängt bereits in einem hohen Maße davon ab, wie
wir die Phasen der Kindheit, der Jugend und des jungen Er-
wachsenenalters durchlaufen haben, und in welchem Maße

wir uns dabei ein gesundes Kohärenzgefühl erworben, d.h. unsere natürlichen, tugendhaften Anlagen wie Intelligenz, Mut und Vertrauen ausgebildet haben.

Die gemeinsame Quelle von Spiritualität und Gesundheit

In der Praxis der Anthroposophie ist Salutogenese noch viel mehr als nur Heilen mit Typenmitteln oder künstlerischen Therapien. Von Rudolf Steiner wurden im Zusammenhang mit der geistigen Selbstentwicklung des Menschen verschiedene Eigenschaften und Übungen angegeben, die zunächst einmal dazu dienen sollten, Bedingungen zu schaffen, die für eine spirituelle, meditative Praxis förderlich sind. Zu diesen sogenannten „Nebenübungen" oder „Allgemeinen Anforderungen" für Praktizierende von Meditations-, Konzentrations- und sonstigen Übungen heißt es bei Steiner: „Es sollte niemand denken, dass er durch irgendwelche Maßnahmen des äußeren oder inneren Lebens vorwärtskommen könne, wenn er diese Bedingungen nicht erfüllt." (Steiner-Gesamtausgabe Band 267, „Seelenübungen 1", S. 55) Es geht also um Grundbedingungen für Persönlichkeitsentwicklung und spirituelles Wachstum schlechthin. Dabei handelt es sich um das Training so scheinbar unspektakulärer, allgemeiner Eigenschaften und Fähigkeiten wie Gelassenheit, Gleichmut, Positivität, Unbefangenheit, klares Denken und nicht-reaktive, kontrollierte Willensentfaltung. Zusammen stellen diese Eigenschaften zunächst einmal die Grundlagen für einen verständnis- und rücksichtsvollen, duldsamen Umgang mit sich selbst und anderen dar, der frei von Hektik, Aggression und Stress im weitesten Sinne ist. Schon allein dadurch haben sie eine emotional ausgleichende, gesundheitsfördernde Wirkung. Die „Nebenübungen" helfen uns zugleich, spezifische salutogenetische Ressourcen im Sinne des Sense of Coherence von Antonovsky zu entwickeln. Sie tun das, insofern sie unsere Möglichkeiten erweitern, uns selbst und andere Menschen besser zu verstehen, Lebenssituationen so zu nehmen, wie sie sind, und angemessener auf sie zu reagie-

„Rudolf Steiners ‚Nebenübungen' helfen, gesund zu werden."

ren, aber auch, indem sie tiefe existenzielle Erfahrungen von Sinnhaftigkeit bahnen können. Ein Kollege von Antonovsky, der amerikanische Psychologe und Wegbereiter der humanistischen Psychologie, Abraham H. Maslow (1908 - 1970), hat die Bedeutung von solchen spirituellen „Höhepunkt-Erfahrungen" (peak experience) für die Gesundheit erkannt und in seinem Hauptwerk Motivation und Persönlichkeit dargestellt. Er konnte zeigen, dass Menschen mit überdurchschnittlicher Gesundheit in der Regel über Erfahrungen von „Transzendenz" verfügen, in denen sie Zustände von Sinnhaftigkeit erfahren haben, die über das eigene persönliche Leben und dessen Horizont hinausgehen. Maslow weist damit auf die gemeinsame Quelle von spiritueller Erfahrung und Gesundheit hin, die auch der Anthroposophischen Medizin zugrunde liegt. Die aus dieser Quelle hervorgegangenen Bemühungen, Menschlichkeit in der Medizin zu entwickeln, muten heute in vieler Hinsicht vielleicht noch recht fragmentarisch an, vor allem wenn man sie an der kulturellen Dimension dieser Aufgabe misst. Auch verglichen mit anderen ganzheitlichen, spirituellen medizinischen Systemen, vor allem solchen, die traditionsbasiert sind wie die Systeme der Ayurveda und der Traditionellen Chinesischen Medizin, ist die Anthroposophische Medizin noch vergleichsweise wenig verbreitet. Was sie als Schöpfung des 20. Jahrhunderts jedoch im Vergleich mit diesen Systemen auszeichnet und hervorhebt, sind ihr integrativer, zugleich geistes- und naturwissenschaftlich orientierter Ansatz sowie ihre konsequente Umsetzung des Prinzips der Salutogenese, das im Einklang mit den Ergebnissen der modernen Gesundheitswissenschaft steht.

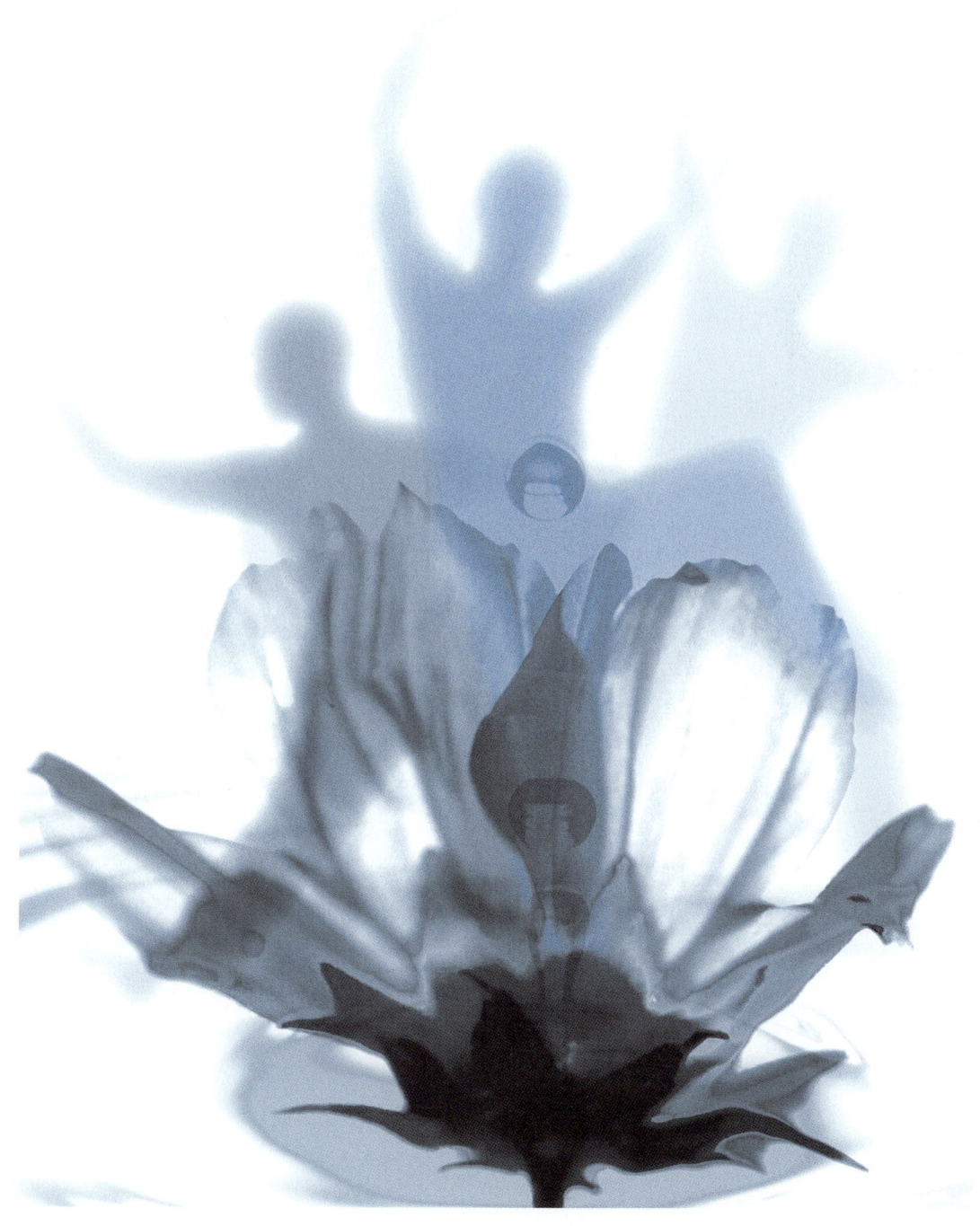

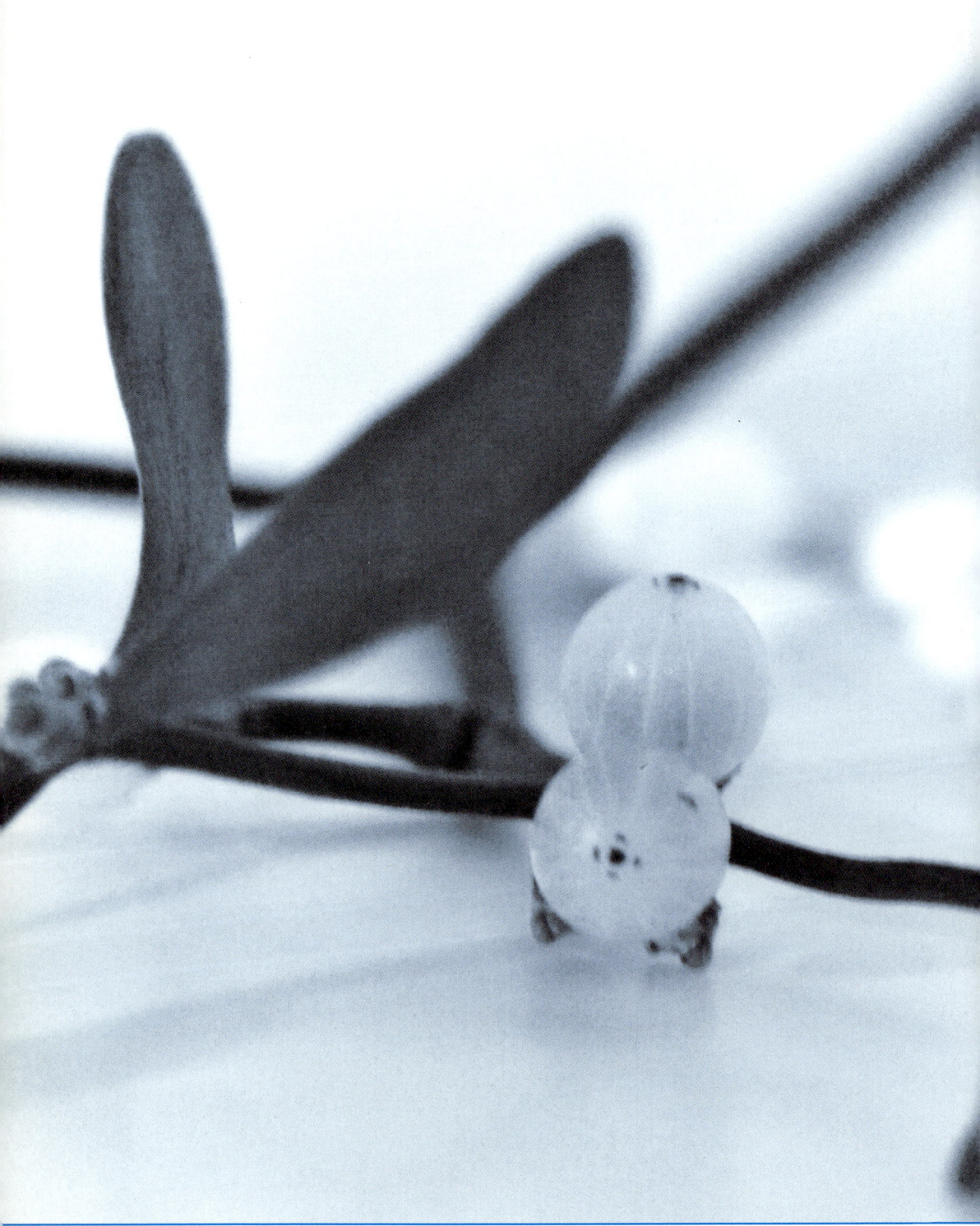

VII. RUDOLF STEINERS IMPULS FÜR GESUNDHEIT UND HEILUNG

EVOLUTIONÄRE MEDIZIN

Evolutionäre Medizin

Rudolf Steiner (1861 - 1925) hat die wissenschaftlichen Grundlagen der Anthroposophischen Medizin und deren Arzneimittelschatz – die „materia medica" der Anthroposophie – zwar systematisch dargestellt, aber nicht in einem Guss. Er hat diese spirituelle Heilkunst über viele Jahre, nach und nach, vor wechselndem Publikum, im Diskurs mit Fachleuten und unterschiedlichsten Gesprächspartnern, unter sich wandelnden Bedingungen, Anforderungen und Vorzeichen eingeführt. Das erschwert bis heute den Zugang und setzt bei denjenigen, die tiefer in dieses facettenreiche Gebiet geisteswissenschaftlicher Forschung und Praxis eindringen wollen, die Bereitschaft voraus, sich auf das Gesamtwerk von Steiner einzulassen. Wer eine entsprechende Motivation mitbringt, kann jedoch reichlich belohnt werden. Die vielen verstreuten, überwiegend mündlichen Hinweise und Anregungen, die Darstellungen in Vortragskursen, Einzelvorträgen und Besprechungen, vor allem seit 1920, in den letzten fünf Lebensjahren von Steiner, ermöglichen es, die Entstehung einer neuen spirituellen Medizin authentisch nachzuverfolgen. Darüber hinaus gibt es neben Vortragsmitschriften und Notizen auch eine eigene Schrift, eine Art kurzgefasstes einführendes Lehrbuch mit dem Titel *Grundlegendes für eine Erweiterung der Heilkunst nach geisteswissenschaftlichen Erkenntnissen* aus dem Jahr 1925. Noch auf seinem Sterbebett korrigierte Steiner die Druckfahnen für das medizinische Grundlagenwerk. Ursprünglich sollte es von Steiners enger Mitarbeiterin und Co-Autorin, der Ärztin Ita Wegman (1876 - 1943) nach dessen Tod auf der Grundlage ihr gegebener Anweisungen und Notizen fortgesetzt werden. Die Fortsetzung blieb aus und das Werk somit, wie viele anthroposophische Unternehmungen, fragmentarisch.

Trotz aller wertvoller Sekundärliteratur, die den Einstieg in die anthroposophische Heilkunst erleichtern, das Quellen-

studium aber nicht ersetzen kann, bleibt der Anthroposophischen Medizin auch mehr als achtzig Jahre nach ihrer
Begründung, der Charakter einer gewissen Unfertigkeit
erhalten. Sie strahlt immer noch einen jugendlichen Charme
aus und ist wohl noch nicht ganz das, was sie sein könnte. Diese juvenile Vorläufigkeit hat sie vor allzu starker Verbreitung
bewahrt, aber auch vor den Gefahren der mit der Popularisie-
rung oft einhergehenden Verflachung, der so viele spirituelle
Systeme unterliegen, wenn sie dem kulturellen Mainstream
einverleibt werden. Bis heute ist die kritische Masse von
Ärzten und Anwendern, die für ein kulturell wirksames
öffentliches Bewusstsein von der Existenz und den Möglichkeiten der Anthroposophischen Medizin erforderlich wäre,
nicht vorhanden. Die Anthroposophische Medizin ist noch
entwicklungsfähig und dabei doch durchaus alltagstaug-
lich. Elemente von ihr lassen sich ohne weiteres mit anderen,
schulmedizinischen und naturheilkundlichen Methoden
kombinieren. Ihr liegt jedoch mit der Anthroposophie eine
eigenständige, recht anspruchsvolle Denkweise und Erkennt-
nismethodik zugrunde, mit der sich auseinandersetzen muss,
wer sie verstehen und beurteilen will.

Diese spezifische, anthroposophische Sichtweise ist nicht
nur für die Anwendung der Arzneimittel (und die Ausübung
ihrer nichtmedikamentösen, künstlerischen Therapieformen)
von Bedeutung, sondern auch für die Herstellung ihrer
Arzneimittel nach besonderen Verfahren, der sich heute
spezialisierten Firmen wie WELEDA, WALA, Helixor und
ABNOBA widmen. Anthroposophische Medizin ist keine
Kochbuchmedizin, die, wie viele traditionelle und populär-
esoterische Richtungen, für alle Probleme fertige, ausformu-
lierte Rezepte bereithält. Traditionelle Systeme wie Ayurveda
und Traditionelle Chinesische Medizin mit ihren gewaltigen
kulturellen und geschichtlichen Hintergründen, neben denen
sich die Anthroposophie bescheiden ausnimmt, stellen uns
meist einen riesigen Fundus von altbewährten Möglichkeiten
zu Verfügung, aus denen wir im konkreten Fall auswählen
können. Anthroposophische Medizin hingegen will immer

*„Anthroposophische
Medizin will immer
wieder neu erfunden
und individualisiert
werden."*

wieder neu erfunden, individualisiert werden und lebt von der permanenten Innovation. Wer ein anthroposophisches Heilmittel sucht, wer Anthroposophische Medizin anwenden will, sieht sich immer wieder genötigt, erst einmal in die zugrunde liegende Ideenwelt einzutauchen. Dazu braucht er, wie ein Perlentaucher, mitunter einen langen Atem.

Kleine Brötchen

In der Praxis freilich fehlt auch den anthroposophischen Klinikärzten und deren niedergelassenen Kollegen für ein solches „Perlentauchen" oft Gelegenheit und Zeit. Anthroposophische Kassenärzte müssen, wie andere auch, in der Regel zunächst einmal „kleine Brötchen backen". Auch wollen manche Patienten nicht den erforderlichen „langen Atem", d.h. Achtsamkeit, Zeit und Mittel für ein differenziertes Vorgehen aufbringen. Aber auch im Vorfeld der „großen" Anthroposophischen Medizin mit biographischer Anamnese und Wesensgliederdiagnose haben sich, wie überall in der Medizin, bewährte Vorgehensweisen etabliert, gibt es Tipps, Tricks und Abkürzungen. Häufig werden konstitutions-, symptom-, organ- oder krankheitsbezogen typische Arzneimittel eingesetzt, die zum größten Teil als so genannte „Typenmittel" von Steiner oder unter dessen Mitwirkung entwickelt wurden und ggf. später durch individuelle Maßnahmen ergänzt werden können. Solche Mittel sind z.B. das zitronensafthaltige Heuschnupfenmittel (Weleda Heuschnupfenspray oder Gencydo), Hepatodoron (Kräutertabletten für die Leber) oder das anthroposophische Herz- und Kreislaufmittel Cardiodoron, eine Zubereitung aus Bilsenkraut, Primel und Eselsdistel. Weitere wichtige spezifisch diagnosebezogen eingesetzte Mittel sind die nach speziellen anthroposophischen Verfahren hergestellten Mistelgesamtextrakte (Iscador u.a.), die heute in der integrativen Krebstherapie weit verbreitet sind und deren Einsatz zwar ein besonderes Know How erfordet, jedoch auch ohne spezielle Kenntnisse der Anthroposophischen Medizin erfolgen kann. Die „Typenmittel" regulieren das Gleichgewicht zwischen aufbauenden und abbauenden Kräften im Organismus oder in bestimmten Organsystemen und können, soweit rezeptfrei erhältlich, auch im Rahmen der Krankheitsvorbeugung, prophylaktisch als Selbstmedikation eingesetzt werden. Sie können zusätzlich zur „Schulmedizin" eingenommen werden. Überhaupt wird die Anthroposophische Medizin ihrem oft betonten Charakter als anthroposophisch erweiterte Medizin dadurch gerecht, als sie die konventionelle Medizin in vielen Bereichen nicht ersetzen, sondern sinnvoll ergänzen kann. Das gilt nicht nur für die Onkologie (Krebstherapie), sondern für viele akute und chronische Erkrankungen, bei denen die Schulmedizin lediglich symptomlindernde Hilfe bieten kann oder an therapeutische Grenzen gelangt ist. Wenn die Bereitschaft vorhanden ist, psychosomatische Hintergründe zu bearbeiten, bieten sich insbesondere auch anthroposophische Kunsttherapien wie beispielsweise die Heileurythmie an. Künstlerische Therapien können besonders bei funktionellen, nicht-organischen Störungen hilfreich sein, aber auch als Begleitbehandlung von schweren Erkrankungen, selbst auf der Intensivstation.

Medizinisches Gesamtkunstwerk

Rudolf Steiner hat in medizinischen Fragen stets größten Wert auf Professionalität gelegt. Er selbst hat nie Patienten behandelt. Ihm war klar, dass die Anthroposophische Medizin nur dann Bestand haben würde, wenn er sie von Anfang an in die Hände von Profis gibt. Schon in der Entstehungsphase der Anthroposophischen Medizin arbeitete er daher eng mit Ärzten, Pharmazeuten und anderen Fachleuten zusammen. Diese wiederum drängten mit großem Enthusiasmus auf die schnellstmögliche Umsetzung und gründeten Labors und Kliniken wie das Labor am Goetheanum (aus dem später der größte anthroposophische Arzneimittelhersteller, die Weleda AG hervorging) und die spätere Ita Wegman-Klinik in Arlesheim bei Dornach in Goetheanum-

Nähe. Diese Einheit von Hochschule, Arzneimittel-Labor und Klinik bildete die Grundlage für eine enge Verzahnung von Forschung und Therapie, ohne die medizinischer Fortschritt nicht möglich ist, und ohne welche die Anthroposophische Medizin wohl zum Scheitern verurteilt gewesen wäre. Das „Gesamtkunstwerk" der Anthroposophischen Medizin ist ein offenes Kunstwerk, ein „work in progress", das von Anfang an von allen beteiligten Fachgruppen und Einzelpersonen mitgestaltet wurde. Rudolf Steiner erscheint als eine Art Regisseur, der gerne im Hintergrund blieb und immer wieder betonte, wie wichtig es ihm sei, dass seine medizinischen Anregungen von Fachleuten im Labor und am Krankenbett verifiziert würden. Wenige Jahrzehnte später waren solche Studien schon unverzichtbar, um den behördlichen Auflagen Genüge zu tun.

„In der Anthroposophischen Medizin kommt es weniger auf Inhaltsstoffe als auf die Substanzprozesse an."

Die von Steiner geforderte Einbindung des von ihm eingerichteten Goetheanums als „Freie Hochschule für Geisteswissenschaft" mit einer eigenen, ärztlich geleiteten „Medizinischen Sektion", trug der Besonderheit Rechnung, dass für die Anthroposophische Medizin nicht nur naturwissenschaftliche Erkenntnisse maßgeblich sind. Der äußeren Naturwissenschaft wurde mit der Anthroposophie eine Geisteswissenschaft gegenübergestellt, deren Methoden und Ergebnisse Aufschluss über die im Menschen wesentlich anders als in der außermenschlichen Natur ablaufende Vorgänge geben sollten. Die Anthroposophische Medizin geht beispielsweise davon aus, dass Substanzen, z.B. Pflanzenextrakte oder Metallzubereitungen im Menschen noch ganz andere Wirkungen entfalten, als in der Naturwissenschaft vorgestellt. Das hängt damit zusammen, dass der menschliche Organismus in Laufe der Evolution ein besonderes Verhältnis zu diesen Substanzen entwickelt, sie „überwunden", „aus sich herausgesetzt" hat. Allerdings kommt es in der Anthroposophischen Medizin weniger auf die materiellen Inhaltsstoffe an, als auf so genannte „Substanzprozesse", die mit menschlichen „Organprozessen" verwandt sind, beispielsweise der Prozess des Ackerschachtelhalmes (Equisetum) mit dem „Nierenprozess", oder der „Goldprozess" mit der Herzfunktion. Um diesen prozessualen Charakter aus einem Arzneistoff „hervorzulocken", werden in der anthroposophischen Pharmazeutik neben der homöopathischen Potenzierung eine ganze Reihe von speziellen, eigens entwickelten Herstellungsverfahren eingesetzt. Dazu gehören beispielsweise das Verdampfen von Metallen und die anschließende Potenzierung der so gewonnenen Metallspiegel, das Düngen von Pflanzen mit bestimmten metallischen Verbindungen und rhythmische Verfahren, denen Pflanzensäfte zur Steigerung bestimmter Wirkungen als auch zur Verbesserung der Haltbarkeit ausgesetzt werden. Die Verwendung von homöopathisch potenzierten Substanzen, aber auch die Ähnlichkeit mancher anthroposophischer Kompositionen mit Komplexmitteln aus der Homöopathie führt oft zur Verwechslung von anthroposophischer Medizin und Homöopathie. Deren Begründer Samuel Hahnemann (1755 - 1843) hatte jedoch der Homöopathie ein ganz anderes System der Arzneimittelfindung zugrunde gelegt, das so genannte Simile-Prinzip, wobei Symptome mit Stoffen behandelt werden, die in der Arzneimittelprüfung bei Gesunden ähnliche Symptome ausgelöst haben. Außerdem wird in der klassischen Homöopathie die Therapie mit Einzelmitteln angestrebt, während in der Anthroposophie bewusst Prozesse aus verschiedenen Naturreichen (pflanzliche, tierische, mineralische Prozesse) kombiniert werden, um so den verschiedenen Ebenen des Menschseins gerecht zu werden. Mitunter wird auch ein anthroposophischer Arzt Medikamente nach homöopathischen Gesichtspunkten, also nach dem Simile-Prinzip, aussuchen. Einer der neben Ita Wegman maßgeblichen Mitbegründer der Anthroposophischen Medizin, der Kasseler Arzt Ludwig Noll (1872 - 1930), war ursprünglich sogar ein sehr versierter und erfolgreicher homöopathischer Arzt, der für die homöopathische Prägung mancher anthroposophischer Arzneimittelkompositionen verantwortlich ist. Unter den anthroposophischen Arzneimitteln gibt es viele, die auf die Einflüsse homöopathischer, pflanzenheilkundlicher oder alchimistischer Traditionen hinweisen. Damit trägt die Anthroposophische Medizin als integrative Heilkunst auch den vielfältigen therapeutischen Erfahrungen, welche die Ärzte, mit denen Steiner zusammenarbeitete, einbrachten, Rechnung.

Krankheit ist nicht notwendig

Steiner griff viele alte Heilmittel auf, legte ihnen jedoch neue, eigene Erkenntnisse und Einsichten zugrunde. Selbstverständlich kann man Enzian, Tollkirsche (Belladonna) oder Eisenhut (Aconit) von WELEDA, um drei altbewährte, seit Jahrtausenden verwendete Heilpflanzen zu nennen auch unter traditionellen, homöopathischen oder pflanzenheilkundlichen Gesichtspunkten anwenden. Der eigentliche anthroposophische Hintergrund – die evolutiven Beziehungen zwischen dem Menschen und den verschiedenen Naturreichen, die in Steiners Grundwerken dargestellt sind, jedoch ist originär und unbeeinflusst von homöopathischen, volksmedizinischen oder naturheilkundlichen Traditionen. Für die Anthroposophische Medizin geht es einerseits darum, beim Auftreten von Krankheitssymptomen zu fragen, welche Prozesse, die eigentlich im Laufe der Evolution überwunden sein sollten, sich hier geltend machen, und welche Naturprozesse in Form von Arzneimitteln dabei helfen können, diesen Rückfall zu überwinden. Dabei spielen menschenkundliche Konzepte wie die Unterscheidung von Wesensgliedern und die funktionelle Dreigliederung (in Nerven-Sinnessystem, Rhythmisches System und Stoffwechsel-Gliedmaßensystem) eine große Rolle. Andererseits wird nach dem Sinn der Krankheit gefragt. Das bedeutet, nicht nur eine Wiederherstellung des gestörten Gleichgewichts und damit des Ausgangszustandes vor der Erkrankung anzustreben, sondern sich darauf zu besinnen, welchen evolutionären Nutzen ich als von einer Krankheit Betroffener von deren Überwindung habe, etwa welche neuen Einsichten, Fähigkeiten und Kräfte ich erwerben kann. Gelingt es mir, Krankheit und Heilung bereichernde oder gar positive Aspekte abzugewinnen, die meine eigene Entwicklung fördern? Hier ist die andere Seite der Evolution angesprochen, die vorwärts, in die Zukunft gerichtete, die unserer Eigenverantwortung als mündige und selbstbewusste Menschen untersteht. Anthroposophische Medizin ist evolutionäre Medizin: Sie versucht, dem Menschen als sich entwickelndem Wesen gerecht zu werden – sowohl im Hinblick auf seine Vergangenheit als auch mit Blick auf die selbstverantwortete, offene Zukunft, indem sie seinen gegenwärtig vorhandenen Heilungsmöglichkeiten unterstützend entgegen kommt. Die immer wieder neu vergewisserte und auch meditativ gepflegte Besinnung auf die gemeinsame Evolution von Mensch und Natur liegt der Arzneimittelfindung zugrunde, während die existenzielle Auseinandersetzung mit dem Sinn der Krankheit die Heilung als vom Patienten geleistetem Bewusstseinprozess unterstützen kann. Im anthroposophischen Konzept der Gesundung kommt somit dem im schulmedizinischen Denken systematisch eliminierten subjektiven Erleben der Krankheit eine ganz wichtige, zentrale Rolle zu. Zunächst einmal ist jede Erkrankung ein mehr oder weniger großer schmerzlicher Rückschlag und niemandem zu wünschen. Dass wir Menschen als durch uns selbst zur Vervollkommnung schreitende Wesen auch schmerzhafte Lektionen durchmachen müssen, fällt schwer zu akzeptieren und kann uns nicht weniger erzürnen als der atavistische Gedanke an einen strafenden Gott oder ein grausames, vorbestimmtes Schicksal. Unsere Zukunftspläne sehen Krankheiten und das damit verbundene Leiden zumeist nicht vor, jedenfalls nicht auf einer bewussten Ebene. Kann ich mich, wenn eine Krankheit eingetreten ist, dennoch der Herausforderung stellen und versuchen, diesem Rückschlag einen evolutionären Sinn zu geben, ihn zu einem positiven, bereichernden Ereignis umzuformen, das meine Entwicklung hin zu einem wünschenswerten Ziel fördert? Was will ich überhaupt mit mir und meinem Leben anfangen, wie meine Beziehungen zu anderen Menschen gestalten? Solche Fragen werden oftmals von Krankheiten ausgelöst. Wenn es uns gelingt, ihnen mit zukunftsgerichtetem, evolutionärem Denken und Handeln zu begegnen, das Akzeptanz der Situation und Bereitschaft

„Kann ich meiner Krankheit einen zukunftsgerichteten, evolutionären Sinn geben?"

173

zur Selbstveränderung miteinschließt, tragen wir zu unserer Heilung bei. Wichtig ist allerdings, dass wir uns dabei nicht selbst mit Schuldvorstellungen blockieren. Krankheit ist kein Versagen und Gesundheit nicht der Normalzustand, den wir als selbstverständlich hinnehmen können. Gesundheit eine höhere Ordnung, die wir als in unserer Entwicklung fortschreitende Wesen von Zeit zu Zeit aus eigener Kraft erneuern müssen – das ist das Geheimnis der Heilung. Krankheit ist nicht notwendig – und Gesundheit nicht selbstverständlich. Um es ganz deutlich zu sagen: Niemand hat eine Krankheit verdient, wir alle verfügen jedoch über die Möglichkeit vollkommener Gesundheit. Jeder Mensch hat die Möglichkeit, in der Freiheit der Gegenwart die Verantwortung für seine Heilung in einem umfassenden Sinn zu ergreifen und damit seine Entwicklungsmöglichkeiten und Zukunftsaussichten zu verbessern. Auch für solche Lebensfragen hält die Anthroposophische Medizin keine fertigen Rezepte bereit, kein Karma-Kochbuch und kein Handbuch für den Schicksals-GAU. Manchmal kommt es auch erst einmal darauf an, die erlebte Sinnlosigkeit aushalten zu lernen und nicht in vorschnellen Antworten falschen Trost zu suchen. Bei krankheitsassoziierten Sinnkrisen können spezielle künstlerische Therapien, Selbstregulationstraining sowie gezielte therapeutische Gespräche zur seelischen und körperlichen Stärkung angesetzt werden. Häufig haben jedoch auch anthroposophische Ärzte, die selbst mit diesen Fragen umgehen, ein offenes Ohr für solche Sinnfragen und im rechten Moment vielleicht auch einen Fingerzeig in die Richtung, in der nur das jeweils eigene Leben selbst die Antwort geben kann.

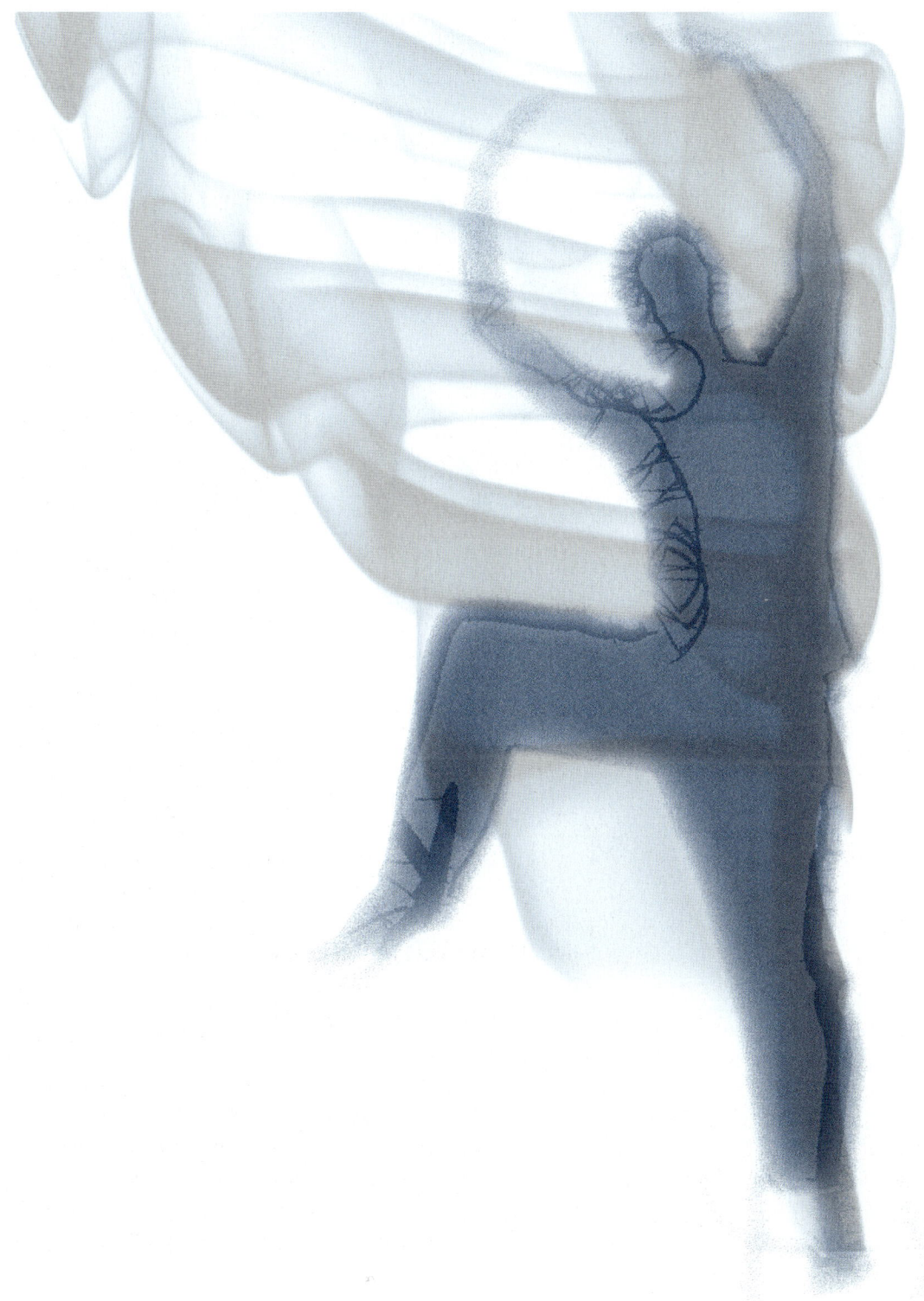

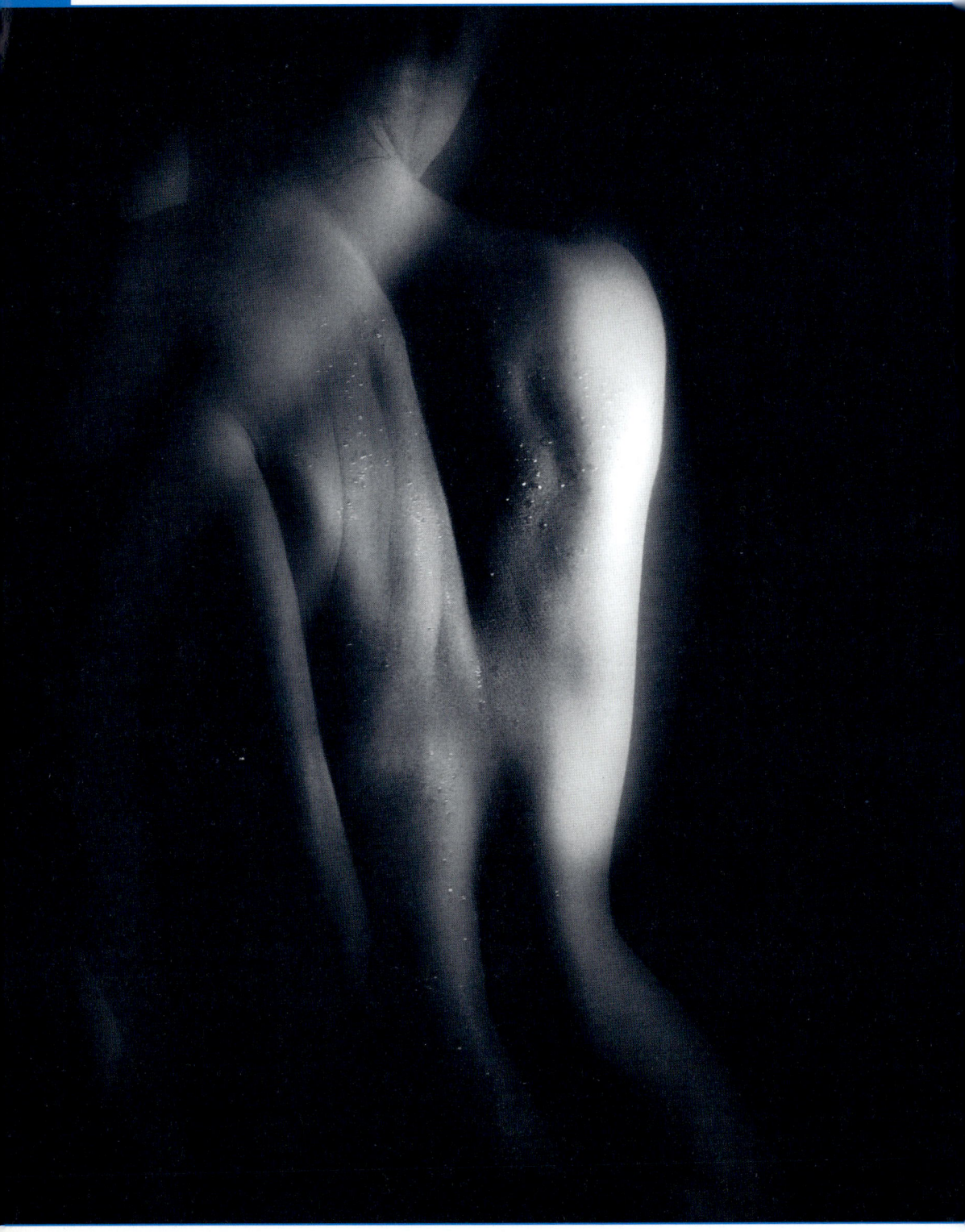

VIII. HILFE BEI RÜCKENSCHMERZ

DIE SEELE GERADE RÜCKEN

Die Seele gerade rücken

Die Herrschaften waren längst im trockenen Gasthaus untergebracht und wärmten sich am Ofen. Fluchend lud der Kutscher das schwere Gepäck ab, während die Welt um ihn herum unterzugehen schien. Es goss in Strömen, und der Boden war aufgeweicht. Als der Ärmste eine schwere Tasche hochhievte, geriet er ins Schlittern. Mit der Linken stützte er sich im lehmigen Matsch ab, sonst wäre er wohl der Länge nach im Schmutz gelegen, mit der Rechten versuchte er, das Gepäckstück vor dem Absturz zu bewahren. Doch was nun kam, sollte noch viel schlimmer sein als Dreck und durchweichte Kleidung. Bei dem Versuch, sich aus seiner misslichen Lage wieder aufzurichten schoss ein vernichtender

„Als sich der Schmerz in das rechte Bein zog, ließ er einen markerschütternden Schrei los."

Schmerz in seinen Rücken ein, ausgehend von einem Punkt knapp oberhalb des Hinterns. Als ob das nicht genug wäre, zog sich der Schmerz auch noch in das rechte Bein, dessen Rückseite sich plötzlich anfühlte, als sei sie mit einem Messer aufgeschlitzt worden. Der Kutscher ließ einen markerschütternden Schrei los, der selbst den tosenden Wind übertönte. Er hatte das Gefühl, ans Ende gekommen zu sein; Tod und Teufel: Sterben konnte nicht schlimmer sein. Unter seinen Schreien öffnete sich die Wirtshaustür, und man brachte ihn, gekrümmt wie er war, in die warme Stube. Laut stöhnend legte er sich auf eine Bank, vor Schmerzen unfähig, noch einen klaren Gedanken zu fassen. Beim flackernden Licht hielten der Wirt und ein paar Gäste Rat ab. Den Arzt? Den konnte man bei diesem Wetter nicht holen, und überhaupt, wer sollte ihn bezahlen? Aber gleich in der Nachbarschaft gab es diese eigenbrötlerische Alte, von der man wusste, dass sie in solchen Fällen schon geholfen hatte. In der Kirche war vor der Hexe gewarnt worden, doch der Pfarrer war heute Abend genauso fern wie der Medikus. Also brachte man die Alte rasch herbei, und als sie an den Geplagten herantrat, wurde es um sie herum still. Sanft strich sie dem Kutscher über den

Rücken. Sie murmelte etwas von „Hartspann", schloss die Augen und streckte ihre Hände über dem gekrümmten Rücken aus. Der Patient atmet zum ersten Mal wieder ruhig, als die Vettel laut und vernehmlich zu sprechen begann:

> *„Ein Hirsch ohne Lunge,*
> *Ein Storch ohne Zunge,*
> *Eine Turteltaube ohne Galle,*
> *Hartspann falle herab!*
> *Im Namen Gottes des Vaters, des Sohnes*
> *Und des Heiligen Geistes."**

Dann schlug sie drei Kreuze über dem kranken Rücken und verschwand so still, wie sie gekommen war. Der Kutscher war inzwischen ganz duselig, was wohl auch von dem Schnaps kam, den man ihm eingeflößt hatte. Die Augen fielen ihm zu; zwecklos, sich gegen den Schlaf zu wehren. Mit einem angewärmten Kissen im Rücken und einer groben Decke ließ man ihn bis zum nächsten Morgen in seiner Ecke liegen. Als er aufwachte, war er nicht nur frei von Schmerzen, sondern fühlte sich so jung, erfrischt und beweglich wie seit Jahren nicht mehr.

Rückenleiden im Vormarsch

Natürlich war nicht jede Rückenschmerzbehandlung im Mittelalter so erfolgreich wie in diesem (fiktiven) Bericht über ein akutes Schmerzsyndrom der Lendenwirbelsäule und des Ischiasnerven (Lumboischialgie). Der Fall soll auch nicht dazu dienen, jene „gute alte" Zeit zu glorifizieren, in denen die Menschen auf Kräuterweiblein und Bader angewiesen waren, und in der Heilkunst und Magie dicht beieinander lagen. Dennoch weist diese Geschichte, in der ich versucht habe, eine heilmagische Behandlung von Rückenschmerzen mit einer überlieferten Beschwörungsformel authentisch zu rekonstruieren, auf etwas hin, das in der modernen Medizin sträflich vernachlässigt wird: die Macht der menschlichen

* aus dem Buch, „Orakel, Hexen, Heilmagie" von Ingrid Schmidt, Hinstorff Verlag, Rostock 2004 und wurde orthographisch angepasst.

179

Psyche. Mit der Aufklärung setzte in der Heilkunde ein großes Vergessen der bis dahin ganz selbstverständlichen psychosomatischen und spirituellen Bezüge ein und machte der naturwissenschaftlichen Entwicklung einer rein körperbezogenen Medizin Platz. Rückenschmerzen sieht man daher in der Schulmedizin in erster Linie als rein physisches Problem an, das beispielsweise durch mechanische Überbelastung entstanden ist. Die konventionellen Behandlungsansätze, an deren Anfang meist eine Röntgenaufnahme steht, welche die knöchernen Verhältnisse zeigt, sind daher auch überwiegend mechanisch und auf die Behebung einer vermuteten körperlichen Ursache ausgerichtet. Heute steht ein ganzes Arsenal von ausgefeilten Diagnose- und Therapiemöglichkeiten für das Volksleiden „Kreuzschmerz" zur Verfügung, vom einfachen Röntgenbild bis zum Kernspintomographen, von Schmerzmitteln über Orthesen und Streckapparate bis hin zur Wirbelsäulenoperation. Die Medizin verfügt heute über detaillierte anatomische und physiologische Erkenntnisse über den Stütz- und Bewegungsapparat, über Nervenstrukturen und Schmerzverarbeitung in einem Umfang wie noch niemals zuvor in der Geschichte. Man sollte meinen, eigentlich dürfte gar niemand mehr an Rückenschmerzen leiden. Das Gegenteil ist jedoch der Fall. Trotz (oder auch gerade: wegen) der genannten medizinischen und wissenschaftlichen Entwicklungen sind Wirbelsäulenleiden rasant im Vormarsch. Wenn man den Statistiken glauben will, hat die Verbreitung von Rückenschmerzen in Ländern wie Deutschland seit den siebziger Jahren des letzten Jahrhunderts um ein Vielfaches zugenommen, rund 30 Prozent aller Bundesbürger über 14 Jahre und bis zu 90 Prozent aller über 50-Jährigen leiden darunter. Rund 20 Millionen Menschen müssen allein in Deutschland jährlich wegen Rückenschmerzen behandelt werden; in der Krankschreibungsstatistik stehen Kreuzschmerzen an erster Stelle. Weniger als die Hälfte der Patienten, die länger als ein halbes Jahr wegen Rückenbeschwerden arbeitsunfähig sind, kehren jemals wieder in das Arbeitsleben zurück.

„Rückenschmerzen sieht man heute oft nur als ein rein physisches Problem an."

Angesichts dieser ernüchternden Zahlen nimmt es nicht Wunder, dass sich viele Patienten mit Rückenschmerzen enttäuscht von der High-Tech-Medizin abwenden und ihre Heilung zunehmend bei komplementären und traditionellen Verfahren suchen, etwa bei Akupunktur, Yoga, Osteopathie, Homöopathie oder Pflanzenheilkunde. Denn wer will schon über längere Zeit Schmerzmittel einnehmen? Oder sich über Monate und Jahre von Praxis zu Praxis schleppen, nur um anschließend die Rente zu beantragen? Dann gegebenenfalls lieber doch zurück ins Mittelalter mit seinen Zaubersprüchen und seiner Magie! Oder zur noch älteren chinesischen Medizin, die zwar nicht jeden Knochenfortsatz und jede Nervenwurzel kannte, aber ein differenzierteres Menschenbild hatte als die eindimensionale Denkweise, die in den medizinischen Fächern heute immer noch dominiert. In der Schulmedizin wird häufig versucht, so genannte Wirbelsäulensyndrome monokausal auf einheitliche Ursachen zurückzuführen, etwa geschädigte Bandscheiben oder Knochenstrukturen. Häufig ist es jedoch ein weitaus komplexeres Ursachengefüge, das der Krankheitsauslösung von Rückenschmerzen zugrunde liegt.

Ein Schmerz - viele Ursachen

In dem oben geschilderten Fall, der unter etwas anderen äußeren Vorzeichen durchaus auch unter heutigen Umständen als typisch gelten kann, können die auslösenden Ursachen beispielsweise unter drei Aspekten gegliedert werden.

• Äußere Faktoren: Hier wären die physikalischen und meteorologischen Verhältnisse zu nennen, Feuchtigkeit und Kälte in diesem typischen Fall von Kreuzschmerz, der an einem kalten Regentag entstanden ist. Aber nicht nur in der akuten Situation sind solche Faktoren von Bedeutung, auch über längere Zeit kann eine feuchte und kalte Umgebung dazu beitragen, dass Muskelverspannungen, lokale Durchblutungsstörungen und Abwehrschwächen im Bereich der Rückenmuskulatur entstehen, bis hin zur Begünstigung von entzündlichen Erkrankungen, etwa Entzündungen der Kreuzbein-Darmbein-Gelenke und anderen Formen von Rheuma.

Ein weiterer äußerer Faktor, der zur Entwicklung von Rückenschmerzen beitragen kann, sind Traumen, also kleinere oder größere Verletzungen, im o.g. Fall eine Verrenkung beim Ausrutschen auf dem nassen Untergrund.

• Überarbeitung und körperlicher Stress: Schwere körperliche Arbeit, in dem geschilderten Fall das Heben schwerer Gegenstände unter Stress, kann schon akut zu schmerzhaften Muskelverspannungen und Fehlstellungen („Blockierungen") der Wirbelgelenke führen. Über längere Zeit begünstigt schwere Arbeit, vor allem in Verbindung mit Unzufriedenheit, Zeitdruck, Frust, einförmigen Belastungen und Zwangshaltungen die Entwicklung von Abnützung und Verformung der Wirbelsäulen-Bausteine, der knöchernen Wirbelkörper und der empfindlichen, außen knorpeligen und innen gallertigen Zwischenwirbelscheiben (Bandscheiben).

• Seelische und geistige Faktoren: Stress, Ärger, unterdrückte Emotionen wie z. B. Wut, können, wie im geschilderten Fall unmittelbar zu heftigsten schmerzhaften Muskelverspannungen führen bzw. diese begünstigen. Bei Ängsten verspannt sich der Körper, und Schmerzen werden oft in inadäquater Weise besonders unangenehm und bedrohlich erlebt. Auf Dauer ermöglichen solche emotionalen Faktoren die Entwicklung von chronischen Rückenleiden, die mit der Zeit auch zunehmende anatomische Veränderungen wie Bandscheibenschäden mit sich bringen können.

Die Wechselwirkungen zwischen negativ erlebten Gefühlen und der Schmerzwahrnehmung sind mittlerweile Gegenstand breit angelegter Forschungen. Eine aktuelle Erhebung in den USA (McWilliams et al., 2003) hat ergeben, dass ungefähr jeder dritte Patient mit chronischen Schmerzen an einer Angsterkrankung und jeder fünfte an einer Depression leidet. Ursache und Wirkung sind hier meist nur schwer zu unterscheiden.

Wirbelsäule als „Ich-Organ"

Die Haltung unserer Wirbelsäule ist auch unmittelbarer Ausdruck unserer inneren Haltung. Gehen wir aufrecht und erhobenen Hauptes oder schlaff, mit hängenden Schultern und eingezogenem Kopf durchs Leben? Das hängt nicht von mechanischen Faktoren ab, sondern ist untrennbar mit den Eigenheiten unserer Persönlichkeit und unseres Schicksals verknüpft. Unsere Körperhaltung ist Ausdruck der „Ich-Organisation", wie wir das in der Anthroposophischen Medizin nennen, die Wirbelsäule, deren Entwicklung so eng mit dem aufrechten Gang des Menschen zusammenhängt, ein typisches „Ich-Organ".

Heutzutage tragen vielfach auch zu weiche Betten zur Entwicklung von Kreuzschmerzen bei. Jeder, der längere Zeit Rückenprobleme hat, sollte daher für einige Zeit versuchen, auf einer härteren Unterlage zu schlafen, und prüfen, ob ihm das hilft. Überhaupt kommt dem Schlaf-Wach-Rhythmus eine große Bedeutung für einen gesunden Rücken zu, nicht nur, weil Schlafmangel mit Stress und Verspannungen einher gehen kann. In der Nacht, während des Schlafs, werden Sehnen und Muskeln entlastet, und die Bandscheiben zwischen den Wirbelkörpern können sich wieder ausdehnen und regenerieren. Die Belastungen während des Tages begünstigen Muskelverspannungen und die Kompression der Zwischenwirbelscheiben, die in ihrem inneren Kern noch empfindliches, embryonales Gewebe enthalten. Kommen zu einem zu kurzen oder gestörten Schlaf noch die typischen Risikofaktoren des 20. und 21. Jahrhunderts wie Übergewicht, Bewegungsmangel und Fehlhaltungen hinzu, dann sind Rückenschmerzen fast vorprogrammiert. Die meisten von uns können diese Faktoren nicht ausschalten. Deshalb ist es wichtig, Gegengewichte zu schaffen und diesen Risikofaktoren Gesundheitsfaktoren entgegenzusetzen, z. B. durch regelmäßige Entspannungsübungen (siehe Kasten 3), Sport und immer wieder eingeschobenen Erholungsphasen für Körper und Seele.

Erste Hilfe - und wie dann weiter?

Für die Behandlung von akuten Rückenschmerzen werden heute in der Regel Schmerzmittel wie Acetylsalicylsäure (ASS, Aspirin), Ibuprofen oder Paracetamol eingesetzt. Das kann sinnvoll sein, wenn man eine schnelle Linderung will und andere Möglichkeiten nicht zur Verfügung stehen. Morphiumartige Mittel, so genannte Opiate, stellen hingegen eine Möglichkeit vor allem zur Behandlung schwererer chronischer Schmerzen dar. Von den Schmerzmittelspritzen, die häufig in Praxen verabreicht werden, ist bei unkomplizierten Rückenschmerzen in der Regel abzuraten. Diese Injektionen, bei denen oft Rheumamittel mit Kortison gemischt werden, können mit schweren Unverträglichkeitsreaktionen einher gehen und wirken – auch wenn die Akutwirkung oft eindrucksvoll ist – wenig nachhaltig. Bewährt hat sich die Gabe von muskelentspannenden Mitteln, vor allem solchen, die nicht müde oder benommen machen. Ansonsten kann man getrost den Angaben von Hippokrates (um 400 v. Chr.) folgen, der warme Umschläge und Bäder empfohlen hat. Oft ist auch bei Rückenschmerzen die Zeit der große Heiler, und sie verschwinden von selbst – mitunter umso schneller, je weniger Aufmerksamkeit man ihnen widmet. Eine wichtige Strategie gegen alle Arten von stressbedingten Störungen ist es, es sich von Zeit zu Zeit zu gönnen, einfach nichts zu tun. Rückenschmerzen sind oft ein Signal dafür, dass eine solche „Aus-Zeit" wieder einmal ansteht und gut tut.

Wenn die Schmerzen nicht innerhalb weniger Stunden oder Tage verschwinden, sollte man nach Auslösern wie den oben genannten suchen und diese nach Möglichkeit abstellen oder Gegenmaßnahmen ergreifen. Vielleicht ist ein geöffnetes Fenster am Arbeitsplatz schuld, oder zuwenig Schlaf und unnötige Sorgen, die verfliegen, wenn man sich eines Besseren besinnt. Wem das gelingt, der hat unter Umständen schon gewonnen, ohne eine ärztliche Untersuchung oder medizinische Maßnahme in Anspruch nehmen zu müssen. Bei allen Arten von Schmerzen lohnt es sich, nach allgemeinen Stress auslösenden Faktoren, von denen einige auf Seite 195 genannt werden, zu suchen. Wenn Rückenschmerzen chronisch werden, dann liegt häufig eine gestörte Regulation von Muskelspannung und Durchblutung vor, die Sauerstoffversorgung, Zellatmung und Stoffwechsel in der Rückenmuskulatur stört und auch Entzündungsvorgänge begünstigen kann.

In den allermeisten Fällen findet sich keine isolierte strukturelle, körperliche Abnormalität als Ursache. Auch wenn Strukturveränderungen an den Bandscheiben (Zwischenwirbelscheiben) oder den Wirbelknochen festgestellt werden, sind diese häufig kein ursächlich auslösender Faktor, können aber unter Umständen das Beschwerdebild verschlimmern. Fehlhaltungen mit Kompression und Gewebeveränderungen können auf Dauer zu lokalen Entzündungen an Bindegewebs- und Nervenstrukturen führen, bei denen oft Körpersubstanzen entstehen, welche die Schmerzen verstärken. Nur in seltenen Fällen, wenn durch eine vorgefallene Bandscheibe beispielsweise eine Nervenwurzel so sehr komprimiert wird, dass Lähmungserscheinungen auftreten, wird eine Operation erforderlich.

Häufig sind die Rückenschmerzen kein lokales Problem, sondern lediglich Teil eines ganzen „Teufelskreises", an dessen Aufrechterhaltung Gehirn, Nervensystem und Bewegungsapparat beteiligt sind. Je länger chronische Rückenschmerzen bestehen, umso wichtiger wird es, nach Behandlungswegen zu suchen, bei denen die emotionalen Faktoren, welche die Muskelspannung erhöhen, mit einbezogen werden. Ein Pionier auf dem Gebiet der psychosomatischen Orthopädie ist der Amerikaner John E. Sarno. Der unkonventionelle Orthopäde hat zeigen können, dass es sich in den meisten Fällen von chronischen Rückschmerzen um Folgen von spezifischen, konfliktgeladenen emotionalen Situationen handelt. Sarno hat mit seinem in den USA sehr populären Übungsprogramm Tausenden von Patienten allein dadurch helfen können, dass er ihnen zur Einsicht in die wirkliche Ursache ihrer Beschwerden verholfen hat. Er sieht die Muskelverspannung als körperliche Abwehr von unterdrückten Emotionen an, wie z.B. Wut und Sorge. In seinem bahnbrechenden Buch *Healing Back Pain* (New York, 1991, dt. Befreit von Rückenschmerzen. Die Körper-Seele-Verbindung realisieren von John E. Sarno, Goldmann 2006) beschreibt er die Störung als „Tension Myositis Syndrom" (dt. etwa Spannungs-Muskelentzündungs-Syndrom). In seinen Büchern hat er die krankheitsauslösenden seelischen Vorgänge, die zu lokalen Störungen im Muskel wie Sauerstoffmangel, Übersäuerung und Entzündung führen, dargestellt und mentale Wege zur Heilung aufgewiesen (siehe seite 196). Das Gehirn, so Sarno, will es oft mit unterdrückten Emotionen nicht aufnehmen, es flieht vor ihnen. Die Schmerzen sind in vielen Fällen nur ein Trick, den uns die Psyche vorspielt. Sein Behandlungsprogramm ist keine klassische Psychotherapie, sondern setzt rein auf Aufklärung und Verständnis der krankheitsauslösenden Vorgänge in Gehirn, Nerven, Muskeln, Sehnen und Bändern. Sarno hat damit für sich und seine Patienten einen so zentralen therapeutischen Zugang zur Schmerzentstehung und -verarbeitung gefunden, dass er völlig ohne medizinische, auch ohne alternativmedizinische Maßnahmen in den allermeisten Fällen Erfolge erzielt. Damit ist natürlich noch nicht bewiesen, dass emotionale Faktoren, wie von Sarno dargestellt, fast immer die alleinige Ursache von Rückenschmerzen sind. Eine gründliche körperliche Diagnostik, auch unter Einbeziehung moderner bildgebender Untersuchungsverfahren, ist in jedem Fall länger anhaltender Rückenschmerzen erforderlich, zumal auch andere, teilweise ernste Organerkrankungen wie Tumore oder Steinleiden

„In den meisten Fällen von Rückenschmerzen findet sich keine körperliche Ursache."

hinter Rückenschmerzen stecken können.

Das Geheimnis der Unterwelt

Wir wissen aus der modernen Schmerzforschung, dass emotionale Einstellungen und Erwartungshaltungen das Schmerzerleben in jedem Falle beeinflussen – auch da, wo eindeutige körperliche Ursachen vorliegen. Am spektakulärsten sind Fallberichte von schwerverletzten Soldaten aus dem zweiten Weltkrieg, die trotz ihrer Verstümmelungen keine Schmerzmittel brauchten. Sie erlebten die Verletzung als etwas Positives – als Rettung aus der Hölle des Schlachtfeldes und vor dem drohenden Tod. Umgekehrt kann die falsche, etwa durch voreilig interpretierte Untersuchungsergebnisse oder Fehlinformationen hervorgerufene Vorstellung, an der Wirbelsäule oder den sie umgebenden Strukturen sei etwas unwiderruflich „kaputt" und man leide an einer gefährlichen Instabilität, dazu führen, dass sich Schmerzen verstärken und mit jeder Attacke schlimmer werden. Die Macht der Psyche macht sich bei Schmerzen im guten wie im schlechten Sinne geltend. Die suggestive, aber unrealistische Vorstellung etwa, ein Wirbel, oder eine Zwischenwirbelscheibe „rutsche heraus", führt bei vielen Menschen mit Rückenschmerzen dazu, dass sie sich in ihrer Beweglichkeit noch mehr einschränken, seelische und körperliche Vermeidungsstrategien entwickeln und sich damit immer schmerzlicher verkrampfen. Dieses Angst-Vermeidungsverhalten, das oft aus einer Mischung von Schmerz und falschen Informationen geboren wird, kann immer tiefer in den Schmerz und die Verzweiflung hineinführen. Ist es einmal so weit gekommen, dass sich solche negativen Erwartungshaltungen tief in die Psyche und das Nervensystem eingegraben haben, dann hilft oft nur die behutsame Kombination von sanften Behandlungsmethoden der Naturheilkunde und angstlösender Wegweisung durch einen erfahrenen Mediziner weiter. Entscheidend für den Therapieerfolg ist jedoch oft nicht nur die ganzheitliche Ausrichtung der Ärzte, sondern auch die Bereitschaft der Patienten, sich vom rein körperbezogenen Denken über ihre Beschwerden zu lösen und sich einer psychologischen Denkweise über sich selbst und ihr Leben zu öffnen. Wer dazu nicht bereit ist, läuft Gefahr, sich in einem Netz von dauerhaften Abhängigkeiten zu verstricken, nicht nur von Medikamenten, sondern auch von Therapeuten, die immer wieder „einrichten" und „gerade rücken" müssen, was man selber verdrängt und vernachlässigt.

„Ungern entdeck' ich höheres Geheimnis" – mit diesem Satz bringt Mephisto in Goethes Faust seinen Widerwillen zum Ausdruck, die Geheimnisse der Unterwelt zu enthüllen. Oft sind es innere Widerstände, die erst brechen müssen, bevor wir das Geheimnis der „Unterwelt" unserer Emotionen und Motive entdecken, uns wieder zu voller Größe aufrichten können und den Kopf für „Höheres" freibekommen. Um einem weit verbreiteten Missverständnis zuvor zu kommen: Es kommt hier nicht darauf an, alles Verdrängte ins Licht des Wachbewusstseins zu rücken. Der Schlüssel für einen erfolgreichen Kampf gegen Schmerzen und andere chronische Gesundheitsstörungen ist oft schon die grundsätzliche Einsicht in die Zusammenhänge von Seele und Körper, etwa die Information, dass den Schmerzen keine körperliche Ursache zugrunde liegt, sondern dass die schmerzauslösenden Veränderungen nur die Folge eines seelischen Vorgangs sind und dass man keine Angst vor bleibenden Schäden haben muss. Hierbei können die Gedankenstützen nach Sarno (siehe S. 196) eine große Hilfe sein.

Was sonst noch hilft, ohne zu schaden

• **Akupunktur:** Diese Methode ist mindestens drei Jahrtausende alt und stammt aus China. Heute erfreut sie sich wachsender Beliebtheit auch in der westlichen Welt, wo sie mitt-lerweile das wichtigste nicht-medikamentöse Verfahren in der Schmerztherapie ist. Bei fast allen Formen von Rückenschmerzen, auch solchen, wo Strukturveränderungen wie Bandscheibenvorfälle, verformte Wirbelkörper und Nervenwurzeleinengungen vorliegen, kann Akupunktur bereits nach wenigen Sitzungen zur Beschwerdefreiheit führen. Entscheidend für den Erfolg ist, dass die Akupunkturnadeln in individuell empfindliche Regionen gesetzt werden und in die Behandlung auch ganzheitliche und psychosomatische Überlegungen mit einbezogen werden. Im alten China wurde in Rückenschmerzen zumeist eine Störung im Funktionskreis der Nieren, die in unmittelbarer Nähe der Wirbelsäule liegen, gesehen. Der mit dem „Funktionskreis Niere" korrespondierende emotionale Faktor „Angst" wird in der Traditionellen Chinesischen Medizin bei Rückenschmerzen häufig mitbehandelt. Entsprechend der individuellen Symptomatik können aber beispielsweise auch Ungleichgewichte im Verdauungssystem (z. B. Leber-Gallenblase, Magen-Milz) und entsprechende psychologische Faktoren wie Zorn oder Neigung zum Grübeln aufgedeckt und mittherapiert werden.

• **Neuraltherapie:** Die Injektion von lokalen Betäubungsmitteln (wie Lidocain und Procain) in schmerzhafte, verspannte oder anderweitig gestörte Regionen hat nicht nur einen unmittelbar schmerzlindernden Effekt. Neuraltherapie wirkt auch entzündungshemmend, durchblutungsfördernd und kann bei wiederholter Anwendung Fehlsteuerungen in der Schmerzverarbeitung durchbrechen. Ähnlich wie die Akupunktur ist dieses, besonders im deutschsprachigen Raum weit verbreitete Verfahren absolut nebenwirkungsarm und nachhaltig wirksam, wenn es gelingt, Systemeffekte zu erzielen, die über den Ort, an dem die Injektion erfolgt, hinaus gehen. Eine Spezialität der Neuraltherapie ist die Behandlung von „Störfeldern", z.B. chronischen Entzündungsherden (toten Zähnen, entzündeten Mandeln), die in einem geschwächten Organismus krankheitsauslösend wirken können. So kann beispielsweise die Injektion in eine „gestörte" Narbe am Bein zur sofortigen Schmerzfreiheit nach jahrelangen Beschwerden in der Schulter führen. Man spricht bei diesen spektakulären, aber in dieser Dramatik doch eher seltenen Therapieerfolgen auch vom „Sekundenphänomen".

- **Osteopathie (auch Chirotherapie):** Hierunter fasst man verschiedene Systeme und Methoden der direkten Manipulation am Muskel- und Skelettsystem zusammen. Am populärsten ist das „Einrenken" von „blockierten" Wirbeln, das, insbesondere an der empfindlichen Halswirbelsäule nur mit Vorsicht und nur durch einen entsprechend qualifizierten Arzt durchgeführt werden sollte. Neuere, „sanfte" Osteopathieverfahren arbeiten oft mit nur geringem Kraftaufwand und set-zen mehr auf die Anregung der Selbstregulation in den blockierten Segmenten und Regionen. Einige Verfahren, wie z.B. die bekannte Methode nach Dorn, sind auch für Nichtmediziner leicht zu erlernen, sind daher im heilpraktischen Bereich sehr beliebt und eignen sich für die gegenseitige Hilfe. Eine effektive Chirotherapie führt, ähnlich wie Neuraltherapie und Akupunktur, ebenfalls oft schon nach wenigen Sitzungen zum Erfolg. Erfahrene Chirotherapeuten wissen, dass hinter den blockierten Gelenken oft seelische Blockaden stecken und betten ihre Maßnahmen oft in ein ganzheitliches Therapiekonzept ein, zu dem neben den Manipulationen auch Gespräche, Diäthinweise und Naturarzneien gehören können.

- **Entspannungsverfahren:** Einfache Entspannungsübungen wie die hier vorgestellten helfen, wenn sie regelmäßig angewendet werden, Muskelverspannungen abzubauen und Schmerzen zu reduzieren. Sie können aber auch zu innerer Ruhe, Angstlösung und vertiefter Einsicht in die eigenen seelischen Strukturen verhelfen. Ein sehr wirksames Verfahren zur Muskelentspannung ist die Progressive Muskelentspannung nach E. Jacobson (PME). Die PME wurde auf der Grundlage intensiver wissenschaftlicher Vorarbeiten in den 1920er Jahren von dem amerikanischen Arzt und Physiologen Edmund Jacobson in Chicago entwickelt und ist heute weltweit anerkannt. Sie unterscheidet sich von anderen, mehr meditativen Entspannungsverfahren dadurch, dass die Entspannungsreaktion durch ein willkürliches und systematisches An- und Entspannen der wichtigsten

Muskelgruppen am Körper erzielt wird. Sie wird heute in mehreren Abwandlungen meist in Form von Kursen sowohl in Arztpraxen als auch in öffentlichen Einrichtungen wie Volkshochschulen angeboten und eignet sich auch zur Gesundheitspflege und Krankheitsvorbeugung. Jeder Patient mit chronischen Schmerzen sollte die PME erlernen.

- **Meditation:** Große Bedeutung für die Schmerztherapie haben meditative Verfahren, von denen das bekannteste das Autogene Training ist, das in den 1930er Jahren von dem Berliner Arzt I. H. Schultz entwickelt wurde. Sein 1932 erschienenes Lehrbuch gilt auch heute noch als Standardwerk. Schulz leitet dazu an, mit einfachen Übungen innere Ruhe und einen tiefen Entspannungszustand zu erreichen. Das Autogene Training ist in den heute vielerorts angebotenen Kursen leicht zu erlernen. Das gilt auch für traditionelle Meditationsformen, etwa die Achtsamkeitsmeditation, wie sie von Jon Kabat-Zinn in den letzten drei Jahrzehnten in den USA in den medizinischen Mainstrean integriert und zu einer enormen Verbreitung gebracht wurde. Von Rudolf Steiner gibt es viele Mantren, die helfen, sich auf die gesundenden und tragenden Kräfte im eigenen Organismus zu besinnen, sie sind einfach durchzuführen und auch als „Blitzmeditation" gegen Alltagsstress geeignet (siehe Seite 198).

- **Elektrotherapie:** Elektrizität wird zur Behandlung von Schmerzen angewendet, seit sie in größerem Umfang zur Verfügung steht. Seit etwa zwei Jahrzehnten erfreut sich die Transkutane Elektrische Nervenstimulation (TENS) einer zunehmenden Beliebtheit. Hierbei handelt es sich um die sanfte Anwendung von Strömen, die in kleinen, transportablen, batteriebetriebenen Geräten erzeugt und in der Regel über selbstklebende Elektroden appliziert werden. TENS beeinflusst, ähnlich wie Akupunktur die Schmerzverarbeitung im Nervensystem und regt den Körper an, eigene schmerzlindernde Substanzen (Endorphine) zu bilden. TENS wird von den Patienten selbst zuhause angewendet, wobei die preiswerten kleinen Geräte i.d.R. von den Krankenkassen zur Verfügung gestellt werden. TENS eignet sich hervorragend zur völlig unproblematischen und nebenwirkungsfreien Selbstbehandlung von chronischen Rückenschmerzen.

- **Physikalische Therapie und therapeutisches Yoga:** Heilgymnastische Übungen, die dazu dienen, die Rückenmuskulatur zu strecken, bauen Spannungen ab und schützen in der Stabilisierungsphase von Rückenerkrankungen vor Rückfällen. Krankengymnastik wird auch in der konventionellen Medizin eingesetzt. Wenn sich die Beschwerden langsam zu bessern beginnen, dann ist bei Rückenschmerzen meist der günstigste Zeitpunkt für gymnastische Übungsbehandlungen oder Yoga gegeben. Viele Betroffene folgen auch dem Slogan „Ein starker Rücken kennt keine Schmerzen" und versuchen, Muskeln aufzubauen. Solches Krafttraining kann vor allem bei Menschen sinnvoll sein, die eine schlaffe Haltung und lokalisierte Muskelschwächen haben. Wer einen muskelkräftigen Körper hat und zu Verspannungen neigt, für den sind eher ganzheitliche, auf einen Ausgleich der Energien ausgerichtete Konzepte geeignet, wie sie z. B. dem Yoga zugrunde liegen. Dasselbe gilt uneingeschränkt auch für andere Bewegungsübungen aus Asien wie das „chinesische Yoga" Qigong und Tai Chi.

„Bambus kann die Ich-Organisation der Wirbelsäule stärken."

- **Pflanzenheilkunde (Phytotherapie):** In der Pflanzenheilkunde stehen Mittel gegen Entzündungen und mittelschwere Schmerzen zur Verfügung, die bei regelmäßiger Einnahme genauso gut helfen wie chemisch definierte Medikamente. Es handelt sich in erster Linie um Extrakte aus den Rinden von verschiedenen Baumarten, insbesondere Weiden, von deren Inhaltstoffen sich übrigens das bekannte Aspirin ableitet. Anders als das synthetische Aspirin und viele verschreibungspflichtige Schmerzmittel sind die pflanzlichen Extrakte jedoch praktisch nebenwirkungsfrei. Deshalb sind sie auch rezeptfrei in der Apotheke erhältlich und werden leider nicht mehr von den gesetzlichen Krankenkassen bezahlt.

• Anthroposophische Medizin und Homöopathie: In der Anthroposophischen Medizin werden Rückenschmerzen und Wirbelsäulenerkrankungen häufig als eine Störung der körpergerichteten „Ich-Organisation" des Menschen angesehen. Um diese zu stärken und ihre „Aufrichtekraft" anzuregen, können äußere Anwendungen wie Wickel und rhythmische Massagen, künstlerische Therapien (z. B. Heileurythmie) und therapeutische Gespräche eingesetzt werden. Spezifische anthroposophische Arzneimittel für die Behandlung von Rückenbeschwerden werden häufig als Spritzen gegeben. Dabei können die Injektionen direkt über den erkrankten oder verspannten Regionen unter die Haut erfolgen. Solche Präparate enthalten oft kieselsäure-haltige Pflanzen wie den Ackerschachtelhalm (Equisetum arvense), weil die Kieselsäure, die an der Bildung des Stütz-skelettes bei den Pflanzen beteiligt ist, der Ich-Organisa-tion hilft, sich besser in den Rücken und die Wirbelsäule einzugliedern. Am bekanntesten sind die „Disci"-Präparate von WALA, die auch spezifisch wirkende Metallzusätze sowie potenzierte Bestandteile vom ebenfalls kieselsäure-haltigen Bambus und vom Rind (Zwischenwirbelscheiben) enthalten: z.B. Disci comp. cum Stanno mit (Stannum = Zinn) zur Behandlung von chronischen Erkrankungen mit Deformation der Wirbelgelenke. Zur Einnahme sind diese Mittel als Globuli (Kügelchen) erhältlich. Wer seine Wir-belsäule stärken will, sollte regelmäßig Bambus-Globuli (Bambusa e nodo D3) einnehmen.

„Auch starke Rücken können schmerzen."

Im ganzheitlichen anthroposophischen Therapiekonzept wird bei Rückenschmerzen immer auch nach psychosoma-tischen Zusammenhängen geforscht und nach Möglichkeiten gesucht, mit typischen Arzneimitteln die Organfunktionen, etwa der Niere zu stärken. Zur Stärkung der Nierentätigkeit wird in der Behandlung von Wirbelsäulensyndromen oft das auf Rudolf Steiner zurückgehende Arzneimittel Solutio sili-cea comp., eine kieselsäurehaltige mineralische Kombination nach dem Modell des Ackerschachtelhalmes eingesetzt. Die aufbauende Lebertätigkeit lässt sich z.B. mit dem Stärkungsmittel Hepatodoron anregen, einem Präparat aus den Blättern von Walderdbeeren und der Weinpflanze, das z. B. bei Muskelschwächen oder als „Leberschutz" während der Einnahme von Schmerzmitteln angezeigt ist. In die Anthroposophische Medizin haben aber auch viele klassische homöopathische Mittel Eingang gefunden, die sich sehr gut auch zur Selbstbehandlung bei leichteren Beschwerden eignen: z.B. die Tollkirsche (Belladonna), die bei Verkrampfungen gegeben wird, der Eisenhut (Aconit) zur Anregung der Durchwärmung nach schädigenden Kälteeinflüssen, die Honigbiene (Apis) zur Durchwärmung und Durchlichtung der Rückenmuskulatur oder Giftsumach (Rhus toxicodendron) zur Behandlung von ziehenden, neuralgischen Schmerzen, z.B. Ischiasbeschwerden, am besten in der Kombination mit Apis und Zaunrübe als Apis/Rhus toxicodendron comp.-Tropfen. Tipp: Als „Allheilmittel" hat sich auch in der Behandlung von Muskelverspannungen und Schmerzen der Balsamische Melissengeist von Weleda bewährt. Balsamischer Melissengeist, eine Kombination aus entkrampfenden, stoffwechselanregenden und schmerzlindernden pflanzlichen Destillaten, wirkt nicht nur bei Einnahme angenehm entspannend und befreiend, sondern auch, wenn er als Einreibung direkt auf die schmerzenden Muskelpartien aufgetragen wird.

*„Das ‚Allheilmittel'
Melissengeist tut auch
als Einreibung wohl."*

Stressauslösende Faktoren,
auf die man bei Rückenschmerzen achten sollte

- **Schlafmangel** und unregelmäßiger Schlaf-/Wachrhythmus

- **Stimulierende Genussmittel** wie Kaffee und andere koffein-
haltige Getränke, Nikotin und viele Süßigkeiten, die das vegetative Nervensystem anregen und der Entspannung entgegen
wirken

- **Ärger und Aufregung**, wobei die Anlässe individuell
verschieden sind. Wer sich z. B. leicht über die politischen
Verhältnisse aufregt, kann versuchen, einige Wochen ohne
Nachrichten zu leben

- **Zwischenmenschliche Konflikte** und Disharmonien,
die Anlass sein können, bestimmte „krankmachende" Personen für einige Zeit zu meiden, sich von ihnen abzugrenzen
beziehungsweise sich um eine andere Einstellung zu ihnen zu
bemühen

- **Geräuschkulissen**, wie z.B. laufendes Radio während der
Morgenstunden können einen ähnlichen krank und abhängig
machenden Einfluss auf das vegetative Nervensystem haben,
wie stimulierende Drogen (siehe oben).

Gedankenstützen für Patienten mit Rückenschmerzen

Meine Schmerzen sind eine Folge von Verspannungen und keine körperliche Anomalie

Der wirkliche Grund für meine Schmerzen ist ein leichter Sauerstoffmangel im Muskel, der durch meine Verspannung hervorgerufen wird

Verspannungen sind harmlos und durch unterdrückte Emotionen verursacht

Die wichtigste Emotion ist meine unterdrückte Wut

Verspannungen existieren, um meine Aufmerksamkeit von meinen Emotionen abzulenken

Weil mein Rücken in Ordnung ist, besteht kein Grund zur Angst

Darum ist körperliche Aktivität nicht gefährlich

Ich werde alle meine körperlichen Aktivitäten wieder aufnehmen

Ich lasse mich durch meine Schmerzen nicht einschüchtern

Ich wende meine Aufmerksamkeit von meinen Schmerzen ab und lenke sie auf meine Emotionen

Ich übernehme die Kontrolle - und überlasse sie nicht länger meinem Unterbewusstsein

Ich denke in jeder Situation psychologisch und nicht physisch

*Vom Autor modifiziert nach John E, Sarno, „Von Rückschmerzen befreit", Hugendubel München 1996, z.Zt. vergriffen

Patienten mit Rückenschmerzen und Muskelverspannungen wird empfohlen, einmal täglich während einer Viertelstunde diese Liste durchzugehen.*

Entspannungsübung

Ich setzte mich bequem auf einen Stuhl und schließe die Augen.
Ich spüre meinen Körper, und ich spüre den Stuhl, auf dem ich
sitze. Mein Atmen strömt langsam und gleichmäßig ein und aus.
Ich spüre, wie sich mein Brustkorb dabei hebt und senkt. Ich
stelle mir vor, wie mein Atem durch die Nase eindringt, sich in
den Lungen verteilt und weiter strömt in meinen Bauch, meine
Beine und meine Arme. Mit jedem Ausatmen spüre ich, wie
mein Körper immer entspannter wird. Ich achte auf die Empfindungen, die entstehen, wenn ich immer tiefer in meinen Körper
hineinatme. Wenn ich irgendwo Schmerzen oder eine Verspannung spüre, dann lenke ich mein Bewusstsein und meinen Atem
dorthin. Nach einigen Atemzügen lasse ich los und kehre mit
meinem Atem wieder in die Mittellage zurück. Ich lasse die Luft
einfach wie von alleine ein- und ausströmen. In diesem entspan-
nten Zustand bleibe ich, solange mir das gut tut. - Bevor ich die
Übung beende, spüre ich noch einmal in meinen Körper hinein,
und versuche, das Gefühl der Entspannung in meiner Erinnerung festzuhalten. Wenn ich es später einmal brauchen sollte,
kann ich es jederzeit wieder abrufen. Ich atme noch einmal tief
ein und aus, beuge und strecke die Arme, öffne die Augen und
räkele mich wie nach einen tiefen Schlaf.

Wer diese Übung machen will, kann den Text mit einem Kasset-
tenrekorder aufnehmen und sich dann selbst vorspielen. Nach
einiger Zeit wird es nicht mehr nötig sein, sich eng an den Text zu
halten, so dass man dann auf das Tonbandgerät verzichten kann.
Am leichtesten fällt die Übung, wenn sie zunächst einmal mit geschlossenen Augen und an einem ruhigen Ort durchgeführt wird,
um die äußeren Reize abzuschirmen. Mit einiger Erfahrung im
Üben kann man sich später auch mit offenen Augen und in jeder
beliebigen Umgebung entspannen. Wer dazu neigt, bei der Übung
einzuschlafen, sollte von Anfang an mit offenen Augen üben.

Meditationen

Die Wirbelsäule hält uns aufrecht und trägt uns durchs Leben. Wer über längere Zeit an Rückenschmerzen und den damit verbundenen körperlichen Einschränkungen leidet, dem tut es oft gut, sich auf die stützenden und tragenden seelischen Kräfte zu besinnen. Dabei können mantrische Sprüche, wie der folgende Meditationsspruch von Rudolf Steiner, helfen. Man kann diese Worte mit geschlossenen Augen einfach durch das Gemüt ziehen lassen und bei der ersten Zeile die Aufmerksamkeit auf den Kopf, bei der zweiten auf die Brustregion und bei den letzten beiden Zeilen auf den ganzen Körper richten. Am Schluss der Übung, beim Öffnen der Augen ist es gut, tief durchzuatmen und die Muskeln kurz anzuspannen, z. B. die Arme kurz anzuziehen und zu strecken, um wieder bewusst in den Alltag zurückzukehren. Wenn solche einfachen Übungen, die gar nicht viel Zeit beanspruchen, regelmäßig durchgeführt werden, wird sich die heilende Wirkung ganz von selbst einstellen.

Im Kopfe Glaubenskraft,
Im Herzen Liebensmacht,
Im vollen Menschen starkes Hoffen
Hält und trägt im Leben

(Rudolf Steiner, GA 40 Wahrspruchworte S. 215)

„In der Ruhe liegt die Kraft!" - Der folgende „Ruhespruch" von Steiner ist besonders für gestresste Zeitgenossen geeignet, die diese Quelle der Stärkung vernachlässigt haben. Wir können unsere Wirbelsäule nicht nur stabilisieren, indem wir von außen Muskeln aufbauen, sondern auch, indem wir uns von innen her stärken, uns mit innerer Wärme und Kraft erfüllen. Die neu gewonnene „innere Haltung", die sich nach einigem Üben einstellt, kann später auch in der Hektik des Alltags immer wieder neu aufgerufen werden, indem man sich nur die erste Zeile „Ich trage innere Ruhe in mir" innerlich vorspricht und dabei etwas tiefer durchatmet. Eine solche „Blitzmeditation", die immer und überall gemacht werden kann, gibt uns nicht nur Ruhe, Festigkeit und

Durchhaltevermögen im Alltagsstress, sondern drückt sich auch sofort durch eine verbesserte Durchblutung und eine bessere Körperhaltung aus.

Ich trage Ruhe in mir,
Ich trage in mir selbst
Die Kräfte, die mich stärken.
Ich will mich erfüllen
Mit dieser Kräfte Wärme,
Ich will mich durchdringen
Mit meines Willens Macht.
Und fühlen will ich
Wie Ruhe sich ergießt
Durch all mein Sein,
Wenn ich mich stärke,
Die Ruhe als Kraft
In mir zu finden
Durch meines Strebens Macht.

(Rudolf Steiner,
aus GA 268 Mantrische Sprüche Seelenübungen II, S. 179)
Die Abkürzung „GA" bezieht sich auf die Bände
der Rudolf Steiner Gesamtausgabe

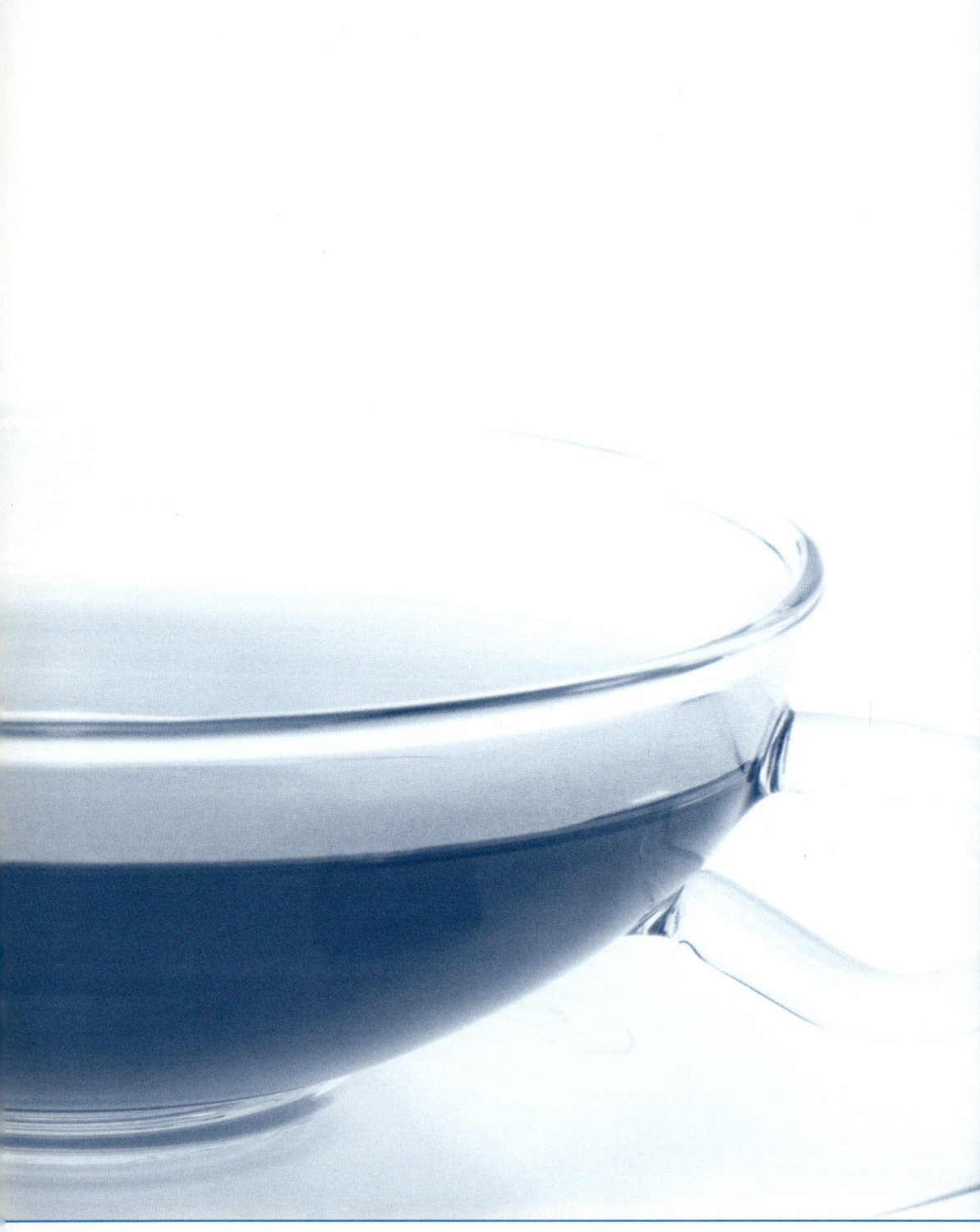

IX. RICHTIGE ERNÄHRUNG

Übergewicht als Energiemangel

– ein heiterer Erfahrungsbericht

Ob wir dick oder dünn sind, fett, muskelbepackt oder mager, ist in erster Linie eine Frage der Energie. Ich meine nicht die Energie des physikalischen Modells – den Brennwert der Lebensmittel, der in Kalorien angegeben wird – sondern „Energie" in dem Sinne, wie es die Ganzheitsmedizin seit Jahrtausenden tut, wenn sie von Yin und Yang, Chi und Essenz, Lebenskräften, Winden, Säften, Elementen, Prinzipien, Bildekräften, Seele, Geist und anderen Imponderabilien spricht, womit sie sagen will: Der Mensch lebt nicht vom Brot allein. Ich habe das am eigenen Leib erfahren, als ich vor einigen Jahren siebzig Pfund in sieben Monaten abgenommen habe.

Noch ein anderes selbst erlebtes Geheimnis vorweg: Wir nehmen nicht deshalb zu, weil wir zu viel Energie aufnehmen, sondern weil wir zu wenig Energie haben. Übergewicht ist eine Folge von Energiemangel. Vier Beobachtungen hatten mich seinerzeit darauf gebracht, wie mein Gewicht und mein Energiemangel zusammenhingen:

- Je gestresster und müder, je energieärmer ich also war, umso mehr Appetit hatte ich und umso leichter nahm ich zu.

- Ich aß umso mehr, je später am Tage es war, am exzessivsten und unkontrolliertesten mitten in der Nacht, wenn der Energiezyklus des Tagesrhythmus seinen niedrigsten Stand hatte.

- Ich wurde umso dicker, je älter ich wurde.

- Zu guter Letzt nahm ich sogar umso mehr zu, je weniger ich aß.

Je weniger Energie ich also hatte, umso schwerer und unförmiger wurde ich, und je höher mein Gewicht war, desto weniger Energie stand mir noch zur Verfügung.

Jeder Versuch, die Kalorien zu reduzieren und weniger zu essen war eine Tortur für mich, denn ich hatte unbändigen Hunger. Außerdem nahm ich immer wieder zu – was als Jojo-Effekt hinreichend bekannt ist. Umgekehrt bewegte ich mich ohne Mühe zumindest in Richtung meines Normalgewichtes, wenn ich ausgeruht und guter Dinge war – im (zum Abnehmen viel zu kurzen) Urlaub zum Beispiel. Mir ist natürlich klar, dass es eine ganze Reihe von Erklärungsmöglichkeiten für diese Phänomene gibt – Fachdisziplinen von der Ernährungsphysiologie bis hin zur Psychoanalyse haben jeweils ihre spezifische Sichtweise des Problems Übergewicht entwickelt. Doch keines ihrer Theoriegebäude gab mir eine einzige brauchbare Hilfestellung, mit der ich auch nur ein einziges Gramm abgenommen hätte. Und ich musste abnehmen, schon aus professionellen Gründen. Man stelle sich vor: Ein Hausarzt, der seine einhundertundzwanzig Kilo und seinen Hausbesuchskoffer (zehn bis zwölf Kilogramm schwer) keuchend in den vierten Stock schleppt, um sich dort schweißgebadet den mitleidsvollen Blicken seiner Patienten preiszugeben! „Was ist denn mit dem armen Doktor passiert? Sollen wir nicht doch lieber den Notarzt rufen?" Ganz zu schweigen von den Krankheitsrisiken, die bei mir als Selbstständigem von keiner Sozialversicherung mehr gedeckt waren: Diabetes, Gicht, Bluthochdruck, Herzinfarkt, Schlaganfall, Krebs...

Über die Begleiterscheinungen der mit Übergewicht einhergehenden Ernährungsweise, die von Mundgeruch über Hautjucken und Blähungen bis zu nachlassendem sexuellen Interesse reichen, brauchen wir hier gar nicht zu reden. Fast ein jeder kennt sie aus eigener Erfahrung oder aus nächster Nähe. Ich rede von dem Stadium, wo die Ehepartner sowieso schon aus dem Schlafzimmer ausgezogen sind, weil das Schnarchen für sie unerträglich geworden ist. Liebe geht nicht nur durch den Magen, sie wird häufig auch im Bauch begraben! Wer dick ist, hat von allem weniger – sogar vom Essen. Jeder zweite Fettleibige, das haben wissenschaftliche Studien ergeben, isst weniger als die meisten Normalgewichtigen.

Erkrankung der Mitte

Aus Sicht der traditionellen chinesischen Medizin ist Übergewicht häufig eine „Erkrankung der Mitte". Eine Schwächung der Mitte, die ihre zentrale, stützende und konstituierende Aufgabe im Organismus nicht mehr wahrnehmen kann. Ein sehr raffiniertes und kompliziertes Konzept, das ich erst Jahre später wirklich verstand. Damals war es mir jedoch unmittelbar einleuchtend, weil ich tatsächlich einen „Verlust der Mitte" erlebte - ein „Loch im Bauch", in das ich hineinschütten konnte, soviel ich wollte, ohne jemals wirklich satt oder gar stärker zu werden - eine physiologische und psychosomatische Leerstelle in meinem Organismus. Wie aber sollte ich das „Feuer im Bauch" anzünden? Raubeinige Männerworkshops in der Wildnis? Für das Robben im Wald hatte ich einfach nicht mehr die Kondition und für Lagerfeuerromantik keinen Sinn. Aloe Vera-Saft? Auf die Dauer zu teuer. Eine neue Liebe? Hätte mir vielleicht eine dominante und unerschrockene Diätassistentin weiterhelfen können? Die waren zum Glück alle schon vergeben, selbst die weniger attraktiven – ich hätte mir niemals träumen lassen, dass hier eine so rege Nachfrage herrschte.

Schluss mit dem Kalorien-Diktat

Meine Rettung kam aus einer ganz anderen und unerwarteten Richtung: Ich hörte eines Tages einfach auf, an Kalorien zu denken. Dass ich mit diesem Schritt, der mir damals leicht als Kapitulation hätte ausgelegt werden können, genau in die richtige Richtung zielte, begann ich erst im Nachhinein zu verstehen, als ich mich intensiver mit östlichen Medizinsystemen auseinander setzte. In der asiatischen Medizin kommt der Kalorienbilanz keine große Bedeutung zu. Energetische Überlegungen stehen an erster Stelle. Neben der körperlichen wird die emotionale Ebene kreativ in das Ernährungskonzept mit einbezogen: das Auseinanderdriften von Nahrungsaufnahme, Appetit und Sättigungsgefühl kann nicht nur als Ursache, sondern auch als Folge der Fehlernährung angesehen werden. Eine Ernährungsgrundlage, auf der sich die Organfunktionen harmonisch entfalten, schafft auch ideale Voraussetzungen für den Ausgleich der Seelenfunktionen: die Dynamik von Denken, Fühlen und Wollen. Wenn die Qualität der Nahrung der Konstitution und der zugrunde liegenden energetischen Störung entspricht, brauchen keine Kalorien gezählt werden, sondern wir sind satt, wenn wir genug gegessen haben.

Metall, Feuer und Schleim

Auch in der westlichen Medizin wissen wir, dass Menschen unterschiedliche physiologische Voraussetzungen und Möglichkeiten haben, die Nahrung umzuwandeln. Während die einen vermehrt Wärme bilden, lagern die anderen nicht bewältigte Überschüsse in Form von Fettdepots ab. Aus anthroposophischer Sicht hat das mit dem Verhältnis der physiologischen und der übergeordneten Wesensglieder zueinander zu tun. Die Wärmebildung wird dadurch gefördert, dass die höheren Wesensglieder, die seelische und die Ich-Organisation, im physiologischen und Lebenskräfte-Bereich gesteigerte innere Aktivität entfalten. Bei den Trägen und Dicken ist das Gegenteil der Fall: die höheren Organisationsebenen greifen nicht richtig ein, und die seelischen Strukturen neigen sogar dazu, den Charakter der leiblichen anzunehmen. Innere Antriebslosigkeit, Bequemlichkeit, Gedrücktheit bis hin zur Depression, aber auch Phänomene des Anhaftens wie Genusssucht und Gier, unter anderem die Gier nach Süßem, werden gefördert. Auch die vier Temperamente der Antike lassen sich so verstehen: temperamentvolle Menschen, die wir als Sanguiniker und Choleriker bezeichnen, verfügen häufig über eine stärkere innere Wärmebildung als die gehemmten Melancholiker und Phlegmatiker, die auf der kühlen Seite dieses Schemas anzusiedeln sind. Selbstverständlich hängt es nicht nur von der Konstitution ab, ob sich jemand zu einem feurigen Eroberer oder einem Pantoffelhelden entwickelt, ob der Charakter von freundlicher Dynamik oder feindseliger Hemmung geprägt wird. Individuelle Persönlichkeitsfaktoren, die Stellung im System, das wir als „Schicksal" oder „Karma" bezeichnen, klimatische und andere Umweltbedingungen sowie die Ernährungs- und Lebensweise, die wir von Kindesbeinen an erlernen, sind mit entscheidend. Oft gelingt es erst, das Gewicht und die Statur zu verändern, wenn auch seelischer und biographischer Ballast abgeworfen wird. Ernährung ist ein sehr praktisches, und deshalb in den meisten philosophischen Systemen vernachlässigtes Feld der Selbstumwandlung.

Im alten China wurde das Metall als Symbol und Element der Umwandlung angesehen: In geschmolzenem Zustand nimmt es jede beliebige Form an, während es als geschmiedete Klinge die nötige Schärfe hat, mit der wir uns von alten Gewohnheiten und überkommenen Einstellungen trennen können. Wirkliche Veränderungen ereignen sich nicht schrittweise, sondern blitzartig und radikal, wie ein geschickt geführter Hieb mit einem Schwert: Mein Abschied von der falschen Vorstellung, ich müsste hungern, um abzunehmen, kostete mich weniger Zeit als ein Augenzwinkern.

„Wenn die Qualität der Nahrung stimmt, dann brauchen wir nicht zu hungern, um abzunehmen."

In den heute noch praktizierten antiken Systemen der ayurvedischen und der tibetischen Medizin werden die Dicken meist als so genannte „Schleim"-Typen (Kapha in Indien, Peken in Tibet) angesehen - im Gegensatz zu feurigen „Galle"- und fragilen „Wind"-Typen. Dabei sind natürlich alle denkbaren Kombinationen dieser drei so genannten Säfte, die eigentlich nichtstoffliche alchimistische Prinzipien sind, möglich. Als physiologische Komponente schützt Kapha/Peken den Magen vor dem „Verdauungsfeuer" von Galle und Dünndarm. Ein Zuviel von dem kalten „Schleim" kühlt das „Verdauungsfeuer" zu stark ab, die Nährstoffe können nicht mehr vollständig umgewandelt werden und werden abgelagert. Dieses Modell lässt sich zwanglos mit der populären Vorstellung von der

„schlechten Futterverwertung", d.h. einem niedrigen Grundumsatz im Fachlatein der Medizin vereinbaren.

Diese östlichen Weisheiten waren mir noch unbekannt, als ich meinen Versuch der Selbstheilung unternahm. Mit meiner rettenden Idee von damals lag ich jedoch nicht weit daneben. Wenn ich, so meine Überlegung, eine leichtverdauliche, denaturierte Mahlzeit, etwa ein Marmeladenbrötchen zu mir nehme, dann erhöht das meinen Blutzucker so schnell und so stark, dass die Bauchspeicheldrüse mit der Insulinproduktion nicht angemessen reagieren kann. Die höchsten Spiegel des blutzuckersenkenden Insulins werden erst dann erreicht, wenn der Blutzucker schon wieder weit abgefallen ist. Diese zu späte und zu hohe Insulinausschüttung bewirkt zweierlei:

1. Der Blutzucker sinkt jetzt zu tief ab, so dass Unterzuckerungszustände mit Hungergefühl und Schwäche entstehen.

2. Der Insulinüberschuss bewirkt, dass, wie mir aus der Biochemie bekannt war, vermehrt Fettgewebe aufgebaut wird.

Essen, was mir gut tut

Infolge dessen sind viele Übergewichtige ständig hungrig und nehmen trotzdem zu – was ich seit fast drei Jahrzehnten täglich an mir beobachtet hatte.

Mein Ernährungsfehler lag darin, dass ich meiner Bauchspeicheldrüse Tag für Tag eine Zuckerflut zugemutet hatte, wie sie noch vor wenigen hundert Jahren kein Mensch an einem einzigen Tage seines Lebens zu bewältigen hatte. Der physische Leib schob ständig ungeeignete Nährstoffe nach, die mein »Ich« nicht verbrennen konnte, weil es dafür zu schwach war. Es tat sein Bestes und wurde darüber immer schwächer.

Unsere Bauchspeicheldrüse ist einfach nicht dazu geeignet (mein Energie »Verdauungsfeuer« war zu schwach), dem täglichen Blutzuckerbombardement von technischen Erzeugnissen wie Weißmehl und Zucker standzuhalten, sie zu verdauen und in Wärme umzuwandeln, weshalb sie in Folge einer Dauerernährung mit den mineralischen, kalten und klebrigen Esswaren des Industriezeitalters sogar Schaden nehmen kann - ganz zu schweigen von den gesundheitlichen Folgen des chronisch erhöhten Insulinspiegels, dem „Hyperin-sulinismus", der mit einem hohen Erkrankungsrisiko an Diabetes mellitus für Herz und Gefäße einher geht.

Ich brauchte also in Zukunft nur einige einfache selbstgeschaffene Regeln zu befolgen, um mein Gewicht auf Dauer zu reduzieren. Innerlich befeuert von dieser Erkenntnis war mir von einem Tag auf den anderen klar:

• Ich würde mich von nun an nie wieder einschränken, was die Nahrungsmenge angeht.

• Ich würde essen, was mir gut tut.

• Ich würde meine Freude am Essen dadurch steigern, dass ich mir meine Nahrungsmittel bewusst aussuche.

Bestärkt wurde ich durch Beobachtungen an meinen Patienten, die erfolgreich und dauerhaft abgenommen hatten, ohne zu hungern. Bis in die Mitte der neunziger Jahre waren so genannte „Anti-Pilz-Diäten" sehr verbreitet, bei denen vollständig auf Zucker und Weißmehl und andere schnell verfügbare Kohlenhydrate verzichtet wurde. Ich begleitete eine Anzahl von Patienten bei dieser Diät, mit der einer Keimbesiedelung im Darm, vor allem durch Hefepilze (Candida) erfolgreich entgegengewirkt und die gesunde Darmflora wieder hergestellt werden konnte. Als „Nebenwirkung" der Anti-Pilz-Diät war nicht nur eine erhebliche Gewichtsabnahme zu verzeichnen, sondern häufig auch ein deutlicher Energiegewinn auf allen Ebenen im Sinne einer „Stärkung der Mitte". Für die Behandlungsziele spielte die Insulinsenkung zwar nur eine untergeordnete Rolle – aber was sprach dagegen, aus der "Anti-Pilz-Diät" Grundsätze für eine dauerhafte Gewichtregulierung abzuleiten? Warum nicht?, sagte ich mir und nahm innerhalb von einem halben Jahr auf diese Weise mehr als dreißig Kilogramm ab, ohne auch nur einen einzigen Tag zu hungern oder etwas zu entbehren. Seitdem bin ich, wie sollte es anders sein, nicht nur deutlich energiegeladener, sondern auch gesünder und rundum satter als jemals zuvor in meinem Leben.

Vom Bauern zum Landedelmann

Meine ganze Leidenschaft galt von nun an dem Aufspüren von »verstecktem« Zucker in den Lebensmitteln, in Form von Glukose (Traubenzucker, dasselbe wie Dextrose), Maltose, Kristallzucker, Sirup und all den anderen, auf den Lebensmittelverpackungen oft nur versteckt deklarierten Zuckerderivaten. Selbst bei sauren Gurken, Senf und Rauchmandeln wurde ich zu meinem Erstaunen fündig. So etwas kam jetzt gar nicht mehr erst in den Einkaufskorb. Salatsaucen mit Zucker rührte ich nicht an. Tomatenketchup? Wenn ich Gesundheitsminister wäre, würde ich ihn auf die Liste der illegalen Drogen setzen, denn er kann, wie ich wusste, lebensbedrohliche Süchte auslösen. Ich bemühte mich um eine möglichst naturbelassene und wenig aufgeschlossene Kost. Industrieprodukte und Fertiggerichte mied ich völlig. Bis heute beeindruckt mich der Satz des „Ernährungspapstes" M. O. Bruker, man solle sich so ernähren, wie ein Bauer vor einhundert Jahren - vor der Ära des Kristallzuckers und des Weißmehls also, als die Zivilisationskrankheiten von heute fast ausschließlich den Adligen und Reichen vorbehalten waren. Wenn ich mich in zweifelhaften Situationen an Brukers Satz hielt, konnte nicht viel schief gehen. Ich eliminierte Weißmehl und Zucker einschließlich Dicksäfte und ähnliche zuckerige Produkte aus meiner Nahrung und integrierte umso mehr von den so genannten Ballaststoffen, die in Vollkornprodukten sowieso, aber auch in den meisten Gemüse- und Obst-Sorten enthalten sind. Sie werden zu Unrecht „Ballast" genannt, denn sie enthalten viele lebenswichtige Mineral- und Vitalstoffe, reinigen und kräftigen die Darmschleimhaut und wirken sättigend.

Manch einer mag das extravagant oder „abgefahren" nennen – aber meine Ernährung ist seitdem ein permanentes, spannendes und genussvolles Experiment. Am Anfang versuchte ich es so „natürlich" wie möglich, mit frisch geschrotetem Getreide, Verzicht auf Milch und manch anderen, was ich später wieder aufgab. Den Frischkornbrei habe ich – wie viele andere – auf Dauer nicht vertragen, mein Bauch rebellierte gegen die tägliche Zumutung von kaltem, geschrotetem Korn, weshalb ich auf die weniger „vollwertigen", weil beim Pressen erhitzten Vollkorngetreideflocken umgestiegen bin. Auf den Tisch kam regelmäßig frisches, nach Möglichkeit nicht zu süßes oder überreifes Obst, gedünstetes Gemüse, wenn auch nicht unbedingt die süßen Möhren, gelegentlich gekochte Frühkartoffeln, die ich mit der Schale verzehrte (wie ich es im mittleren Westen der USA gelernt habe, wo die Männer noch kerniger sind als anderswo), ungeschälter Reis, Vollkornnudeln und bergeweise Salat, veredelt mit Sushi, gegrilltem Fisch oder Pilzen.

„Echte Cowboys essen ihre Kartoffeln mit Schale."

Die Bedeutung von erhitzten oder gekochten Lebensmitteln, also von Wärme für die Reduktion von „Schleim", lernte ich später im Rahmen meiner Bekanntschaft mit der asiatischen Medizin noch erkennen, insbesondere auch den Wert von „wärmenden" und „schleim"-reduzierenden Gewürzen wie Zimt, Ingwer, Knoblauch, Pfeffer, Koriander, Gelbwurz, Kardamon, Senfkörnern, Muskat und Paprika. Viele Gewürzkräuter sind starke Verbündete im Kampf gegen die Schwere, weil sie stoffgewordenes Licht und stoffgewordene Leichte sind. Ich bemühte mich, Lebensmittel rechtzeitig aus dem Kühlschrank zu nehmen, damit sie ihre Kälte abgeben können. Tiefkühlkost, die Kapha/Peken vermehrt, meide ich, wo es nur geht. Entrahmte oder fettarme Milch in kleinen Mengen gestatte ich mir heute auch jeden Tag – ich erwärme sie meist leicht, wie ich überhaupt die Wichtigkeit von warmen Getränken für das „Verdauungsfeuer" entdeckt habe.

Übertriebene Fettreduktion halte ich für Unsinn. Dafür habe ich, wo irgend möglich, Olivenöl eingesetzt: Im Gegensatz zu anderen Fetten kann es nicht nur den Cholesterinspiegel senken, sondern besitzt eine „leichte" Qualität, die sich u.a. in dem bitteren Geschmack der Oliven und auch manchen Olivenölsorten zeigt.

Es war faszinierend, wie sich, je bewusster ich aß, die Geschmackswahrnehmung und das Verlangen veränderten. Ich habe viele Geschmacksnuancen entdeckt, vor allem in der natürlichen Süße von vielen pflanzlichen Produkten, die mir zuvor völlig unbekannt waren. Im bitteren Geschmack, etwa einer Grapefruit oder eines ungezuckerten Espresso, fand ich einen ausgezeichneten Appetitzügler. Eis und Süßigkeiten aller Art vermisse ich bis heute nicht. Ich brauche auch keinen Selbstversuch mit Kuchen zu machen, um festzustellen, dass meine energetisch angepasste Ernährung auch heute noch das Beste für mich ist. Es genügt – scheinbar allen Erhaltungssätzen der Physik zum Trotz – ein Stück von einer Pizza, jenem halbindustriellen Produkt, das zu einer Hälfte aus Weißmehl und zur anderen aus schwer verdaulichem Fett besteht, um Blutzuckerexzesse für eine Dauer von bis zu neun Stunden auszulösen, noch in derselben Nacht hungrig aufzuwachen und am nächsten Morgen ein bis zwei Kilo mehr auf die Wage zu bringen. Genauso gut hätte ich auch eine Schachtel Pralinen essen können. Lieber enttäusche ich den „Italiener um die Ecke" und genieße die anderen Lebensstilveränderungen, die meiner Konstitution entsprechen, anregende Lektüre etwa, Naturspaziergänge, Meditation und bewusstes Atmen, ein Glas Rotwein, den ich als Elixier und Genussmittel zugleich betrachte, stimulierende Musik, Reisen in warme und trockene Gegenden...

„Pizza oder Pralinenschachtel – der Effekt war bei mir derselbe."

Leben wie ein deutscher Bauer, der sein frugales Mahl unter freiem Himmel verzehrt, als nationales Gesundheitsideal? Heute ziehe ich, um Brukers bodenständiges Gleichnis zu erweitern, das eines südlichen Landedelmannes vor. Schließlich fahre ich auch nicht mit dem Traktor zur Arbeit.

Die Zuckerindustrie knacken!

Nach 16 Jahren der Ära Kohl hatte sich auch in Deutschland herumgesprochen, dass »Abspecken« durch kalorienreduzierte Diäten nicht nur wirkungslos, sondern auch gefährlich ist, weil bei solchen Gewaltkuren dem vorübergehenden Gewichtsverlust meist eine -zunahme folgt, die das Ausgangsgewicht übertrifft. Der Mensch ist eben keine Maschine mit einem konstanten Kalorienverbrauch, sondern ein weisheitsvoll gewebtes, komplexes System, in dem wir mit mechanistischem Denken oft mehr Schaden als Nutzen anrichten, wenn wir es in eine Richtung manipulieren wollen. Dicke sind in der Regel nicht deshalb dick weil sie zu viel, sondern weil sie das Falsche essen. Übergewicht entsteht wie viele Gesundheitsschäden dadurch, dass wir ineffektiven oder falschen Strategien des Lustgewinnes folgen. Die konventionellen Antworten auf dieses Problem stellen uns vor das Dilemma, entweder Entbehrungen hinzunehmen oder aber an den Folgen des Genusses leiden zu müssen. Jenseits von Entbehrungen und Leiden gibt es aber noch einen dritten Weg: die intelligente Lust am richtigen Essen.

Das Modell von „guten" und „schlechten" Kohlenhydraten ist zwischenzeitlich zu einem populären Konzept geworden, das sich auf hunderte wissenschaftliche Studien der letzten zwanzig Jahre stützen kann. Der zentrale wissenschaftliche Begriff dabei ist der „Glykämische Index" (GI) der Lebensmittel. Mit dem GI, der an gesunden Personen experimentell ermittelt wird, stellt man die sofortige Wirkung der Lebensmittel auf den Blutzucker dar.

Dabei wird der schnelle Anstieg des Blutzuckers durch Traubenzucker oder Weißmehlerzeugnisse als Vergleichswert für andere Lebensmittel genommen und gleich 100 gesetzt. Weißbrot, geschälter Reis, Folienkartoffeln, Cornflakes und Limonaden haben z.B. einen hohen GI (>55), während Hülsenfrüchte und frisches Salatgemüse nur einen niedrigen GI (<35)

Der Glykämische Index

Hoher Glykämischer Index		Niedriger Glykämischer Index	
Maltose (z.B. in Bier)	105	Vollkornbrot	50
Glukose	100	Vollkornreis	50
Weißbrot/Baguette	95	Kiwi	50
Instant-Reis	95	Weintrauben	50
Folienkartoffeln	95	Birnen	45
Brezen	85	Vollkorn-Spaghetti	40
Reis-Crispies	80	Äpfel	40
Kristallzucker	75	Bohnen, Linsen	30-40
Croissant	70	Getr. Aprikosen	30
Wassermelone	70	Pampelmusen	25
Reife Bananen	60	Kirschen	25
Weiße Spaghetti	60	Tomaten	15
Basmati-Reis	60	Frische Aprikosen	10
Eiscreme	60	Grüne Gemüse	0-15

Der Glykämische Index (GI) für eine kleine Auswahl von Lebensmitteln, zusammengestellt nach den Angaben in „Zucker-Knacker", verschiedene Autoren, Goldmann Verlag München, 1999. Je niedriger der GI, umso geringer die Gefahr von zu hohen Insulinspiegeln, Übergewicht und Folgeerkrankungen. Ständig aktualisierten Angaben über den GI von unzähligen Lebensmitteln findet man u.a. im Internet unter www.mendosa.com/gilists.htm, www.glycemicindex.com und an vielen anderen Stellen, am besten „googlen" oder eine andere Suchmaschine nutzen.

Wertvolle Informationen enthalten auch die Bücher über die sog. „Glyx-Diät" von Marion Grillparzer, u.a. Einkaufsführer und Kochbücher (Gräfe&Unzer)

haben und deshalb im Hinblick auf unphysiologische Blutzu-
ckerentwicklungen unbedenklich sind. Gesundheitliche Ri-
siken einer hyperglykämischen (stark blutzuckererhöhenden)
Ernährungsweise wurden inzwischen auch statistisch und
experimentell nachgewiesen. Das gilt nicht nur für den nicht
insulinabhängigen Diabetes mellitus (»Typ II«) und Herz-Kreis-
lauf-Erkrankungen, sondern auch für andere Volkskrankheiten
wie z.B. Karies.

In der rückständigen und lobbyistisch geprägten Ernäh-
rungslandschaft Deutschlands wird Industriezucker von der
Deutschen Diabetes-Gesellschaft und anderen ärztlichen
Meinungsbildnern zwar immer noch ausdrücklich als Süßungs-
mittel für Diabetiker empfohlen, aber in der internationalen
Diabetologie wird der glykämische Index zunehmend als Krite-
rium für die Lebensmittelauswahl herangezogen und der Wert
einer zuckerfreien Kost erkannt.

Sicher, auch der GI ist nur ein Laborwert, der viele andere
ernährungsphysiologische Kriterien, wie z.B. den Gehalt an
Mineralien und Vitaminen nicht erfasst. Dennoch ist der GI
ein deutlicher Fortschritt gegenüber dem Kalorienmodell,
weil er dem dynamischen Charakter der Verdauung und des
Stoffwechsels gerecht wird. Zudem unterstreichen die Ergebnisse der GI-Forschung auch den Wert von »vollwertigen«
Lebensmitteln in dem Sinne, dass ungeschälten Getreiden,
größeren Partikeln, schonenderen Zubereitungsweisen und
einer ganzen Reihe von im Industriezeitalter vernachlässigten
Lebensmitteln wie z.B. Linsen und anderen Hülsenfrüchten
der Vorzug zu geben ist.

Wissenschaftliche Kritik am GI wird in erster Linie auf der Ebene von theoretischen Auseinandersetzungen geübt, während
sehr populäre und extrem erfolgreiche Ernährungsprogramme,
wie dem der „Zucker-Knacker" (Sugar Busters!™), die in den
USA von New Orleans aus Feinschmeckerlokale betreiben und
dem Programm von Michel Montignac (Frankreich) auf dem GI
basieren.

In den Veröffentlichungen der Sugar Busters!™ (z.B. *Zucker-Knacker*, Goldmann-Verlag) oder von Montignac (z.B. *Essen gehen und dabei abnehmen*) werden zahlreiche praktische Anregungen und Rezepte für eine zuckerfreie und genussorientierte Ernährungsweise gegeben. Wie bei allen Ernährungsregeln heißt es auch hier, auf Widersprüche gefasst zu sein und auszuprobieren, was zu einem selbst passt. Das Standardwerk *The Glucose Revolution: The Authoritative Guide to the Glycemic Index* von dem australischen Forscherteam um Jennie Brand Miller, 1999 in den USA erschienen, ist vor allem geeignet, um die wissenschaftlichen Hintergründe kennen zu lernen und den GI der einzelnen Lebensmittel nachzuschlagen. Dazu finden sich auch im Internet erstklassige und ständig aktualisierte Referenzen, insbesondere unter www.mendosa.com.

„Auch bei einer zuckerarmen, am Glykämischen Index orientierten Ernährung, kommt es ganz darauf an, auszuprobieren, was zu einem selbst passt."

In einzelnen Ländern, z.B. in Australien und Neuseeland, wird die berechtigte Forderung nach einer Kennzeichnung von Lebensmitteln mit dem jeweiligen GI bereits umgesetzt. Damit wächst der Druck auf die Industrie, gesündere Alternativen zu Cornflakes, Baguette, Cola & Co. herzustellen.

Der Staat und die Kommunen in Deutschland könnten einen wichtigen Beitrag für die Gesundheit der Bevölkerung leisten, indem sie, wie z.B. in den USA üblich, öffentliche Trinkbrunnen installieren, um so u.a. Anreize gegen den Konsum von hochglykämischen Getränken, die an Kiosken und Automaten angeboten werden, zu setzen.

Sollte ich, bei aller Abneigung gegen die Formulierung von starren Regeln für den menschlichen Organismus, jene für eine gesunde Ernährung zusammenfassen, dann würde ich auf die folgenden vier Punkte besonderen Wert legen:

1. Energetisch angepasste Ernährung im Sinne der spirituellen Ganzheitsmedizin statt reduzierter Energiezufuhr im Sinne des überholten Kalorienmodells.

2. Qualitativ ausgewogene Zusammenstellung der Nahrungsmittel, bei der die Vielfalt der verschiedenen Geschmacksrichtungen (süß, sauer, salzig, bitter, scharf, herb) ebenso
berücksichtigt wird, wie die unterschiedlichen Qualitäten von
pflanzlichen Produkten, je nachdem, ob es sich um Samen bzw.
Blüten und Früchte, Blätter oder Wurzeln handelt.

3. Bevorzugung von pflanzlichen Lebensmitteln mit einem
hohen GI und Reduktion von tierischen Fetten und Eiweißen.

4. Ersatz der ballaststoffarmen, aber energetisch »leeren« In-
dustrieerzeugnisse und Fertigprodukte durch ballaststoffreiche
Naturkost.

Ernährung ist eine Kunst

Wer sich um eine energetisch angepasste Ernährung bemühen
will, findet viele Anregungen in den Konzepten der asiatischen
Medizin, z.B. in den Ratgebern von Robert Sachs (*Tibetisches
Ayurveda*), Gerti Samel, *Die sieben Tibeterinnen*), des amerika-
nischen Internisten und Ayurveda-Arztes Deepak Chopra (*Das
Gewicht, das zu mir passt*) oder in der ausgezeichneten Darstellung der chinesischen „Fünf Elemente Ernährung" von den
Ärzten Ilse und Jürgen Fahrnow. Sich um eine ausgewogene
Lebensmittelzusammenstellung zu bemühen, die auch die verschiedenen Geschmacksrichtungen in ein sinnvolles Verhältnis
setzt, ist natürlich etwas anderes, als im Westen »chinesisch
Essen zu gehen« und klebrigen, weißen, hyperglykämischen
Reis mit süßer Sauce in sich hineinzuschaufeln. Die qualita-
tiven Gesichtspunkte der ganzheitlichen Medizin können bei
unseren heimischen Produkten genauso gut berücksichtigt
werden. Gesichtspunkte der Anthroposophie können z.B. in
den Büchern Naturgrundlagen der Ernährung und Ernährung
„Chinesische Küche   und Bewusstsein (Rudolf-Steiner-Thementaschenbücher Bände
ist mehr als geschälter   6 und 7 im Verlag Freies Geistesleben) eingesehen werden. Wer
Reis mit süßer Sauce."   sich einmal auf die Anregungen Rudolf Steiners einlässt, dem

kann eine ganz neue Welt aufgehen, indem er z.B. beginnt, die Pflanze als umgekehrten Menschen anzusehen, wobei Wurzelgemüse vor allem den Kopf und das Nervensystem, Blattgemüse die mittlere und Früchte bzw. Samen und Blüten die Funktionsebene des Stoffwechsels beim Menschen stärken. Für die Reduktion von tierischen Fetten und Eiweißen, sowie den generellen Verzicht auf Fleisch und Fleischprodukte sprechen viele Gründe, auf die ich hier nicht weiter eingehen kann. Nur so viel sei gesagt, dass für mich der Vegetarismus mehr ist als eine ernährungsphysiologische Frage. Wer sich um die Entwicklung von Mitgefühl mit den Tieren bemüht, und es darüber hinaus bei dem Unbehagen, das die diversen Fleischskandale ausgelöst haben, nicht belassen will, kann viele persönliche, ethische und soziale Motive finden, kein Fleisch mehr zu essen.

Die Ernährungsfrage ist weder eine Glaubensfrage (auch wenn es auf diesem Gebiet besonders viele Sekten und »Päpste« gibt), noch ist sie wissenschaftlich verbindlich und generalisierbar zu beantworten. Ernährung ist eine Kunst. Sich auf das Essen als lustvolles und intelligentes Abenteuer einzulassen bedeutet auch, die Ernährung nicht aus dem psychosozialen Kontext herausgelöst zu betrachten, sondern die kulturellen und spirituellen Dimensionen mit zu integrieren. Das ist durch kollektive Bemühungen z.B. in den traditionellen medizinischen Systemen Asiens, oder in der biologisch-dynamischen Landwirtschaft mit dem Hintergrund der Anthroposophie in Europa gelungen. Etwas anderes ist es jedoch, seinen persönlichen Weg zu Gesundheit durch Lust, nicht nur in der Ernährung, zu finden. Es gibt keine gesundheitsfördernere Ernährungsform als diejenige, die man durch eigenes Experimentieren und eigenen Genuss für sich selbst als die richtige herausfindet. Gesunde Ernährung bedeutet nicht nur, zur rechten Zeit das Richtige in der richtigen Menge zu essen, sondern die Offenheit zu entwickeln, sich von jeder Mahlzeit zu neuen Wegen und Möglichkeiten inspirieren zu lassen.

„Die Kunst der Ernährung besteht darin, durch Lust am guten Essen zur Gesundheit zu finden.“

BUCHTIPP:

H. Leighton Steward, Morrison C. Bethea, Sam S. Andrews, Luis A. Balart: Zucker-Knacker-Kochbuch. Gesund und genussvoll abnehmen.

Die Geschmacksrichtungen in Beziehung zu den Elementen

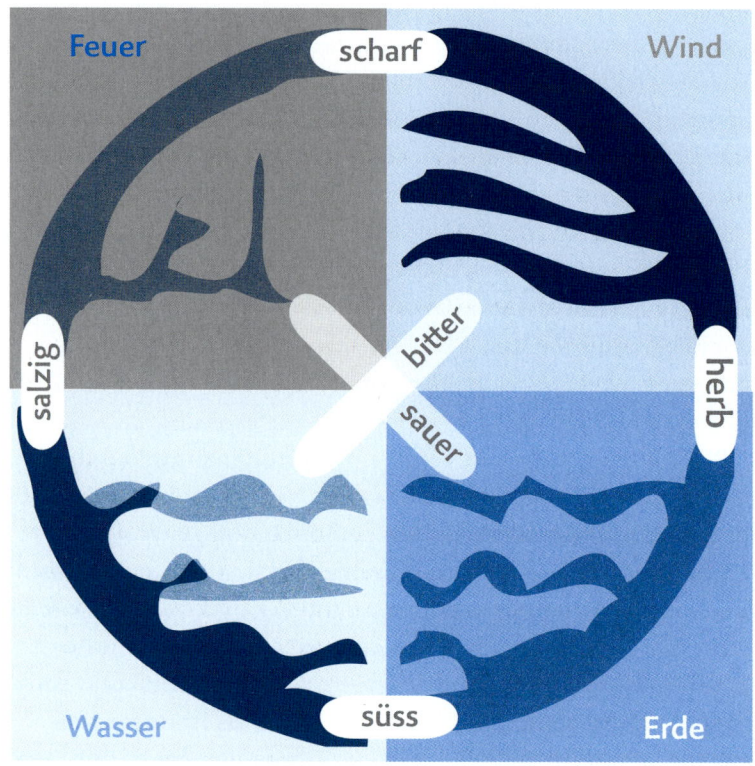

In der Tibetischen Medizin werden sechs Geschmacksrichtungen danach unterschieden, welche Elemente an ihrer Entstehung beteiligt sind. Für die Gewichtsabnahme und die Verminderung von „Schleim" sind Nahrungsmittel mit bitterem, zusammenziehendem und scharfem Geschmack günstig, während man sich bei süßen Speisen einschränken sollte. Für alle konstitutionellen Probleme und Gesundheitsstörungen leiten sich aus den Geschmacksrichtungen spezifische Diätanweisungen ab. Ganz allgemein gilt, dass eine qualitativ ausgewogene Ernährung sich aus Nahrungsmitteln aller Geschmacksrichtungen zusammensetzen sollte, während das Verhältnis der einzelnen Geschmacksrichtungen zueinander und die Auswahl der Speisen im Einzelnen durch die Konstitution und den Gesundheitszustand bestimmt werden.

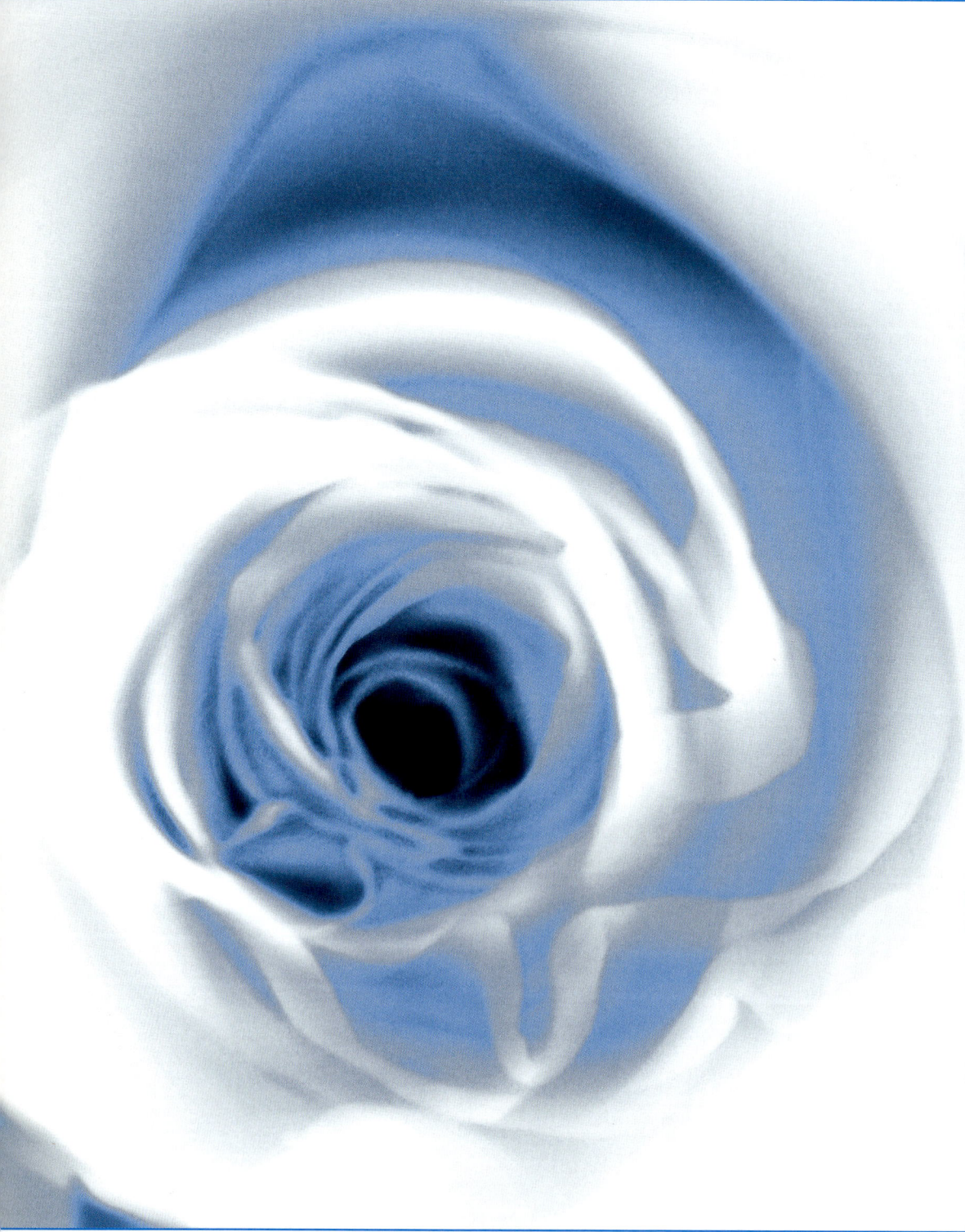

X. VON DER EINWEIHUNG

DURCH DAS LEBEN

EIN WEG ZUM GLÜCK

Von der Einweihung durch das Leben

Ein Weg zum Glück

Mein Beruf als Arzt ist mit einigen Verpflichtungen und Belastungen verbunden, die hier unerwähnt bleiben sollen. In erster Linie jedoch genieße ich zahlreiche Vergünstigungen, über die ich jetzt schreiben möchte. Ich tue das in der Absicht, damit zum Verständnis des Lebens im Allgemeinen und der Einweihung im Besonderen beizutragen. Zu den außerordentlichen Privilegien meines Alltags gehört es nämlich, dass ich es regelmäßig mit Eingeweihten zu tun habe. Nein, die Rede ist hier nicht von haupt- oder nebenberuflichen Gurus und spirituellen Lehrern, die esoterische Bücher schreiben, Beratungstermine und Selbsterfahrungs-Wochenenden anbieten. Hellseher und Okkultisten gehen bei mir eher selten ein und aus; ich bin ein ganz normaler Hausarzt und Ansprechpartner für Alltagsprobleme und -beschwerden.

„Als Arzt habe ich regelmäßig mit Eingeweihten zu tun."

Viele Menschen, mit denen ich es zu tun habe, leben ein Leben, das von manchen fälschlicherweise als banal, stumpfsinnig oder gar unmenschlich angesehen wird. Sie haben ihren Arbeitsplatz verloren, ihnen ist ein Ehepartner weggelaufen, sie haben schwere Schicksalsschläge durch Krankheit, Verlust und – insbesondere die Älteren oder jene, die von weiter her kommen – Kriegserlebnisse erlitten. Ihnen fehlt es an Geld, Beziehungen und Gesundheit. Viele von ihnen sind schwer krank. Wie rede ich mit solchen Menschen, die sich erst einmal um die existenziellen Belange ihres Lebens kümmern müssen, etwa über Spiritualität und Einweihung? Nein, ich rede nicht darüber, ich frage sie meistens nicht einmal danach, sondern ich versuche, direkt von ihnen zu lernen. Denn immer wieder schaffen es Menschen, denen selbst die schlimmsten Dinge widerfahren sind, ihrem Leben eine glückliche Wendung zu geben. Allen Behinderungen und

Einschränkungen zum Trotz entwickeln sie wieder Freude am Dasein und geben ihrem Leben einen neuen Sinn. Ihnen gelingt das Unmögliche, sie vollbringen wahre Wunder.

Wer glaubt, Spiritualität und Einweihung seien Aspekte des Lebens, die erst ausgebildet werden können, wenn für Wohlstand, Gesundheit und Bildung gesorgt ist, eine Art Feierabend- und Wochenendhobby für gebildete Besserverdiener, liegt meiner Ansicht nach falsch. Das Leben selbst ist die Einweihung, und ob sie gelingt, hängt davon ab, wie wir mit unseren seelischen Energien umgehen. Äußere Bedingungen können uns zu einem angenehmen Leben verhelfen – oder auch nicht. Wohlstand und äußere Freiheiten können uns genauso gut todunglücklich und krank machen. Wenn wir es nicht gelernt haben, unser Inneres, unser Bewusstsein zu kontrollieren, werden wir auch unter idealen Außenbedingungen scheitern. Wie sonst wollte man erklären, dass heute in Deutschland, einem der reichsten Länder der Welt, in dem für die materielle Lebensgrundlage eines jeden Menschen gesorgt ist, ein solches gerüttelt Maß an Verzweiflung, Unglück und psychosomatischen bzw. selbst zugefügten Krankheiten existiert? Auf der anderen Seite gibt es jene Menschen, die Schreckliches erlebt haben und denen es dennoch gelungen ist, ihrer Situation, die anderen Menschen unerträglich scheinen mag, Freude abzugewinnen, Blei in Gold zu verwandeln. Das sind die Eingeweihten durch das Leben, die modernen Alchimisten des Glücks, denen ich diesen Artikel widmen will und deren Begegnung ich einen Teil meiner Lebensauffassung und meiner etwas anderen Ansicht von Einweihung verdanke.

„Einweihung ist ein universelles Prinzip.“

Einweihung ist ein Weg zum Glück, und die Großmeister des Glücks sind diejenigen, welche es dem Leben unter den widrigsten Umständen abgetrotzt haben. In vielen Klassikern der Einweihungsliteratur, beispielsweise in Wie erlangt man Er-

kenntnisse der höheren Welten? von Rudolf Steiner, lesen wir
von der Glückseligkeit der Eingeweihten. Zugleich sind die in
solchen Büchern angegebenen Übungen und Prüfungen oft
nur Hinweise auf Aufgaben und Herausforderungen, vor die
uns auch das Leben selbst stellen kann. Deshalb zieht sich
durch die authentische Einweihungsliteratur das Motiv der
„Einweihung durch das Leben" wie ein roter Faden: „Es sind
das diejenigen", so Steiner über die Eingeweihten durch das
Leben in dem oben genannten Buch, „welche durch reiche
Erfahrungen von solcher Art durchgehen, dass ihr Selbstvertrauen, ihr Mut, ihre Standhaftigkeit in gesunder Weise groß
werden und dass sie Leid, Enttäuschung, Misslingen von
Unternehmungen mit Seelengröße und namentlich mit Ruhe
und in ungebrochener Kraft ertragen lernen".

Da wäre beispielsweise die Kinderpflegerin, die seit Jahren an metastasierendem Brustkrebs leidet, ohne dass ihre
Kolleginnen davon wüssten: trotz ihrer Krankheit ist sie
immer bereit, sich der Sorgen anderer anzunehmen, und
wenn andere ausfallen, springt sie gerne ein und übernimmt
eine Sonderschicht, denn ihre Arbeit macht sie mit Freude.
Oder der Manager, der zeitgleich seinen Arbeitsplatz und
seine Frau verlor und heute von sich sagt, das sei das Beste
gewesen, was ihm jemals passiert ist – jetzt wisse er, worauf
es ihm im Leben ankomme. Mittlerweile berät er als Coach
Menschen in ähnlich vertrackten Situationen. Oder die Patientin mit Krebs, die weiß, das sie bald sterben muss und sich
dennoch nicht der Trauer und Verzweiflung hingibt, sondern
ein Leben von einer Intensität und Bewusstheit führt, die sie
so beschreibt: früher, vor der Diagnose, habe sie nicht gelebt
sondern sei gelebt worden, und erst ihre Krankheit habe
sie um eine Erfahrung bereichert, die sie nicht mehr missen
wolle: was es bedeute, wirklich selbst zu leben. Oder der
Patient mit akuter Leukämie, einer lebensbedrohlichen Blut-
Erkrankung, bei dessen Chemotherapie alle nur denkbaren
Komplikationen eintraten, so dass er mehrfach dem Tode
näher war als dem Leben, und heute, obwohl nach abge-
schlossener Therapie jederzeit ein Rückfall eintreten kann,

ruhiger, gelassener, selbstsicherer im Leben steht als jemals zuvor. Dabei litt er vor der Leukämie-Diagnose an schweren Depressionen, Angststörungen und Selbstunsicherheit, kam mit seiner Ehe nicht klar und stand in psychotherapeutischer Dauerbehandlung.

Was vereint alle diese Menschen, die sich von den erlebten Katastrophen nicht unterkriegen lassen, sondern ihrem Schicksal eine neue, erfreuliche Bestimmung gegeben haben? Hervorzuheben ist ihre Fähigkeit, aus dem Chaos, das über sie hereingebrochen ist, eine neue Ordnung zu schaffen. Wenn aller äußerer Halt wegfällt, schöpfen sie, ganz auf sich selbst gestellt und aus sich selbst heraus neuen Sinn. Eine vernichtende Lebenskrise, die alles zu zerstören droht, was wir uns bis dahin aufgebaut haben, kann dazu führen, dass wir uns hinter Schmerz und Kummer verschanzen und Boll-werke von Selbstmitleid und Vorwürfen errichten. Wir ma-chen „zu" und versuchen, das Häufchen Unglück, das uns ge-blieben ist, gegen weitere Angriffe von außen zu verteidigen. Oder aber, wir nehmen die Bedrohung als Herausforderung an und versuchen, die Niederlage zu bewältigen. Das wie-derum geht meist mit einer inneren Neuausrichtung, einer Transformation einher. Diese Transformation ist die „Einwei-hung durch das Leben". Bedingungen für diese Einweihung sind die absolute Lebensbejahung und eine fundamentale Of-fenheit gegenüber allem, was ist und was noch kommen mag.

„Einweihung ist ein Weg zum Glück."

„Es ist, als würde ich ohne Sicherheitsgurt Auto fahren, und ich genieße dieses Abenteuer, obwohl ich doch immer so ein Angsthase war", verriet mir vor wenigen Tagen einer dieser unbewusst Eingeweihten, „jetzt, wo alles kaputt und alle Pläne hinfällig sind, kann ich mich endlich mit aller Hingabe dem widmen, was wirklich zählt und mein Leben genießen." Der Chicagoer Psychologe und weltbekannte Glücksforscher Mihaly Csikszentmihalyi spricht im Zusammenhang mit der Fähigkeit, Unglück in Glück zu verwandeln von der „Macht dissipativer Strukturen" – und weist darauf hin, dass diese Strukturen, die aus dem Chaos eine komplexere Ordnung schaffen, allem Lebendigen zugrunde liegen. Mittlerweile ist von Wissenschaftlern vieler Fachrichtungen bestätigt worden, dass sich diese ordnenden Strukturen in jedem offenen System im Universum finden, egal ob es sich um eine Kerzenflamme, einen menschlichen Organismus oder eine Galaxie handelt. Einweihung ist ein universelles Prinzip.

„Gott ist Mensch geworden."

Woher nehmen Menschen diese Fähigkeit zur inneren Neuausrichtung, zur Transformation und zum Neubeginn aus dem Nichts? Wo haben diese geheimnisvollen „dissipativen Strukturen" ihren Ursprung? Um diese Fragen zu beantworten, müssen wir noch ein wenig tiefer in das Wesen des Menschen hineinschauen. Freilich, Antworten darauf wurden schon tausendfach in den Weisheitsbüchern und -lehren der Vergangenheit gesucht und auch gegeben. Zu allen Zeiten gab es Menschen, Religionsstifter, Heilige, Philosophen, Dichter und dem üblichen Sinne nach „Eingeweihte", denen dieses Geheimnis durch direkte, spontane oder systematisch herbeigeführte Erfahrung zugänglich war und denen es vergönnt war, ihre herausgehobenen Erlebnisse in treffende Worte oder Bilder zu gießen. So konnten sie Anhänger gewinnen und neue Kulturen der religiösen und sozialen Praxis, der Übung und der Menschenführung begründen, die zum Teil über Jahrhunderte und Jahrtausende, bis heute Bestand haben.

Die Antworten, die wir in den großen Weisheitslehren des Ostens und des Westens finden, ähneln sich zum Teil, teils sind sie auch widersprüchlich oder sogar gegensätzlich. Ohne dass wir uns hier mit ihren inhaltlichen Unterschieden beschäftigen müssen, können wir auf eine Gemeinsamkeit dieser Lehren aufmerksam werden. Diese Gemeinsamkeit betrifft ihr Verhältnis zum Leben. Die absolute Erfahrung, den letztendlichen Sinn, egal, ob als Offenbarung, Gotteserfahrung, Erleuchtung oder Einweihung benannt, soll

dadurch erlangt werden, dass man sich auf einen Übungs-
oder Schulungsweg begibt. Auf diesem Weg der religiösen,
meditativen oder denkerischen Praxis wird der Ersatz für
jene herausfordernden Erfahrungen geschaffen, zu denen
bei der Einweihung durch das Leben das Leben selbst den
Anlass gibt. Auf den klassischen Schulungswegen werden die
zu erwerbenden Fähigkeiten unter dem Gesichtspunkt des
Besonderen behandelt. Die genannten Fähigkeiten und Eigenschaften – wie Selbstvertrauen, Mut und Standhaftigkeit
(Rudolf Steiner, a.a.O.) – sollen als Ergebnis der „Einweihung"
herausgehobene Schüler oder Führungspersönlichkeiten
auszeichnen.

*„An die Stelle
des Tempels rückt
heute die individuelle
Biographie."*

Als Auserwählte schreiten sie den anderen voran, sind Vorbild, lehren sie und üben oft Macht aus. Erst mit der Aufklärung und der Moderne, mit den Ideen von allgemeinen
Menschenrechten und ungeteilter Menschenwürde, mit dem
Ende der Sklaverei und mit der Gleichberechtigung der Frau-
en wird deutlich, dass in jedem einzelnen Menschen diese
Kraft schlummert, mit der er über seine eigenen Grenzen
hinausgehen und seinem Leben eine neue, selbstbestimmte
Form geben kann. Erst vor diesem Hintergrund der Selbst-
bestimmung und der Würde des Einzelnen ist so etwas wie
„Einweihung durch das Leben" überhaupt vorstellbar. An die
Stelle des Tempels, der Lehre oder der religiösen Gemein-
schaft rücken nun das individuelle Leben, die persönliche
Sinnerfüllung, das eigene Glück als Dreh- und Angelpunkte
der Kultur. Gott ist Mensch geworden.

Im Lichte dieser modernen Glückssuche verlieren die alten
Weisheitslehren jedoch nicht an Bedeutung. Sie erleben heute sogar eine beispiellose Renaissance und Aufwertung. Das
hängt damit zusammen, dass in der Moderne und im Indivi-
dualismus die Vorstellung von einem unabhängigen Ich als
Zentrum der Existenz in einer Weise verfestigt wurde, die es
uns unmöglich machen kann, über uns selbst hinauszugehen
und uns weiterzuentwickeln. Wir stehen uns in paradoxer
Weise selbst im Wege. Eine Auflösung dieses Knotens ist nur

möglich, indem wir uns selbst infrage stellen, um uns neu zu erfinden. Einerseits hat uns dieses Ich-Bewusstsein ein starkes Gefühl von unseren Möglichkeiten gegeben und den Wunsch nach Selbstverwirklichung hervorgebracht. Andererseits ist diese Vorstellung vom Selbst dadurch begrenzt, was wir in unserem bisherigen Leben, seit der Geburt oder kurze Zeit danach, erfahren und erlebt haben, was uns geprägt hat und was wir erinnern können. Bei existenziellen Fragen wie jenen, wer wir sind, wo wir hingehen und wie wir unser Leben am besten leben wollen, kommen wir immer wieder an Grenzvorstellungen; eine gesicherte Erkenntnis können wir auf dieser Grundlage nicht finden.

Wege aus dieser subjektiven Befangenheit finden sich sowohl in alten Weisheitslehren, wie beispielsweise der buddhistischen Philosophie, die sich in besonderer Weise mit dem Nichtvorhandensein eines unabhängig vorgestellten Selbst befasst, als auch in modernen Richtungen wie der Anthroposophie. Deren Begründer Rudolf Steiner hatte in der Verstärkung des Denkerlebnisses eine Möglichkeit gefunden, die Erfahrung einer abgespaltenen Existenz des Selbst zu überwinden. Vor allem aber geben diese Lehren und Wege, traditionelle wie anthroposophische, in Zeiten der individuellen Sinn- und Glückssuche Anlass, ihre Schilderungen von seelischen und geistigen Welten, von Zuständen vorgeburtlicher- bzw. nachtodlicher Existenz auf das Naheliegendste zu beziehen: das Leben selbst.

Der unsichtbare Mensch

Wir alle haben, so lesen wir in den Büchern von Rudolf Steiner, aber auch in traditionellen Werken wie dem Bardo Thödol, dem so genannten Totenbuch der Tibeter, reichhaltige, intensivste Erfahrungen und Erlebnisse zwischen dem Tod in einer Inkarnation und der Geburt in einer nächsten. Wenn wir geboren werden, mögen noch Erinnerungen an diese Zustände vorhanden sein, aber schon während der frühen Kindheit, wenn unser Ich-Bewusstsein erwacht und wir das Weltbild und die Denkweise unserer Familie und unserer Kultur annehmen, verblassen diese vorgeburtlichen Erinnerungen, unser gegenständliches Bewusstsein und unser gewöhnliches Erinnerungsvermögen setzen ein.

Ein Bild davon, wie umfassend diese vorgeburtliche Intelligenz vorzustellen ist, bekommen wir, wenn wir uns darauf besinnen, welche Auswirkungen sie noch in unseren ersten Lebensjahren, vor Einsetzen der Ich-Vorstellung hat, welche schöpferischen Leistungen und welche Lernaufgaben wir mit ihrer Hilfe bewältigen: Aufrichten, frei Gehen, Sprechen, das freie Spiel der Hände, ganz abgesehen von den gewaltigen organischen Vorgängen in der Kindheit, etwa der Reifung und individuellen Ausprägung des Gehirns als Grundlage des Denkens. Ist dieses Wesen denn, das nicht mit unserer gewöhnlichen Ich-Vorstellung erfasst werden kann, für den Rest des Lebens verschwunden? Solange wir uns in dem alltäglichen, dualistischen Bezugsrahmen von „Ich" und „Nicht-Ich", von Subjekt und Objekt, von Bewusstsein und Körper aufhalten, scheint das so. Denn die Aufgabe dieses unsichtbaren Menschen besteht ja gerade darin, die Beziehung zwischen den genannten, als getrennt erfahrenen Bereichen herzustellen. Er ist die Grundlage unserer Wandlungs- und Entwicklungsfähigkeit, durch ihn haben wir nicht nur Anteil an der Welt, sondern auch an ihrem Werden. Er ist reine Potenz, reine, grenzenlose Möglichkeit und deshalb auch unteilbar und unfassbar. Im normalen Leben blitzt dieses Wesen nur gelegentlich auf, und wenn es uns gelingt, es nicht zu verdrängen, ihm in diesen seltenen Augenblicken nicht nur halbherzig, sondern mit voller Aufmerksamkeit zu begegnen, dann kommen wir meist einen Schritt weiter und wachsen über uns selbst hinaus.

Mit Bezug auf unser Thema – die Einweihung durch das Leben – sind das die Augenblicke, in denen wir den Boden verlieren, die gewohnte Welt um uns herum zusammenbricht, alles im Chaos zu versinken droht und in denen uns plötzlich

229

eine bis dahin völlig unbekannte Kraft zur Verfügung steht. Diese Kraft kann dazu führen, dass wir eine soeben noch als inakzeptabel vorgestellte Situationen annehmen können und dass es uns gelingt, sie zu bewältigen und Unglück in Glück zu verwandeln. Aus einer solchen Erfahrung heraus können wir aber auch versuchen, die Begriffe von Leben und Sterben im Zusammenhang mit unserem Alltag völlig neu zu fassen. Wir können feststellen, dass Geburt, Tod und Wiedergeburt in jedem Augenblick unseres Lebens stattfinden, dass sich Körper und Geist in einem fortwährenden Übergang befinden und dass die Vorstellung von einer zeitlich oder räumlich definierten Ordnung hier an ihre Grenzen gerät. Die traditionelle Reinkarnationslehre mit ihrem Nacheinander von verschiedenen Erdenleben beinhaltet wichtige Vorstellungen zum Verständnis der systemischen Verbundenheit aller Menschen, aber sie ist auch nur ein Gleichnis. Die Wirklichkeit ist ausschließlich im Hier und Jetzt erfahrbar: Wir sterben, um neu geboren zu werden, unentwegt, andauernd, mit jedem Atemzug und jedem Impuls unserer Nervenzellen. Die „Einweihung durch das Leben" ist nicht die Lehre davon, sondern die Praxis.

Transformative Religiosität

Ich möchte vorschlagen, dass wir versuchen, mit einem solchen erweiterten und zugleich auf unsere alltäglichen Lebenssituationen bezogenen Bewusstsein an die Darstellungen von geistigen Welten und nachtodlichen Zuständen in den spirituellen Schulungswegen heranzugehen. Dass so etwas möglich ist, hat sich bereits bei der modernen Adaption des Tibetischen Buddhismus, beispielsweise in Gestalt des bereits erwähnten sog. Totenbuches gezeigt. Die (tibetischen und amerikanischen) Übersetzer einer modernen Ausgabe (Lit. s.u.) hatten festgestellt, dass sich für eine Übertragung zeitgemäße psychologische Begriffe sehr viel besser eignen als herkömmliches religiöses Vokabular. So kann dieses Buch heute im Sinne einer modernen spirituellen Psychologie

gelesen werden – als Ratgeber und Anleitung für die Leben-
den, und nicht ausschließlich, wie gemeinhin angenommen
wurde, als Text, der in einem bestimmten rituellen Zusammenhang den Toten vorgelesen wird oder auf das Sterben
vorbereiten soll. Speziell dieses Buch mit seinen Darstellungen von friedfertigen und zornigen Gottheiten, die Aspekte
des erwachten und des verblendeten Bewusstseins repräsen-
tieren, stellt ein praktisches psychologisches Diagramm dar,
das dazu anleitet, die Erscheinungsformen dieser Wesen als
unsere Projektionen anzusehen, d.h. als zu uns gehörig und
damit gefärbt von unseren Erwartungen und Einstellungen.

„Körper und Geist befinden sich in einem fortwährenden Übergang: wir sterben, um zu leben."

Davon, in welchem Maße wir unsere seelischen Energien, denen wir in Gestalt von Gruppen geistiger Wesenheiten, sog.
Buddha-Familien begegnen, kontrollieren können, hängt es
ab, ob wir die jeweilige Begegnung bewältigen, oder ob wir
ihr unterliegen. Dies entspricht übrigens genau den beiden
grundsätzlichen Reaktionsmöglichkeiten auf alle möglichen
Formen von Unglück und psychosozialem Stress, wie sie Mihaly Csikszentmihaly in seinem Buch Flow – Das Geheimnis
des Glücks als reife oder transformative Bewältigung auf der
einen und neurotische oder regressive Bewältigung auf der
anderen Seite beschreibt. Eine solche – auf ihre Weise selbst
„transformative" - Lesart spiritueller Texte, die man selbstverständlich auch auf die symbolischen oder mythischen Inhalte
anderer Traditionen anwenden könnte, stellt keine Gering-
schätzung dieser Lehren dar, sondern setzt um, was das
esoterische Grundanliegen der meisten Religionen und Weisheitslehren ist: konventionelle, gegenständliche Sichtweisen
aufzugeben, neue Lösungen zu suchen und sich der Welt zu
öffnen, wie sie wirklich ist. Was, nebenbei gesagt, auch das
Geheimnis des Glücks ist. Wer lesen kann, der lese.

LITERATUR:

• Wie erlangt man Erkenntnisse der höheren Welten
von Rudolf Steiner Rudolf
Steiner Verlag Gesamtaus-
gabe Band 10

• Das Totenbuch der Tibeter
von Chögyam Trungpa,
Francesca Fremantle Diede-
richs (Februar 2002)

• Flow von Mihaly Csiks-
zentmihalyi Klett-Cotta
(2002)

	sehr schwach (1)	schwach (2)	mittelmässig, eher schwach (3)	mittelmässig, eher stark (4)	stark (5)	sehr stark (6)	Punktzahl
1. Durch mein Verhalten erreiche ich regelmässig solche Zustände und Situationen, die mich positiv anregen und für das Leben motivieren. Wie stark ist diese Fähigkeit bei Ihnen ausgeprägt?							
2. Ich verstehe es immer wieder, meine gefühlsmässig wichtigsten Wünsche zu verwirklichen und meine bedeutendsten Bedürfnisse zu befriedigen. Wie stark ist diese Fähigkeit bei Ihnen ausgeprägt?							
3. Wenn ich mich mal nicht wohlfühle, verstehe ich es immer, durch mein Verhalten für mich positive Situationen und Zustände zu erreichen, die mein Wohlbefinden wiederherstellen. Wie stark ist diese Fähigkeit bei Ihnen ausgeprägt?							
4. Wenn mir eine Situation, eine Gruppe von Menschen oder eine Person nicht guttut, entwickle ich solange unterschiedliche Aktivitäten, bis ich die Zustände zu meiner Zufriedenheit verändert habe. Wie stark ist diese Fähigkeit bei Ihnen ausgeprägt?							
5. Ich verstehe es immer wieder, unterschiedliche Bereiche in meinem Leben (z.B. Arbeit, Erholung, Privates, Hobbys, Ernährung, Bewegung, Partnerbeziehung, usw.) für mich optimal zu vereinbaren, so dass daraus langanhaltendes Wohlbefinden entsteht. Wie stark ist diese Fähigkeit bei Ihnen ausgeprägt?							
6. Wenn ich mich in einer Situation bedroht fühle, verhalte ich mich letztlich immer so, dass ich aus dieser wieder heil herauskomme. Wie stark ist diese Fähigkeit bei Ihnen ausgeprägt?							
7. Durch mein Verhalten erreiche ich immer wieder meine wichtigsten Ziele. Wie stark ist diese Fähigkeit bei Ihnen ausgeprägt?							
8. Durch mein Verhalten erreiche ich immer wieder Situationen und Zustände, die meine ganz persönlichen Wünsche und Bedürfnisse optimal anregen und befriedigen, so dass Zufriedenheit und Wohlbefinden entstehen. Wie stark trifft diese Aussage auf Sie zu?							

Punktzahl (Frage 1–8):

	sehr schwach (1)	schwach (2)	mittelmässig, eher schwach (3)	mittelmässig, eher stark (4)	stark (5)	sehr stark (6)	Punktzahl
9. Wenn mein Verhalten zu einem Misserfolg führt, ist dies nie ein Grund zur Resignation, sondern Anlass zur Verhaltensänderung. Wie stark richten Sie Ihr Verhalten an dieser Annahme aus?							
10. Ich bin immer wieder fähig, neue Gesichtspunkte und Verhaltensweisen zu finden, die eine überraschende und angenehme Problemlösung ermöglichen. Wie stark ist diese Fähigkeit bei Ihnen ausgeprägt?							
11. Ich bin in der Lage, mein Verhalten entsprechend den eingetretenen Folgen zu verändern, d.h. ich kann Verhalten abbauen, das anhaltend unangenehme Folgen hat, und ich kann solches aufbauen, das langfristig angenehme Folgen hat. Wie stark ist diese Fähigkeit bei Ihnen ausgeprägt?							
12. Wenn mein Verhalten nicht zum erwünschten Erfolg führt, bin ich fähig, neue Verhaltensweisen zu erfinden und zu erproben. Wie stark ist diese Fähigkeit bei Ihnen ausgeprägt?							
13. Durch mein Verhalten erreiche ich zu wichtigen Bezugspersonen sowohl die gewünschte Nähe als auch den notwendigen Abstand. Wie stark ist diese Fähigkeit bei Ihnen ausgeprägt?							
14. Durch meine tägliche Aktivität löse ich bei mir immer wieder innere Zufriedenheit aus. Wie stark ist diese Fähigkeit bei Ihnen ausgeprägt?							
15. Durch meine tägliche Aktivität erreiche ich immer wieder seelisches und körperliches Wohlbefinden. Wie stark trifft diese Aussage auf Sie zu?							
16. Durch mein Verhalten erreiche ich immer wieder Situationen, die bei mir lustvolle Erlebnisse hervorrufen. Wie stark trifft diese Aussage auf Sie zu?							

Punktzahl (Frage 9–16):

233

AUSWERTUNG

Die Punktzahlen werden addiert und durch 16 dividiert. Je höher die Punktzahl, desto ausgeprägter ist die Selbstregulation.

5 bis 6 Punkte:	sehr gute Selbstregulation
4 bis 5 Punkte:	gute Selbstregulation
3,5 bis 4 Punkte:	befriedigende Selbstregulation
2 bis 3,5 Punkte:	eher schlechte Selbstregulation
1 bis 2 Punkte:	sehr schlechte Selbstregulation

Ihr Ergebnis:

Punktzahl (Frage 1–8): _____

Punktzahl (Frage 9–16): _____

Gesamtpunktzahl: ══════ : 16 = ☐

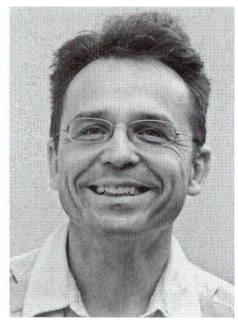

Dr. med. Frank Meyer (geb. 1960)

Facharzt für Allgemeinmedizin, Naturheilverfahren, Akupunktur, Anerkennung als Anthroposophischer Arzt. Er ist, nach sieben Jahren Kliniktätigkeit, seit 1994 als Hausarzt in Nürnberg niedergelassen und wendet seitdem die Anthroposophische Medizin und andere ganzheitliche Methoden an. Seit 1980 ist er Stammautor der Zeitschrift *info3* – Anthroposophie im Dialog. Er hat zahlreiche Beiträge zu Fragen der komplementären Medizin und der psychosozialen Gesundheit in Fach- und Publikumszeitschriften veröffentlicht. Seit 2001 ist er ein regelmäßiger und gefragter Referent auf Ärztekongressen, Seminaren und und hält öffentliche Vorträge über vielfältige Themen der integrativen Heilkunst und der Selbstregulation.